Saúde da Criança
Guia para o cuidado infantil

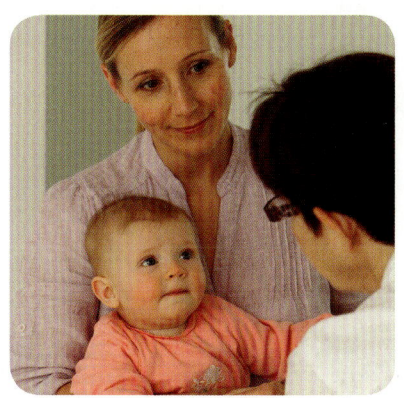

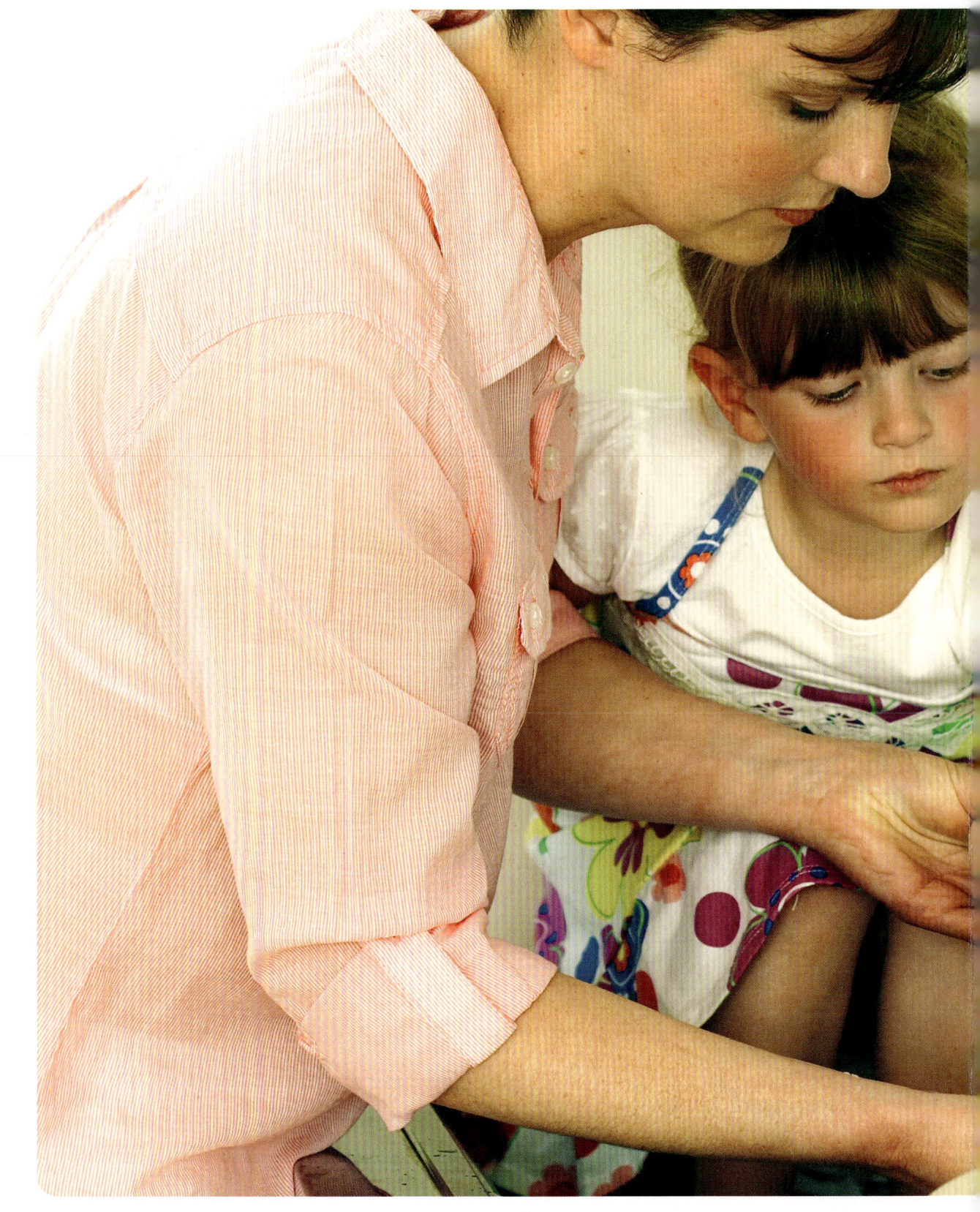

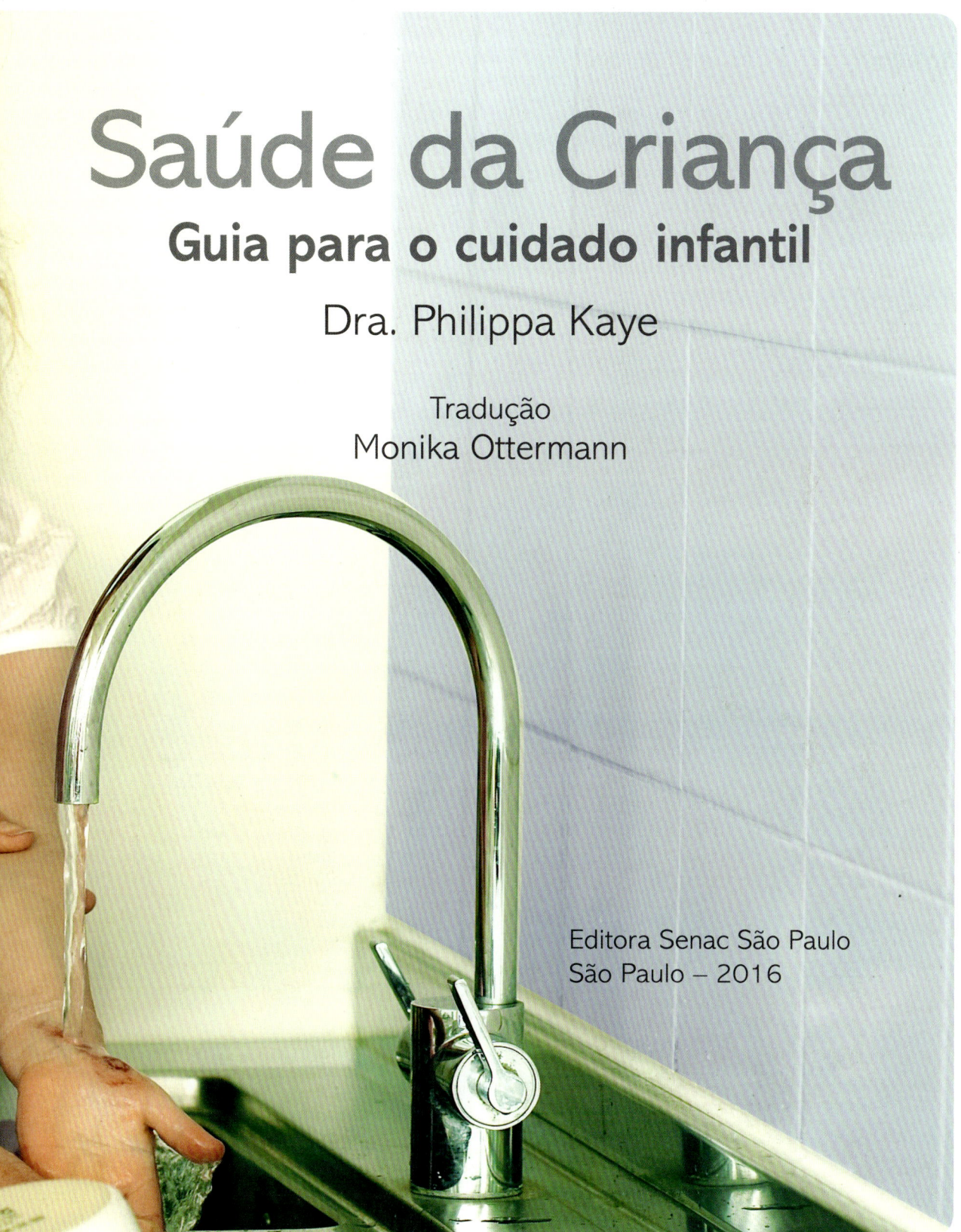

Saúde da Criança
Guia para o cuidado infantil

Dra. Philippa Kaye

Tradução
Monika Ottermann

Editora Senac São Paulo
São Paulo – 2016

Sobre a autora
Clínica geral, a médica Philippa Kaye escreve artigos sobre assuntos médicos com foco em saúde de crianças e mulheres e em saúde sexual. Também escreve sobre educação e bem-estar infantil para a revista *Junior* e foi colaboradora da área de saúde para a revista *Sugar*, voltada a adolescentes. Também contribuiu para a obra *A gravidez dia a dia*, da Editora Senac São Paulo. Para mais informações, acesse www.drphilippakaye.com.

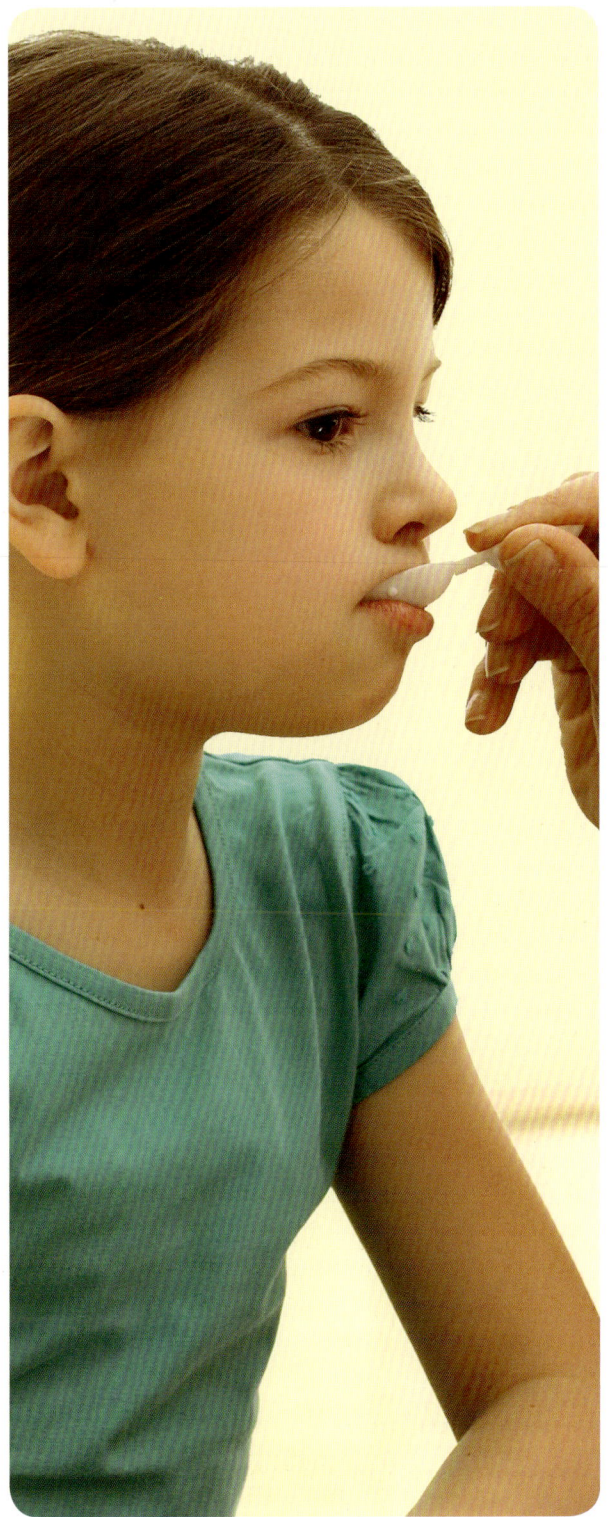

Todos os esforços foram realizados para garantir a abrangência e a precisão das informações deste livro. No entanto, o conteúdo não deve ser visto como aconselhamento ou serviço profissional dos editores e da autora para o leitor. As ideias, as sugestões e os procedimentos apresentados não pretendem substituir consultas com os profissionais de saúde competentes. Todos os assuntos que dizem respeito à sua saúde ou à de seu filho exigem supervisão médica. Os editores e a autora não aceitam qualquer responsabilidade legal por problemas, prejuízos, danos ou perdas pessoais provenientes do uso tanto correto quanto equivocado das informações e dos conselhos deste livro.

Sumário

7 Introdução

Questões fundamentais de saúde

10 O bem-estar de seu filho
12 O desenvolvimento (de 1 a 12 meses)
14 O desenvolvimento (de 1 a 3 anos)
16 O desenvolvimento (de 3 a 10 anos)
18 Alimentação saudável 20 Levar uma vida ativa
21 Vacinar seu filho 22 A segurança de seu filho

Quando seu filho está doente

26 Cuidar de uma criança doente 27 Procurar assistência médica 28 Medir a temperatura
29 Abaixar a febre 30 Medicamentos para bebês e crianças

31 Listas de sintomas

32 Febre (crianças até 1 ano) 34 Febre (crianças acima de 1 ano) 36 Diarreia (crianças até 1 ano)
38 Diarreia (crianças acima de 1 ano) 40 Vômito (crianças até 1 ano) 42 Vômito (crianças acima de 1 ano) 44 Problemas de pele (crianças até 1 ano)
46 Manchas e dermatites 50 Dermatite com febre
52 Coceira 54 Caroços e inchaços 56 Mal-estar geral 58 Sonolência anormal ou confusão
60 Tontura, desmaio e crises/acessos
62 Visão pertubada ou debilitada 64 Orelha dolorida ou irritada 66 Problemas de audição
68 Tosse 71 Garganta inflamada 72 Problemas respiratórios 74 Problemas bucais 76 Dores abdominais 79 Fezes de aspecto anormal
82 Problemas urinários

Doenças infantis

86 Tudo sobre doenças infantis

87 Doenças e problemas comuns em bebês

88 Problemas de cordão umbilical; Icterícia neonatal 89 Manchas e dermatites 90 Manchas congênitas e sinais 91 Crosta láctea (dermatite seborreica infantil) 92 Olhos inflamados (conjuntivite neonatal) 93 Assadura (dermatite de fralda) 94 Cólicas 96 Refluxo 97 Gases (flatulência) 98 Dentição 99 Afta bucal; Desenvolvimento atrasado 100 Hérnia inguinal; Hérnia umbilical

101 Doenças infecciosas

102 Meningite 103 Tétano; Escarlatina
104 Catapora (varicela) 106 Sarampo
107 Rubéola 108 Caxumba 109 Síndrome mão-pé-boca 110 Roséola ou exantema súbito; Eritema infeccioso (quinta doença) 111 Doença de Lyme 112 Coqueluche

113 Doenças de pele

114 Eczema 116 Psoríase 117 Celulite; Furúnculo
118 Impetigo 119 Herpes labial; Molusco contagioso 120 Verruga 121 Micose; Micose de unha 122 Pé de atleta 123 Pitiríase rósea; Pitiríase alba 124 Sarna; Piolho 126 Picada de inseto
127 Urticária; cortes e arranhões 128 Equimoses; Estilhaços 129 Bolhas; Queimaduras amenas
130 Queimaduras de sol

131 Doenças de olho, orelha, nariz e garganta

132 Estrabismo 133 Problemas de visão
134 Conjuntivite 135 Calázio 136 Terçol (hordéolo)
137 Corpos estranhos 138 Inflamação do canal auditivo 139 Otite interna 140 Entupimento com cerume; Otite média secretora 142 Barotrauma
143 Hemorragia nasal 144 Rinite alérgica
146 Adenoides aumentadas; Epiglotite 147 Infecção de garganta 148 Apneia obstrutiva do sono

149 Doenças do sistema respiratório
150 Asma 152 Respiração asmática causada por vírus; Resfriado 154 Gripe (*influenza*) 155 Crupe viral (laringotraqueobronquite) 156 Bronquite 157 Pneumonia 158 Bronquiolite

159 Doenças do sistema digestório
160 Cárie dentária 161 Gengivite; Abscesso dentário 162 Úlceras bucais 163 Intolerância alimentar 164 Alergia alimentar 165 Síndrome do intestino irritável 166 Doença celíaca 167 Enjoo de viagem 168 Hepatite; Gastroenterite 170 Giardíase; Oxiuríase ou enterobíase 172 Apendicite 173 Enxaqueca abdominal 174 Dores abdominais recorrentes; Constipação 176 Diarreia de criança pequena

177 Doenças urinárias e genitais
178 Infecção do sistema urinário 179 Balanite 180 Problemas de incontinência 181 Problemas de prepúcio; Testículos que não desceram 182 Hidrocele; Problemas vulvovaginais

183 Doenças do sistema nervoso e hormonais
184 Dor de cabeça 185 Enxaqueca 186 Ferimento de cabeça 187 Convulsão febril 188 Diabetes 190 Baixa estatura; Puberdade precoce

191 Problemas de desenvolvimento e comportamentais
192 Problemas de sono 194 Maus hábitos 195 Ansiedade e medos 196 Retardo da fala 197 Gagueira (disfemia); Tiques nervosos 198 Dispraxia; Defecação imprópria 199 Dislexia 200 TDAH 202 Transtorno do espectro autista

203 Glossário de outros problemas de saúde
Infecção óssea • Paralisia cerebral • Fissura labiopalatal • Pé torto congênito • Doenças cardíacas congênitas 204 Fibrose cística • Luxação congênita do quadril • Síndrome de Down • Encefalite • Epilepsia • Síndrome do X frágil 205 Glomerulonefrite • Hemofilia • Púrpura de Henoch-Schönlein • Hipospadia • Hipotireoidismo • Obstrução intestinal • Anemia por deficiência de ferro 206 Quadril irritável • Infecção das articulações • Artrite idiopática juvenil • Síndrome de Kawasaki • Leucemia • Síndrome nefrótica 207 Distrofia muscular • Doença de Perthes • Fenilcetonúria • Estenose pilórica • Anemia falciforme • Torção testicular • Síndrome de Turner • Tumor de Wilms

Primeiros socorros
210 Bebê inconsciente 212 Criança inconsciente 214 Engasgo em bebês 215 Engasgo em crianças 216 Hemorragia séria; Queimaduras severas 217 Envenenamento; Exaustão de calor 218 Choque anafilático; Luxações e entorses 219 Fraturas ósseas

220 Índice remissivo
223 Agradecimentos

Introdução

Como mãe, compreendo a ansiedade, a preocupação e o medo que você sente quando seu filho não está bem, ou quando ele está fisicamente bem e ainda assim você receia que o desenvolvimento dele não esteja adequado ou até mesmo quando imagina que há algo errado, embora não saiba o quê (e se é realmente o caso). Este livro visa dissipar algumas das preocupações que você pode sentir nessas situações; apresenta os sintomas que você precisa observar, alerta quando é o momento de procurar um médico e descreve algumas medidas que podem ser tomadas. A criança ficará mais alegre e (espera-se) mais saudável, e você terá menos preocupações quando souber lidar bem com uma febre e outras situações como diarreia ou hematomas e arranhões simples causados por algum acidente pequeno.

É claro que este livro não substitui o contato com o médico. Se houver algo que o esteja preocupando, procure um pediatra. Ele é o profissional preparado para examinar a criança e orientar sobre o que deve ser feito.

Este livro apresenta informações gerais sobre desenvolvimento infantil, alimentação saudável, exercícios, vacinas e segurança. Traz também uma série de listas de checagem para ajudar você a identificar o que os sintomas manifestados por seu filho podem significar e, depois, verificar detalhes nos respectivos capítulos sobre doenças e problemas de saúde.

Além disso, há uma parte sobre primeiros socorros. Não é necessário "esperar" algo acontecer para ler com atenção essas informações. Assim, você estará ciente das técnicas usadas em casos de emergência. O livro oferece ainda um glossário de outras situações de saúde que não foram incluídas no texto principal porque são raras ou porque seu tratamento requer ampla atuação de profissionais da área da saúde.

Mães, pais e outras pessoas que cuidam de crianças as conhecem melhor do que ninguém. Por isso, você tem boas condições de perceber quando seu filho não está bem e de lhe proporcionar conforto.

Espero que este livro possa oferecer o apoio e a ajuda prática que você está procurando.

P. Kaye

Dra. Philippa Kaye

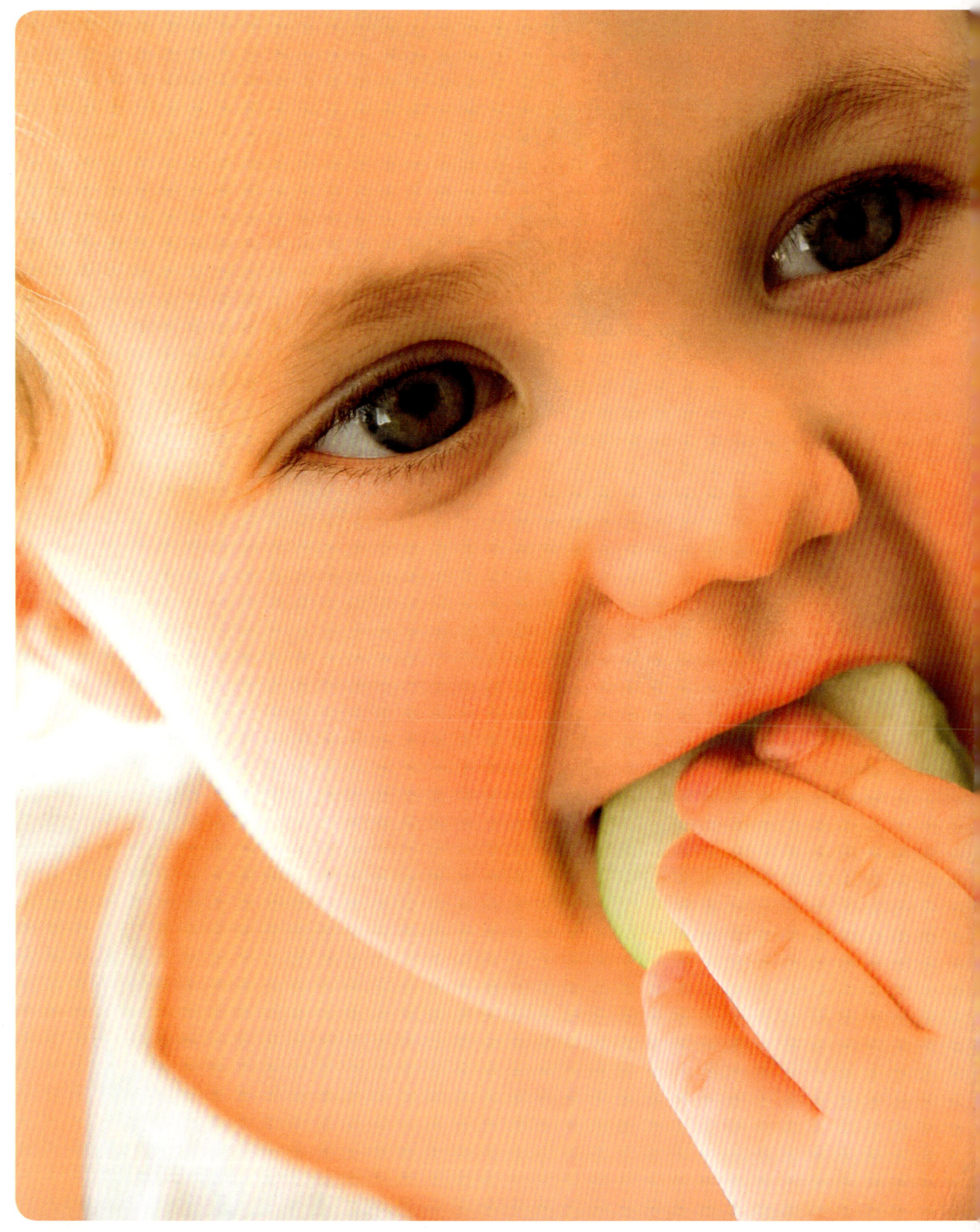

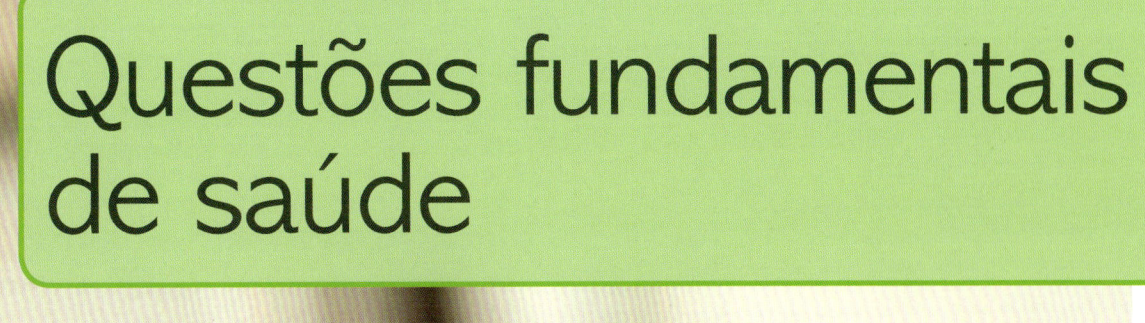

Questões fundamentais de saúde

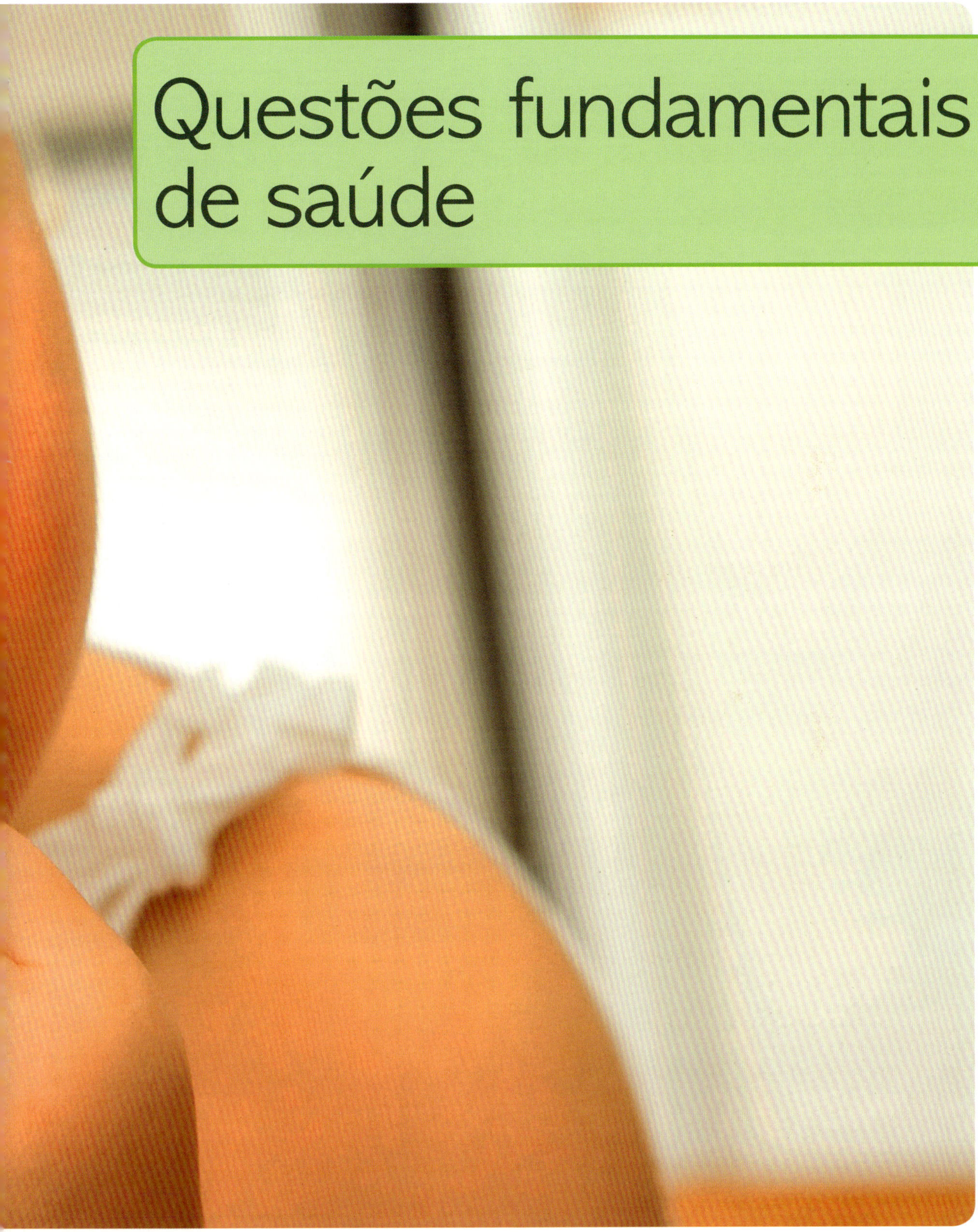

★ QUESTÕES FUNDAMENTAIS DE SAÚDE

O BEM-ESTAR DE SEU FILHO

Desde os primeiros momentos de vida, seu bebê procura em você proteção e cuidado – você é o centro do mundo de seu filho. Você deve guiá-lo, cuidando de suas necessidades físicas e emocionais.

Ao longo dos anos, o bebê recém-nascido se desenvolve e se torna um adulto. É um grande processo! Seu filho cresce não só em tamanho; ele também adquire novas capacidades, desde erguer a cabeça até caminhar e desde os primeiros sons até a fala completa.

CONTROLES MÉDICOS
O primeiro ano de vida é um período de intensa mudança e crescimento – em média, um bebê cresce 25 cm. O desenvolvimento ocorre em várias áreas: coordenação motora grossa ou habilidades físicas; coordenação motora fina ou destreza manual; fala e língua e habilidades sociais. A partir do nascimento, seu filho receberá uma série de testes para monitorar sua saúde. O recém-nascido é avaliado pelo médico e passa pelo teste do pezinho (teste de Guthrie), para verificar a presença de doenças crônicas como hipotireoidismo (a deficiência da tireoide que causa dificuldades de aprendizagem e problemas de crescimento), anemia falciforme (que afeta as células sanguíneas vermelhas), fenilcetonúria (potencial causadora de danos cerebrais), fibrose cística (que atinge principalmente pulmões e pâncreas) e deficiência de acil-CoA desidrogenase de cadeia média (sigla em inglês: MCADD; uma condição que faz com que o corpo não consiga transformar gordura em energia).

Os recém-nascidos passam também por um teste de audição, pois o diagnóstico precoce de qualquer problema permite que o tratamento possa também começar cedo. Na primeira consulta ao pediatra, haverá perguntas sobre quaisquer dificuldades de alimentação, sobre a audição e a visão de seu bebê e se você está preocupado com algo. Você receberá também informações sobre vacinas contra algumas doenças sérias (ver p. 21). Se, ao longo dos meses, seu filho não desenvolver as habilidades esperadas para a idade, poderão ser feitos outros testes – por exemplo, um teste de audição se a fala estiver retardada. Uma criança que não está andando aos 18 meses deve ser levada ao médico.

Se você tiver quaisquer preocupações sobre a saúde ou o bem-estar de seu filho, sempre procure orientação médica – é melhor se prevenir.

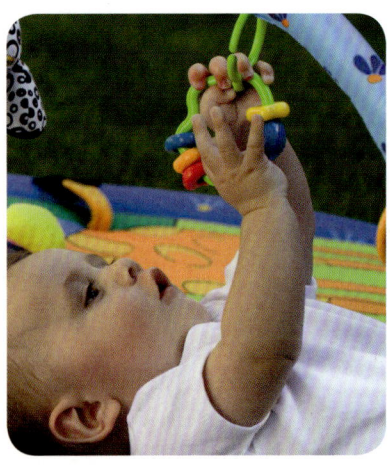

Desenvolvimento de habilidades Brinquedos podem ajudar no desenvolvimento do bebê. Chocalhos em cores vivas, por exemplo, promovem a coordenação olho-mão.

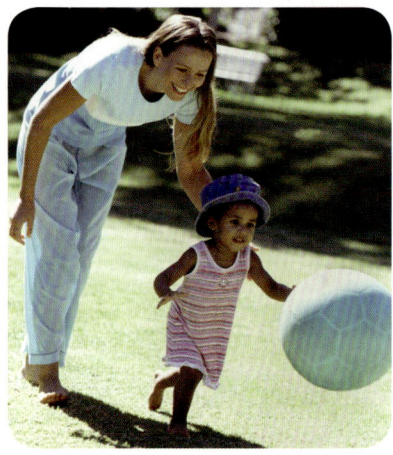

Ar fresco e exercícios Assim que seu filho conseguir andar, correrá por todos os lados. A atividade física lhe faz bem, portanto incentive esse hábito!

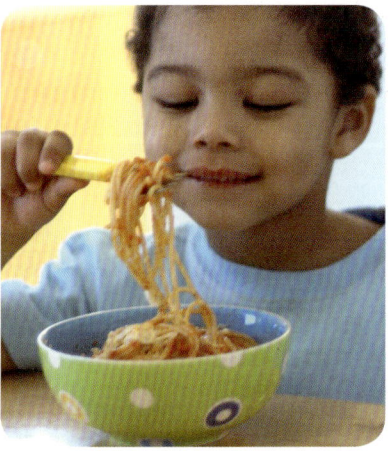

Dieta saudável Se você quiser que seu filho se alimente de modo saudável, precisará lhe dar uma comida balanceada que contenha todos os nutrientes de que ele necessita para crescer.

O BEM-ESTAR DE SEU FILHO

UM INÍCIO SAUDÁVEL

Você pode desempenhar um papel importante no bem-estar físico de seu filho, construindo os alicerces de uma boa saúde para toda uma vida. Ofereça-lhe desde o início uma boa alimentação (ver pp. 18-19) e estimule a atividade física (ver p. 20). Também garanta que seu filho durma por tempo suficiente. Os hormônios de crescimento são liberados durante o sono, e crianças que dormem bem são mais capazes de se concentrar, realizar tarefas e lidar com pequenas irritações.

BEM-ESTAR EMOCIONAL

Seu filho depende completamente de você, em todas as suas necessidades emocionais e físicas. Um recém-nascido precisa ser segurado junto ao corpo para se sentir amado e seguro. Você é também seu mais importante modelo de conduta e parceiro para brincar. À medida que seu filho se torna mais independente, precisará tanto de seu apoio emocional como de limites claros. Elogiar o que consegue fazer irá ajudá-lo a criar confiança, e o mesmo vale para conversar, escutar e apoiar quando ele estiver aflito ou com medo. Alimentar e amar uma criança e guiá-la para se tornar um adulto feliz e resiliente pode ser muito compensador.

Tomar água Faça da água a bebida preferida sempre que for possível. É muito melhor para seu filho do que opções açucaradas ou gasosas, que podem prejudicar os dentes.

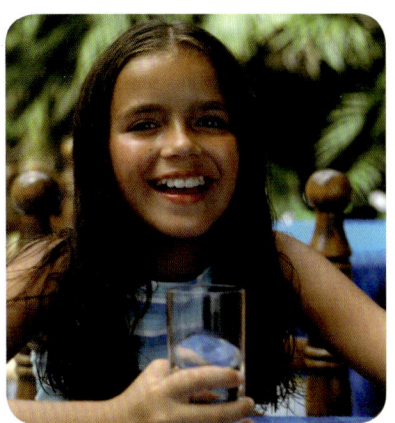

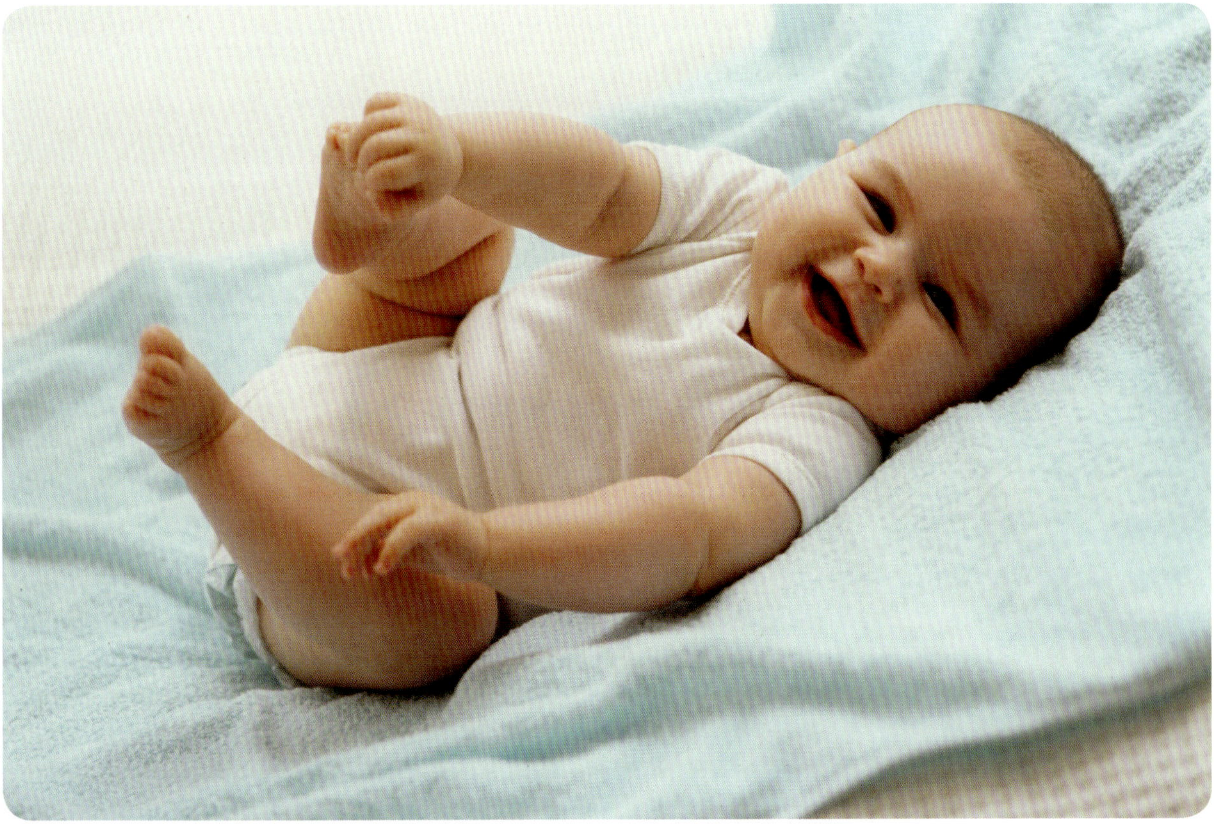

A vida pode ser um jogo O desenvolvimento de seu bebê, especialmente nos primeiros meses e anos, estará focado em brincar. Para um bebê novo, brincar pode ser tanto descobrir onde estão suas mãos e seus pés ou olhar para você quando brincar com um brinquedo alegremente colorido. Com cerca de 6 meses, seu filho já gostará de jogos sociais e reagirá com alegria àquilo que você fizer.

★ QUESTÕES FUNDAMENTAIS DE SAÚDE

O desenvolvimento (de 1 a 12 meses)

O primeiro ano de vida é um período de mudanças. Um recém-nascido é capaz de ver e ouvir e tem reflexos simples. No primeiro aniversário, já terá triplicado seu peso de nascimento e estará pronto para andar e falar.

Marcos do desenvolvimento

Cada bebê se desenvolve em um ritmo diferente, mas as habilidades aparecem em uma ordem específica no desenvolvimento do sistema nervoso.

★ **Desde o nascimento** O bebê vê objetos à distância de 20 cm a 25 cm e reage a sons altos.

★ **De 2 a 8 semanas** Começa a reagir com sorriso e se volta para a sua voz; pode pegar seu dedo; emite sons como arrulhos e gorgolejos.

★ **De 3 a 4 meses** O bebê pode manter a cabeça erguida; começa a rolar para o lado; olha para as suas mãos (que agora se abrem); pode juntar as mãos; consegue levantar a cabeça até 45 graus quando deitado de bruços.

★ **De 4 a 6 meses** Ele pode ficar sentado com apoio e sustentar peso em suas pernas; tentará pegar um objeto e segurá-lo na palma de sua mão; sorri a pessoas familiares.

★ **De 6 a 8 meses** Ele já fica sentado sem apoio; pode passar um objeto de uma mão a outra; encontra seus pés e brinca com eles; gosta de brincadeiras sociáveis como "Cadê o bebê? Achou!".

★ **De 8 a 10 meses** O bebê começa a engatinhar; pode pegar objetos com o dedo e o polegar (primeiro movimento de "pinçar"); pode comer com os dedos.

★ **De 10 a 12 meses** Ele fica de pé sem apoio e pode andar em torno de móveis; emite sons como "mamama", "dadadada", "babababa", inicialmente sem sentido.

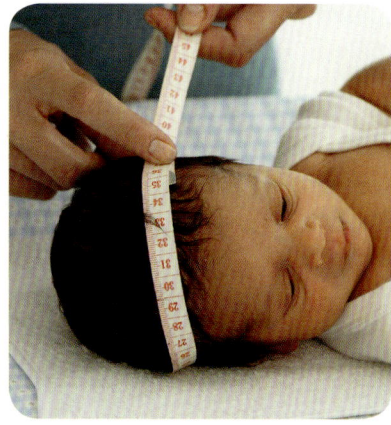

Exames Desde o nascimento, o bebê será mensalmente examinado pelo pediatra. A circunferência da cabeça sempre será medida, para monitorar o desenvolvimento do cérebro.

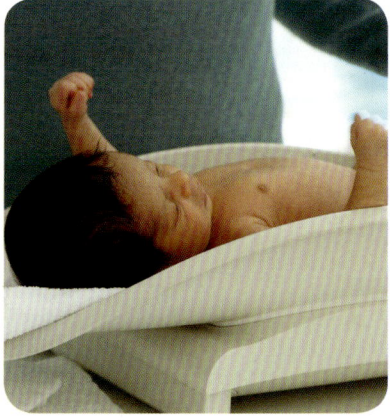

Peso e altura No primeiro ano, os bebês são pesados e medidos constantemente, e os dados são registrados em um histórico médico para monitorar o ritmo de crescimento.

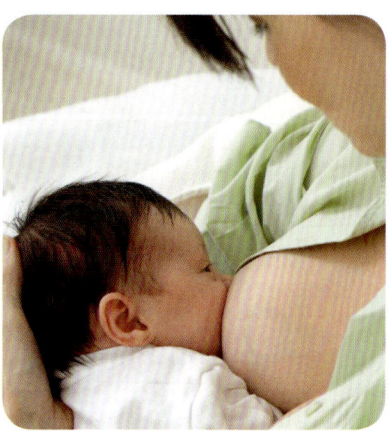

Amamentação O leite materno é o alimento perfeito para bebês. Disponível na temperatura certa, protege os pequenos de infecções e muda de acordo com suas necessidades.

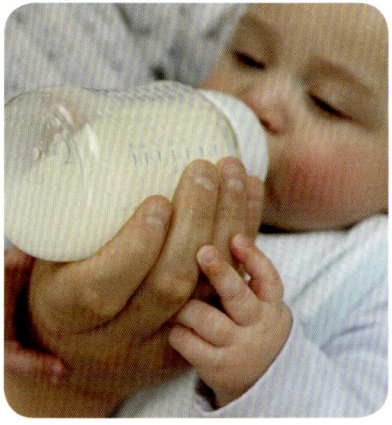

Mamadeira Se não for possível amamentar, as fórmulas infantis suprem as necessidades alimentícias deles. Esterilize os utensílios de alimentação para evitar bactérias.

O DESENVOLVIMENTO (DE 1 A 12 MESES)

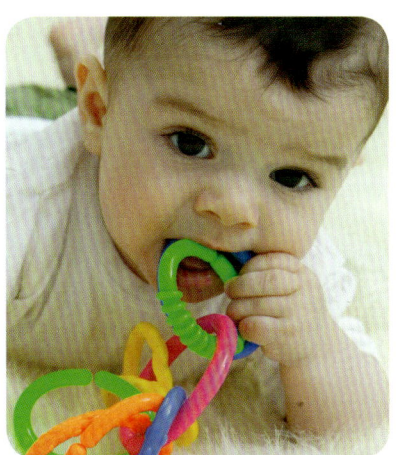

Dentição Geralmente, o primeiro dente nasce entre 6 e 10 meses, e a dentição continua ao longo do segundo ano. Mastigar algo fará bem a seu bebê caso ele esteja com a gengiva inflamada e inchada.

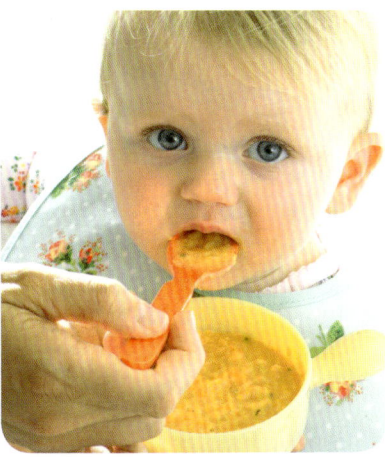

Desmame Com cerca de 6 meses, seu bebê precisará de comida sólida além do leite para se alimentar. A maioria dos bebês é desmamada primeiro com papinhas, depois com alimentos mais grumosos e pequenos pedaços de comida.

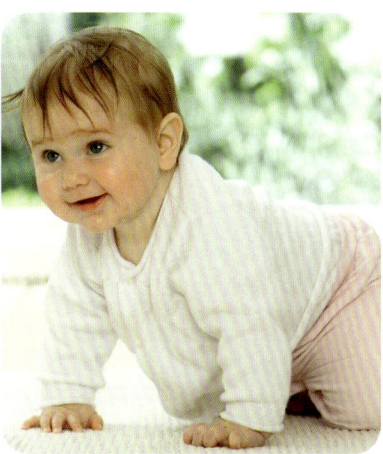

Mobilidade À medida que os ossos de seu bebê ficam mais fortes e ele ganha mais controle sobre seus músculos, começará a engatinhar e, assim, explorar seu mundo. Você precisará verificar eventuais perigos em sua casa.

Síndrome da morte súbita infantil (SMSI)

A síndrome da morte súbita (SMSI) ainda não é totalmente compreendida e explicada pela ciência. Ela pode ocorrer com maior frequência em bebês com menos de 4 meses. A maneira de colocar a criança para dormir pode reduzir os riscos.

Sempre deite seu bebê de costas e com os pés contra o pé do berço e deixe-o dormir em seu quarto nos primeiros 6 meses, para poder perceber qualquer problema. Você pode lhe dar uma chupeta (há prós e contras para o uso); pesquisas indicam que seu uso pode ajudar a prevenir a SMSI. Mantenha a temperatura do quarto em torno de 18 °C. Se puder, amamente – o perigo da SMSI é menor em bebês que mamam no peito do que nos que são alimentados com mamadeira.

Não deixe o bebê dormir com você na mesma cama e não durma com ele em um sofá ou em uma cadeira. Não fume na gravidez nem permita que alguém fume perto dele. Não deixe seu bebê ficar muito quente: use um termômetro para verificar a temperatura no recinto e ajeite as roupas dele e a roupa de cama apropriadamente; não deixe nada cobrir a cabeça de seu bebê. Não deixe um bebê menor de 12 meses dormir com travesseiro ou edredom.

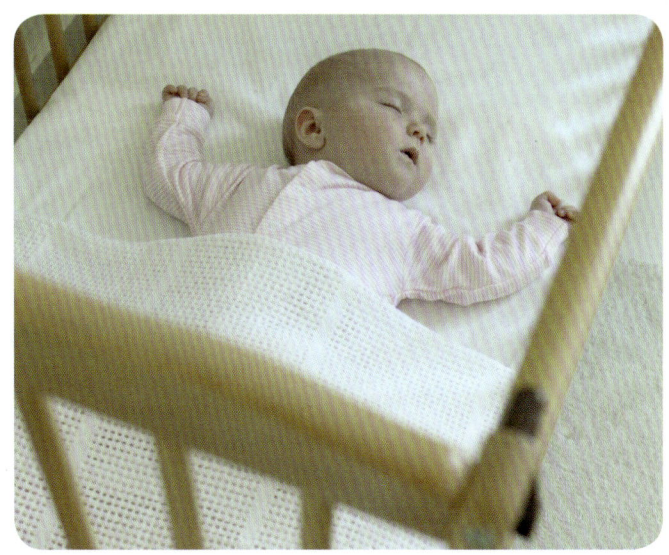

De barriga para cima Sempre deite seu bebê de costas e com os pés tocando o pé do berço. Prenda a roupa de cama debaixo do colchão, para evitar que o bebê superaqueça ficando totalmente coberto pelos lençóis.

★ QUESTÕES FUNDAMENTAIS DE SAÚDE

O desenvolvimento (de 1 a 3 anos)

Um dos momentos mais emocionantes para os pais é ver o filho dar os primeiros passos e deixar de ser um bebê. Ao longo dos anos seguintes, ele se tornará mais independente e dominará muitas novas habilidades.

Marcos do desenvolvimento

A transição de bebê para criança pequena é emocionante e rápida. Cada criança conquista o próximo marco de seu desenvolvimento em um momento diferente, mas valem as estimativas apresentadas a seguir.

★ **De 12 a 18 meses** Seu filho, em pé, consegue se sentar sozinho, começa a andar sem ajuda, pode construir uma torre feita de dois blocos, come com os dedos, consegue segurar uma colher – embora a comida caia antes de chegar à sua boca –, diz "mama" e "papa" especificamente para os pais.

★ **De 18 meses a 2 anos** Aprende a subir degraus sem ajuda; pode correr e tentar chutar uma bola; pode construir uma torre de quatro blocos; pode tirar a própria roupa; come com uma colher e progride no uso de garfos; segura um lápis em seu punho e rabisca; domina em torno de vinte palavras reconhecíveis que usa com sentido.

★ **De 2 a 3 anos** A criança já pode pular; começa a usar o penico ou o adaptador do vaso sanitário e pode ficar sem urinar na fralda durante o dia (com acidentes ocasionais); domina mais de cinquenta palavras reconhecíveis e começa a juntar duas palavras para formar frases – com 50% de sua fala compreensível para os pais; ainda segura um lápis com o punho, mas já desenha linhas retas; começa a gostar de brincadeiras que imitam adultos (cozinhar, arrumar-se); socializa com outras crianças; começa a distinguir certo e errado.

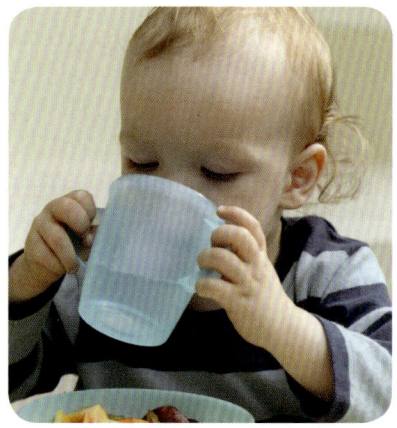

Beber de um copo Assim que seu bebê estiver comendo alimentos sólidos, dê-lhe seu próprio copinho para beber enquanto você o alimenta. Ofereça água em vez de suco.

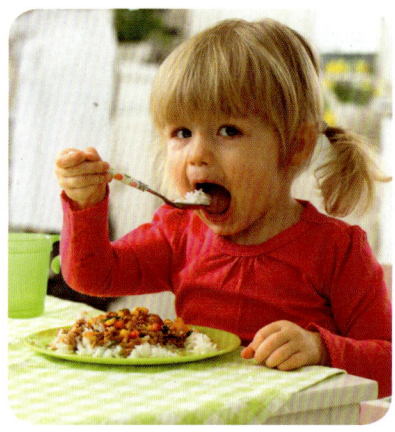

Comer sozinho Com cerca de 2 anos, seu filho conseguirá comer sozinho com uma colher e adorará fazer as refeições à mesa com a família.

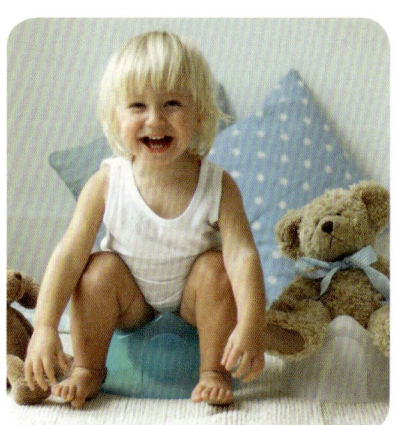

Sem fralda Assim que seu filho demonstrar interesse em utilizar o penico, deixe-o usar, mas nunca o obrigue. A princípio, pode não acontecer nada, mas logo ele vai entender de que se trata.

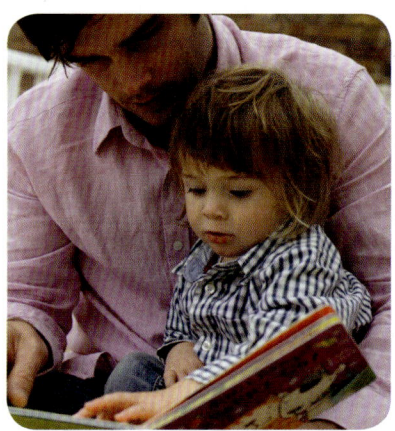

Hábito da leitura Nunca é cedo demais para começar a olhar livros com seu filho. Ler para ele ajuda seu vocabulário e suas habilidades comunicativas – e é divertido.

O DESENVOLVIMENTO (DE 1 A 3 ANOS) ★

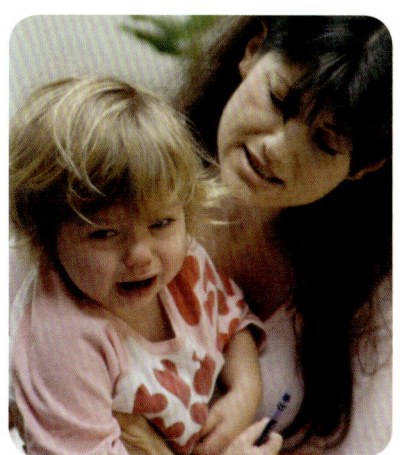

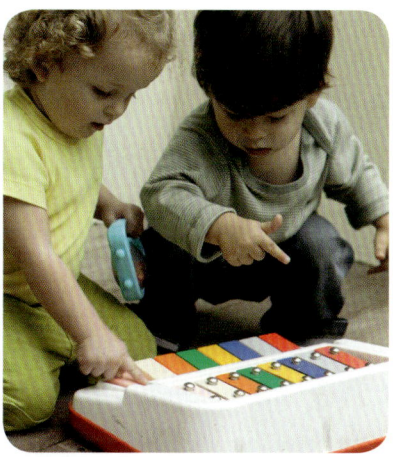

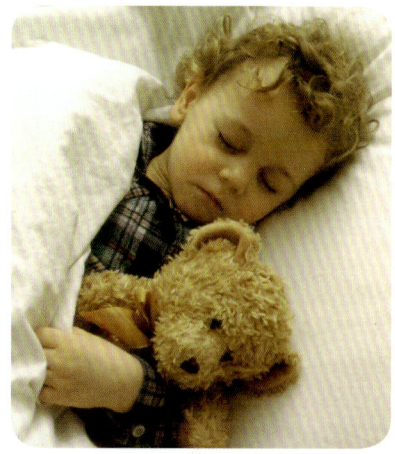

Proporcionar conforto Sempre leve a sério os medos de uma criança. Nessa idade, elas estão constantemente explorando e aprendendo e precisam da segurança da mãe ou do pai quando algo não dá certo.

Aprender a compartilhar Crianças pequenas adoram ver outras crianças. Primeiro, brincarão separadas, mas aos poucos aprenderão a compartilhar seus brinquedos, o que é uma parte importante do desenvolvimento social.

Sono é essencial No mínimo de dez a doze horas por dia são necessárias, já que a maior parte de seu crescimento – 6 cm em um ano, em média – ocorre durante o sono. Crianças pequenas precisam de um horário consistente para dormir.

Do andar ao correr

Crianças dão os primeiros passos entre os 9 e os 18 meses, quando seus ossos e músculos estão suficientemente desenvolvidos.

Problemas iniciais (joelho valgo e joelho varo) É normal que crianças pequenas andem primeiro com pernas arqueadas em O. Geralmente, isso se resolve aos 3 anos, quando começam a andar com pernas arqueadas em X, o que também se resolve sozinho, embora possa demorar. Caso uma das duas condições afete somente uma perna, consulte um médico. Algumas crianças também andam com os pés virados para dentro ou para fora. Isso também costuma se resolver com o crescimento, mas consulte um médico se somente uma perna estiver afetada.

O calçado certo Seu filho poderá precisar de sapatos escolhidos com ajuda profissional, para reduzir o risco de problemas futuros. Crianças de até 2 ou 3 anos costumam apresentar pés chatos, mas em geral isso não causa problemas.

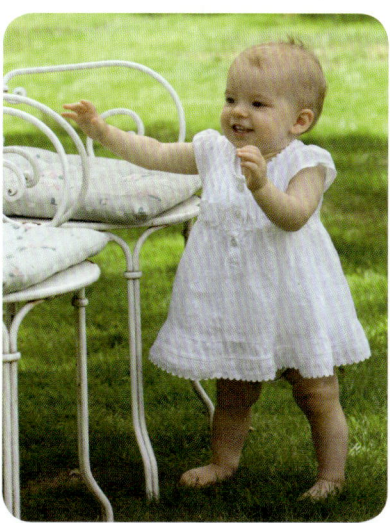

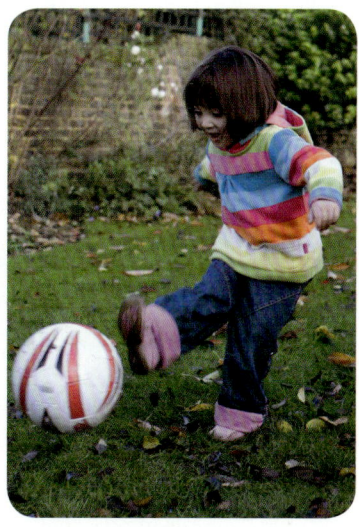

Andar sem ajuda Inicialmente, o jeito de uma criança andar é muito diferente dos adultos: as pernas ficam arqueadas, e os braços, estendidos. Os passos são muito curtos, e os tombos serão frequentes nos primeiros dias.

Novas habilidades Depois de alguns meses, seu filho pequeno correrá por toda parte, conseguirá ficar sobre uma perna só e chutar uma bola. Pode até tentar pular, mas vai demorar um pouco para conseguir.

15

★ QUESTÕES FUNDAMENTAIS DE SAÚDE

O desenvolvimento (de 3 a 10 anos)

Crianças enfrentam muitos desafios ao longo dos anos, crescendo e aprendendo sobre a vida fora de sua casa. É fundamental que vivam com uma dieta saudável, atividade física, apoio emocional e sono suficiente.

Marcos do desenvolvimento

Esta é a fase em que você começará a se desapegar de seu "bebê", que inicia sua educação escolar e seu caminho rumo à independência.

★ **De 3 a 4 anos** Seu filho possui agora coordenação suficiente para pedalar e usar um triciclo; consegue se vestir sem ajuda; fala frases completas; pode copiar a forma de um círculo; brincará com outras crianças, aprendendo a se revezar; começará a entender letras e números.

★ **De 4 a 5 anos** A coordenação motora da criança melhora cada vez mais; ela consegue pular numa perna só e andar sobre barras estreitas; talvez já não faça xixi na cama (com acidentes ocasionais); pode copiar a forma de um quadrado.

★ **De 6 a 7 anos** A criança pode aprender a andar de bicicleta; pode segurar uma caneta corretamente, desenhar um bonequinho simples e escrever letras e números; será capaz de usar uma tesoura; seu nível de compreensão significa que já pode participar de jogos complexos.

★ **A partir de 7 anos** A letra da criança torna-se mais legível; ela lê fluentemente; entende o conceito de tempo (um relógio pode ser útil agora); trabalha com sucesso em equipe e gosta de jogos mais competitivos, bem como de jogos mais complexos.

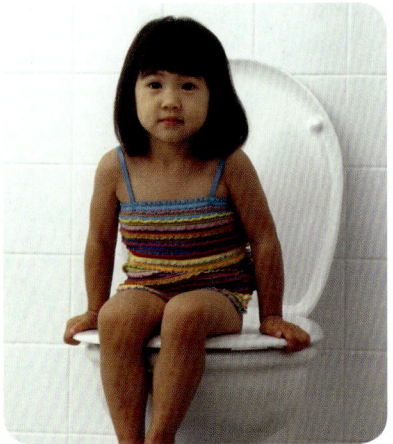

Usar o vaso sanitário À medida que seu filho cresce, vai querer usar apenas o vaso sanitário, como os pais. No início, fique junto e reforce com ele a importância de uma boa higiene.

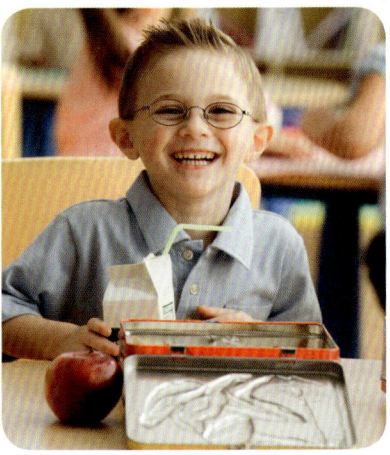

Começar a escola Muitas crianças ficam apreensivas ao começar a ir à escola. Converse com seu filho, destacando os pontos positivos, como as novas atividades divertidas.

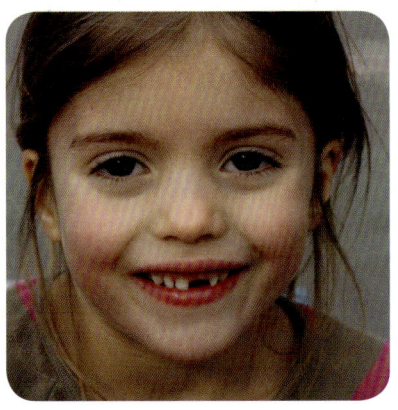

Sorriso desdentado Todos os vinte primeiros dentes da criança nascerão até os 3 anos de idade. Aos 6 anos, os "dentes de leite" começarão a cair para dar lugar aos permanentes.

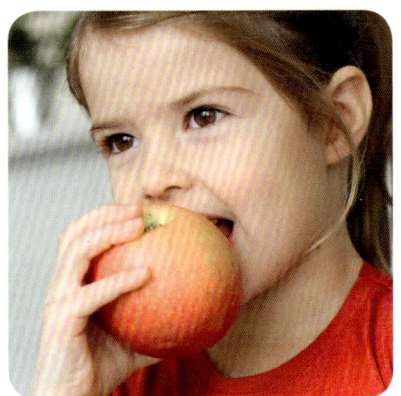

Lanches saudáveis Estimule seu filho a comer lanches saudáveis, pois é outra maneira de garantir que ele coma suas cinco porções de frutas, verduras e legumes por dia.

O DESENVOLVIMENTO (DE 3 A 10 ANOS) ★

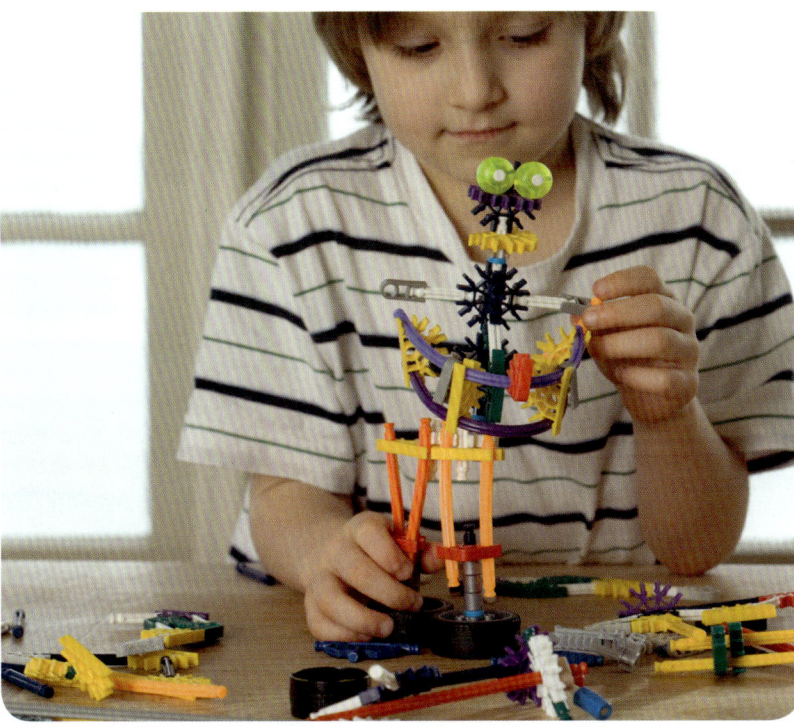

Estimular o cérebro Conforme a compreensão e a habilidade de raciocinar das crianças se desenvolvem, elas passam a apreciar jogos de construção intrincados, brincar de costura ou encaixar miçangas em fios. Essas atividades promovem também a coordenação olho-mão, a acurácia e a paciência.

Ritmo de crescimento

Crianças pequenas crescem em média 6 cm ao ano. Algumas crescem em ritmo constante, outras crescem em saltos, conhecidos como picos de crescimento.

Nos ossos de uma criança ocorrem mudanças que permitem esse desenvolvimento. Muitos deles, especialmente os compridos, contêm áreas ósseas e de cartilagem chamadas de centros de crescimento. Com o tempo, essas áreas de cartilagem ossificam gradualmente, isto é, viram ossos. Crianças passam pelo principal pico de crescimento durante a puberdade, que começa entre 8 e 13 anos em meninas e 10 e 15 anos em meninos. O ritmo de crescimento acelera dramaticamente. Mais tarde, desacelera e pode continuar até os 20 anos. A altura final da criança será determinada por seus genes.

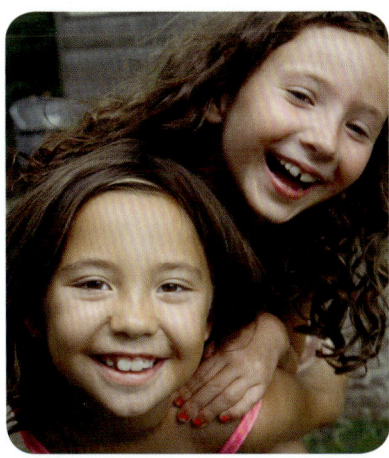

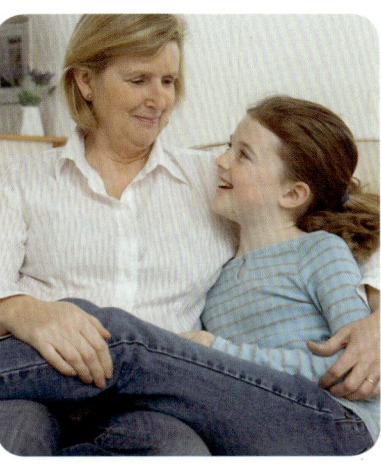

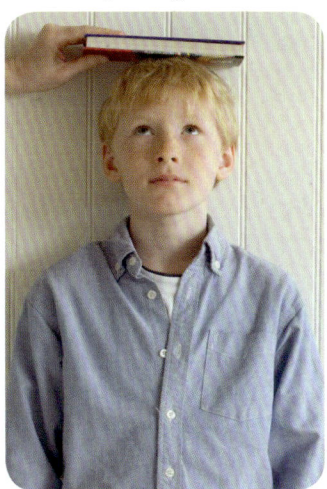

Monitorar o crescimento Deixe a criança ficar de costas para a parede, marque seu tamanho e a meça a partir do piso. Coloque a data e repita a operação após alguns meses.

Amigos e colegas Amigos tornam-se mais importantes para seu filho quando ele começa a ter sua vida fora de casa. Inicialmente, crianças escolhem amigos do mesmo gênero.

Conversar É importante estar sempre aberto a conversar, para que seu filho se sinta à vontade para verbalizar qualquer preocupação. Esteja preparado para escutar e valorizar o que ele diz.

★ QUESTÕES FUNDAMENTAIS DE SAÚDE

Alimentação saudável

Faça da alimentação saudável uma opção para toda a sua família, e todos verão seus muitos benefícios. Uma dieta equilibrada irá ajudar seu filho a crescer e se desenvolver, incentivando bons hábitos alimentares.

Obesidade infantil

Este problema cada vez mais comum pode levar à obesidade na idade adulta, com todos os riscos para a saúde que isso implica.

Sentir os efeitos Em crianças, a obesidade causa os mesmos problemas que em adultos. Provoca falta de fôlego e outras dificuldades respiratórias, pressão alta e esforço excessivo nas articulações do quadril e dos joelhos. Algumas crianças acima do peso podem até mesmo desenvolver diabetes tipo 2. Crianças obesas também enfrentam desafios emocionais e sociais – podem sofrer *bullying* na escola ou serem ignoradas por seus colegas da mesma idade, fazendo com que se sintam excluídas.

O que fazer Se você acha que seu filho está acima do peso, fale com um médico, que poderá fazer a pesagem da criança, bem como obter a altura e o índice de massa corporal (IMC). Se for preciso, o médico poderá encaminhá-lo a um nutricionista, para que sejam feitas as mudanças necessárias. Prevenção é a melhor "cura". Incentive seu filho a ingerir alimentos saudáveis desde o início. Ofereça a quantidade certa dos tipos de alimentos certos (ver quadro na página ao lado) e o estimule a fazer atividades físicas diárias.

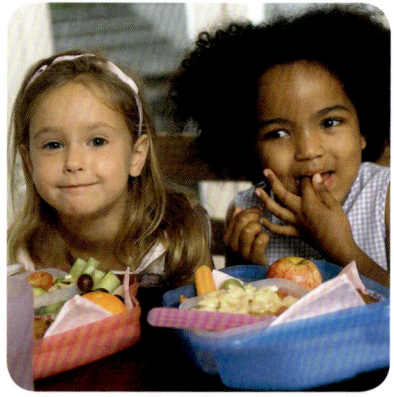

Lancheira Colocar itens saudáveis na lancheira da escola é uma boa maneira de zelar pela boa alimentação de seu filho e por sua energia ao longo do dia.

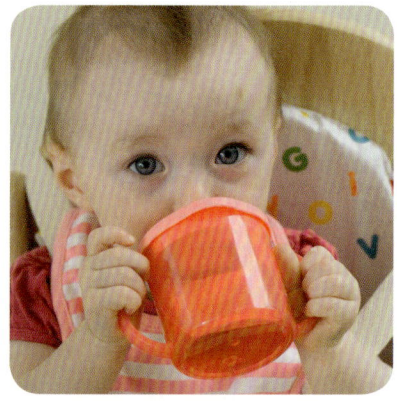

Tomar água Dê a seu filho muito de beber durante as refeições: água, sempre que for possível. Ofereça-lhe ocasionalmente suco natural de frutas, mas evite bebidas açucaradas.

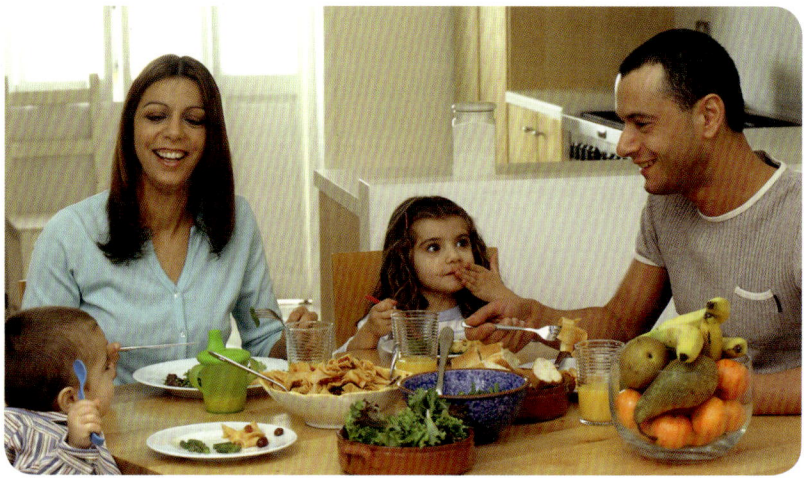

Refeições em família Arrume tempo para comer em família. Ver você ingerir itens saudáveis envia uma boa mensagem à criança e pode incentivá-la a provar novos alimentos. As crianças começarão também a enxergar as refeições como um momento para se socializar e partilhar.

ALIMENTAÇÃO SAUDÁVEL ★

O que é uma dieta equilibrada?

Crianças precisam de uma dieta equilibrada, com elementos de todos os diferentes grupos de alimentos. Isso não precisa ser observado todos os dias: elas podem comer mais de uma coisa num dia e outra no dia seguinte. O importante é que a dieta se equilibre ao longo de uma semana. Envolva seu filho na escolha e na preparação da comida – é divertido para ambos e o ajuda a aprender sobre a alimentação saudável.

★ **Começar com comida sólida** As orientações atualmente reconhecidas recomendam que o desmame deve ter início aos 6 meses. Alguns pais começam com cereais próprios para bebês e passam a purês de frutas, verduras e legumes e, depois, a proteínas. À medida que o bebê se acostumar à comida sólida, mude sua textura: por exemplo, corte ou amasse um alimento e lhe dê pequenos pedaços de alimentos sólidos. Alguns pais preferem começar com pequenos pedaços de comida.

★ **Tamanho das porções** Uma criança pequena deve ter uma dieta variada, com alimentos de todos os cinco grupos. Para ter energia, precisa dos carboidratos mais do que de qualquer outra coisa (ver as recomendações para cada grupo, a seguir). Uma porção adequada seria uma fatia de pão ou uma colher de sopa cheia de arroz, um pedaço de queijo no tamanho de uma caixinha de fósforos ou 50 g a 70 g de carne magra ou peixe.

★ **Cinco por dia** Todo mundo precisa comer uma variedade de frutas, verduras e legumes. As orientações atuais recomendam um mínimo de cinco porções por dia. Uma porção é uma maçã, duas tangerinas, uma colher de sopa cheia de frutas secas, uma salada média ou três colheres de sopa de ervilhas. Crianças menores podem precisar de porções menores. Cada suco de verduras ou de frutas conta como uma porção, e batatas não contam como um dos "cinco".

★ **Certas gorduras são importantes** Crianças precisam de gorduras porque elas constroem os hormônios, são essenciais para o desenvolvimento dos nervos e ajudam a absorver vitaminas. Mas as gorduras necessárias não vêm de alimentos fritos, e sim de castanhas, nozes e óleos vegetais. Leite, queijo e iogurtes também contêm cálcio para os ossos. Menores de 2 anos deveriam consumir leite e iogurte integrais, passando depois para tipos semidesnatados ou desnatados.

★ **Proteínas saudáveis** Dê a seu filho carnes magras e procure incluir peixe em sua dieta pelo menos duas vezes por semana, especialmente peixe mais gorduroso, como o salmão, que contém ácidos graxos ômega 3. Feijão e outras leguminosas fornecem também proteínas saudáveis.

★ **Variedade** Experimente muitas comidas diferentes. Não se preocupe com sabores fortes de condimentos ou peixes – muitas crianças gostam deles. Se seu filho não gostar de algo, não fique nervoso nem o force – refeições devem ser tranquilas, e não lutas. Evite alimentos com alto teor de açúcar ou sal. Não dê sal ou mel a menores de 1 ano.

★ **Líquidos** Dê a seu filho muito de beber, mas de preferência água; evite bebidas com açúcar. Ofereça mais água quando faz calor e também antes, durante e depois de exercícios.

★ **Lanches** Crianças pequenas têm estômagos pequenos, portanto precisam comer pouco e com frequência. Opte por lanches saudáveis, como cereais ou bolachas integrais com frutas secas, salada de frutas ou damascos secos ou uvas-passas.

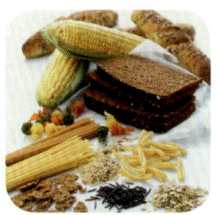

Carboidratos Massas, cereais e pães integrais fornecem energia. Crianças pequenas precisam de quatro porções pequenas; crianças maiores precisam do dobro da quantidade.

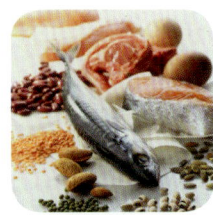

Proteínas Peixes, carnes, aves, ovos, feijões, leguminosas, castanhas e nozes contêm proteínas fundamentais para o crescimento. Crianças precisam de duas a três porções diárias.

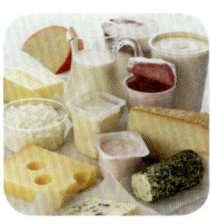

Laticínios Este grupo inclui queijo, iogurte e leite, que fornecem proteínas, vitaminas e minerais, especialmente cálcio. Crianças precisam de no mínimo duas porções diárias.

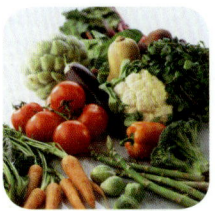

Verduras e legumes Ricos em vitaminas, minerais e fibras, podem fazer parte de molhos ou cobrir pizzas caseiras. Procure servir pelo menos duas a três porções diárias.

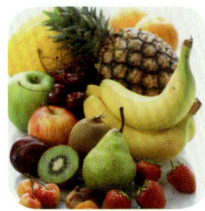

Frutas Frescas, congeladas, secas, em polpa ou em sucos e *smoothies*, as frutas também contêm vitaminas, minerais e fibras. Procure servir duas a três porções.

★ QUESTÕES FUNDAMENTAIS DE SAÚDE

Levar uma vida ativa

Exercícios trazem muitos benefícios. Crianças ativas desenvolvem ossos e músculos fortes, dormem melhor e têm mais confiança. Além disso, é menos provável que fiquem acima do peso ou que desenvolvam problemas de saúde vinculados à dieta.

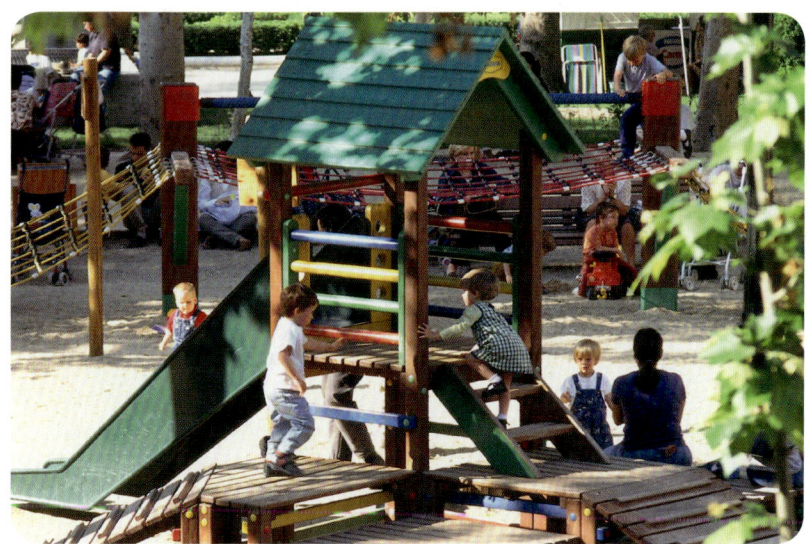

DICA

Crianças acima de 2 anos devem fazer exercícios por no mínimo uma hora por dia. Não precisa ser tudo de uma só vez – quinze minutos quatro vezes por dia são suficientes.

Atividades sociais Ir a um *playground* é uma boa oportunidade para que seu filho e você se socializem. Ambos podem se exercitar ao correr e brincar juntos. Lembre-se de levar água e algo saudável para comer.

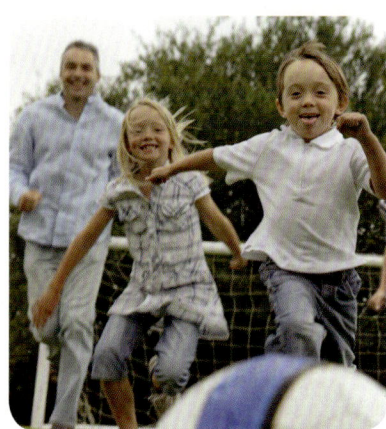

Lazer em família Exercitar-se faz parte de um estilo de vida saudável. Organize a cada semana um passeio de bicicleta, um jogo de futebol, um mergulho na piscina ou até uma ida ao parque.

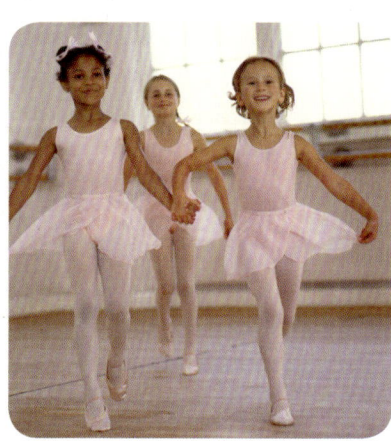

Dança Atividades como dança ou artes marciais ajudam a aumentar a flexibilidade, a força e o controle de uma criança, o que é excelente para o desenvolvimento de ossos e músculos.

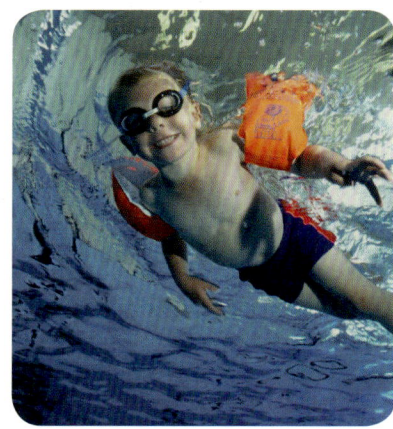

Natação Exercícios aeróbicos como nadar melhoram a oxigenação do sangue. Depois de se exercitar, seu filho deve ficar levemente sem fôlego, mas ainda capaz de falar com você.

Vacinar seu filho

Uma das coisas mais importantes que você pode fazer por seu filho é garantir que ele tome as vacinas. É a maneira mais efetiva de protegê-lo de doenças infecciosas. O médico pode adiar uma vacina se seu filho estiver com febre (mas não se for apenas um leve resfriado) ou passando por algum tratamento médico.

FATO
Cada vacina aplicada em crianças ou adultos passou por rigorosos controles de segurança antes que seu uso fosse autorizado.

Quando vacinar

Veja abaixo o calendário de vacinação da criança do Ministério da Saúde. O calendário pode sofrer alterações, de modo que, em caso de dúvida, vale a pena consultar o site do ministério (http://portalarquivos.saude.gov.br/campanhas/pni/). As vacinas quase não têm efeitos colaterais, embora possa haver alguma inflamação em torno da picada ou febre moderada.

IDADE	DOENÇAS
Ao nascer	★ Tuberculose (dose única); hepatite B (1ª dose)
2, 4 e 6 meses	★ Hepatite B (2ª dose aos 2 meses e 3ª aos 4 meses); difteria, tétano, coqueluche, meningite e outras infecções causadas pelo *Haemophilus influenzae* tipo b (1ª dose aos 2 meses, 2ª aos 4 meses e 3ª aos 6 meses); poliomielite (paralisia infantil) (1ª dose aos 2 meses, 2ª aos 4 meses e 3ª aos 6 meses); pneumonia, otite, meningite e outras doenças causadas pelo *Pneumococo* (1ª dose aos 2 meses e 2ª aos 4 meses); diarreia e desidratação por rotavírus (1ª dose aos 2 meses e 2ª aos 4 meses)
3 e 5 meses	★ Doença invasiva causada por *Neisseria meningitidis* do sorogrupo C (1ª dose aos 3 meses e 2ª aos 5 meses)
9 meses	★ Febre amarela (dose inicial)
12 meses	★ Pneumonia, otite, meningite e outras doenças causadas pelo *Pneumococo* (reforço); doença invasiva causada por *Neisseria meningitidis* do sorogrupo C (reforço); sarampo, caxumba e rubéola (1ª dose)
15 meses	★ Difteria, tétano e coqueluche (1º reforço); poliomielite (paralisia infantil) (1º reforço); hepatite A (dose única); sarampo, caxumba, rubéola e varicela (catapora) (dose única para varicela e 2ª dose para as demais)
4 anos	★ Difteria, tétano e coqueluche (2º reforço), poliomielite (paralisia infantil) (2º reforço); febre amarela (reforço)

★ QUESTÕES FUNDAMENTAIS DE SAÚDE

A segurança de seu filho

Crianças têm energia de sobra e são curiosas, o que as leva a correrem riscos. É fundamental deixar que seu filho aprenda, mas é igualmente importante tomar boas medidas para evitar acidentes sérios.

Check-list de segurança

★ **Corredores, escadas e paredes** Instale redes de proteção em janelas e sacadas; em escadas e até na porta da cozinha, invista em grades de segurança. Coloque antiderrapantes debaixo de tapetes em pisos lisos e tampe as tomadas.

★ **Armários** Afixe fechaduras protetoras nos armários que contenham itens perigosos.

★ **Medicamentos e produtos químicos** Tranque-os em armários altos. Desfaça-se de remédios velhos.

★ **Cozinha** Use as bocas traseiras do fogão e as panelas com o cabo virado para trás. Alerte que o fogão é quente. Facas devem estar fora do alcance, e sempre coloque seu filho no "cadeirão", prendendo-o com os cintos.

★ **Jardins e plantas** Verifique se existem espécies venenosas (tire-as com as raízes, se for necessário); não deixe ferramentas ao alcance da criança e tranque os locais onde são guardadas; coloque cercas em torno de piscinas, tanques, etc.

★ **Cadeiras de carro** Segundo o Código de Trânsito Brasileiro (CTB), as crianças de até 10 anos precisam ser transportadas no banco traseiro; até 1 ano de idade, no bebê-conforto (instalado de costas para o motorista); entre 1 e 4 anos, na cadeirinha; a partir dos 4 anos, no assento de elevação. Esses acessórios só poderão ser dispensados quando a criança tiver mais de 1,45 m de altura e puder, então, ser protegida apenas pelo cinto de segurança.

★ **Andar de bicicleta** Crianças devem usar capacetes e roupas reflexivas ou fluorescentes para serem vistas. Crianças pequenas não devem andar de bicicleta na rua.

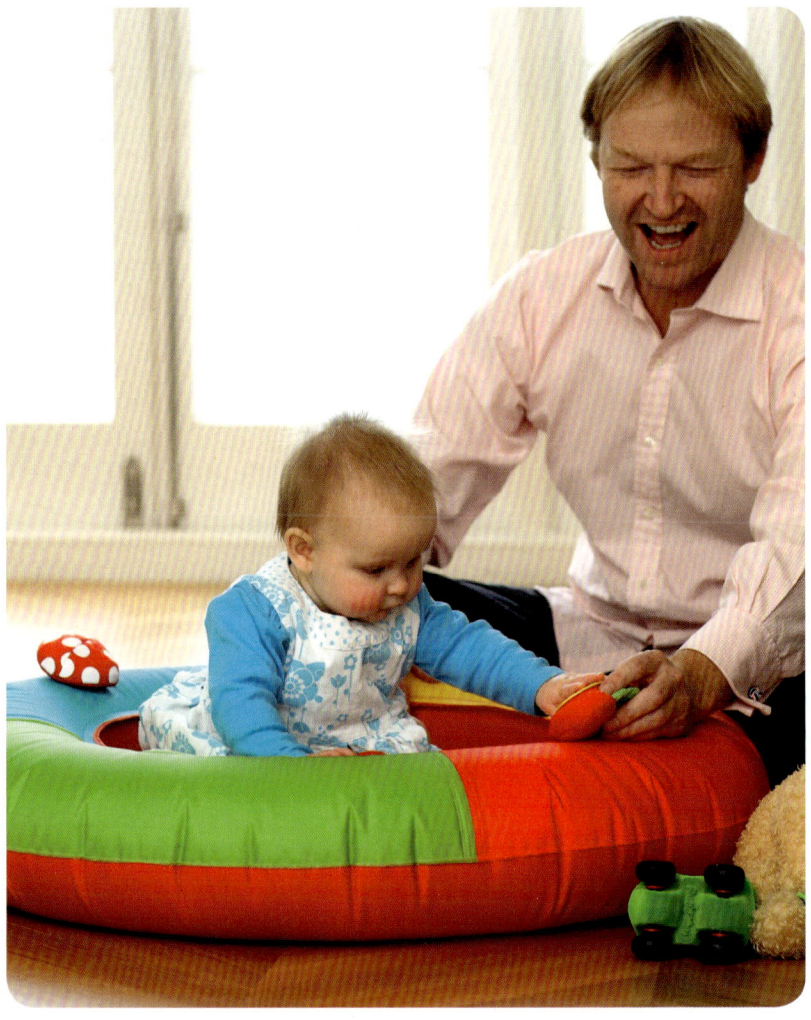

Brincar com segurança Use um tapete acolchoado com beiradas protetoras ou coloque muitas almofadas em torno do bebê, especialmente nos primeiros meses. Assim, ele pode ficar sentado e ver o mundo sem se machucar se cair. Verifique se os brinquedos são apropriados para sua idade e, se tiver crianças de idades diferentes, mantenha os brinquedos separados.

A SEGURANÇA DE SEU FILHO ★

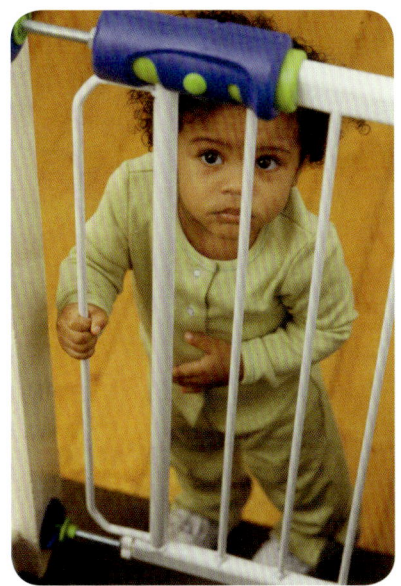

Segurança em escadas Instale grades de segurança no pé e no alto de escadas. Mantenha-as fechadas e não passe por cima delas – seu filho imitará você. Ensine como subir e descer escadas com segurança: primeiro, ele vai achar mais fácil engatinhar para trás, depois pode aprender a andar.

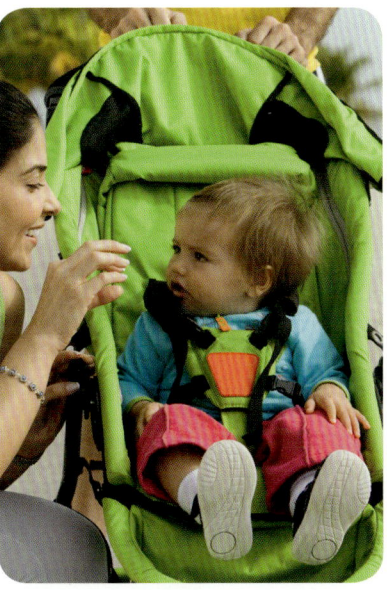

Segurança no carrinho Antes de colocar seu bebê em um carrinho, verifique se ele está inteiramente aberto e com os freios acionados. Sempre use os cintos, mesmo quando o bebê já estiver maior. Nunca pendure bolsas ou compras no guidão, já que o peso pode fazer o carrinho virar. Use a cesta de armazenamento do carrinho.

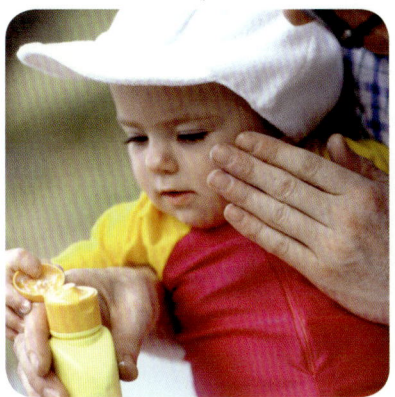

Segurança ao sol Passe um protetor solar com fator alto – no mínimo 30 – e o reaplique durante o dia. Seu filho deve usar roupas de fibras naturais, além de boné ou chapéu para proteger o rosto e o pescoço.

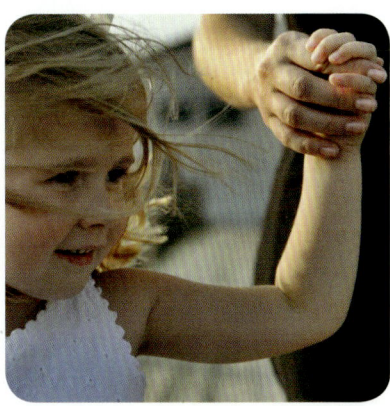

Segurança na rua Ensine seu filho sobre os perigos na rua e como atravessar com segurança. Mantenha-o afastado da beira da calçada. Segure sua mão ao chegar perto de uma pista e durante a travessia, e use a faixa de pedestres.

Viajar com crianças

Fora de casa se aplicam todas as mesmas regras, mas seu destino pode não estar preparado para receber uma criança. Ao chegar, vale a pena verificar os ambientes e, se for preciso, tomar providências.

Medicação Não viaje sem ter certeza de que as vacinas da criança estejam em dia (ver p. 21). Verifique se a região ou o país de destino requer qualquer providência específica. Leve todos os medicamentos junto. Se usar repelentes, verifique se são adequados para crianças.

Proteção ao sol Vista seu filho com roupas folgadas de algodão, para que não superaqueça, e lhe dê muito de beber. Isso evita a desidratação e reduz o risco de exaustão de calor (ver p. 217). Leve óculos de sol com lentes que protejam contra raios ultravioleta. Fique na sombra sempre que for possível, especialmente entre 12 horas e 15 horas, para evitar queimaduras (ver p. 130). No horário de verão, aumente uma hora nessa contagem. E não se esqueça de aplicar protetor solar.

Segurança no carro As cadeiras especiais para crianças são fundamentais em todos os lugares; se for alugar um carro, alugue também a cadeira. Se tiver qualquer dúvida, leve a sua.

Comida e bebida Leve leite ou comida de bebê para a viagem, para o caso de atrasos. Ferva a água para usar com a fórmula (o "leite em pó") e verifique se a água local é potável. Se não tiver certeza, use água engarrafada, não coloque gelo nas bebidas de seu filho e descasque frutas e verduras.

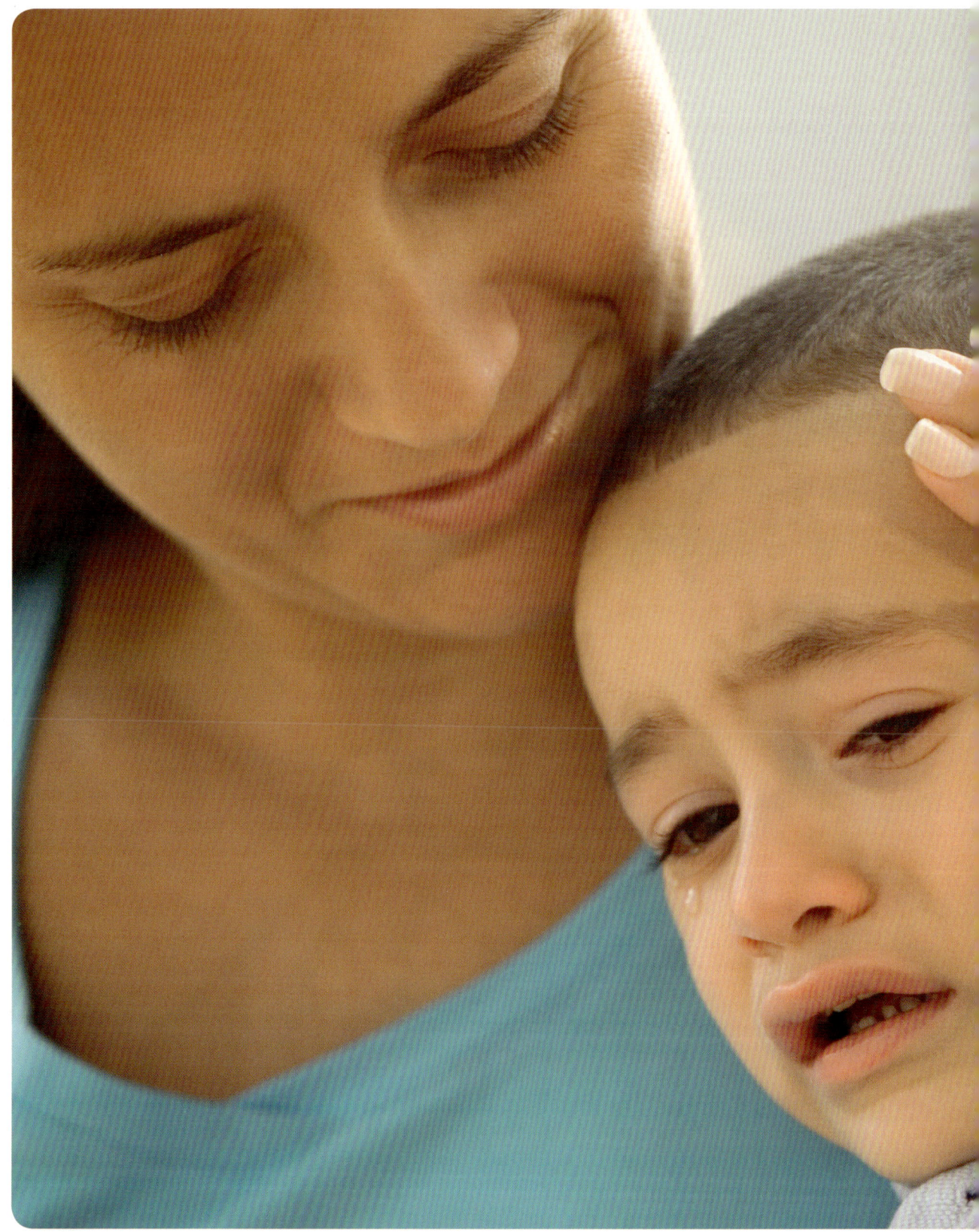

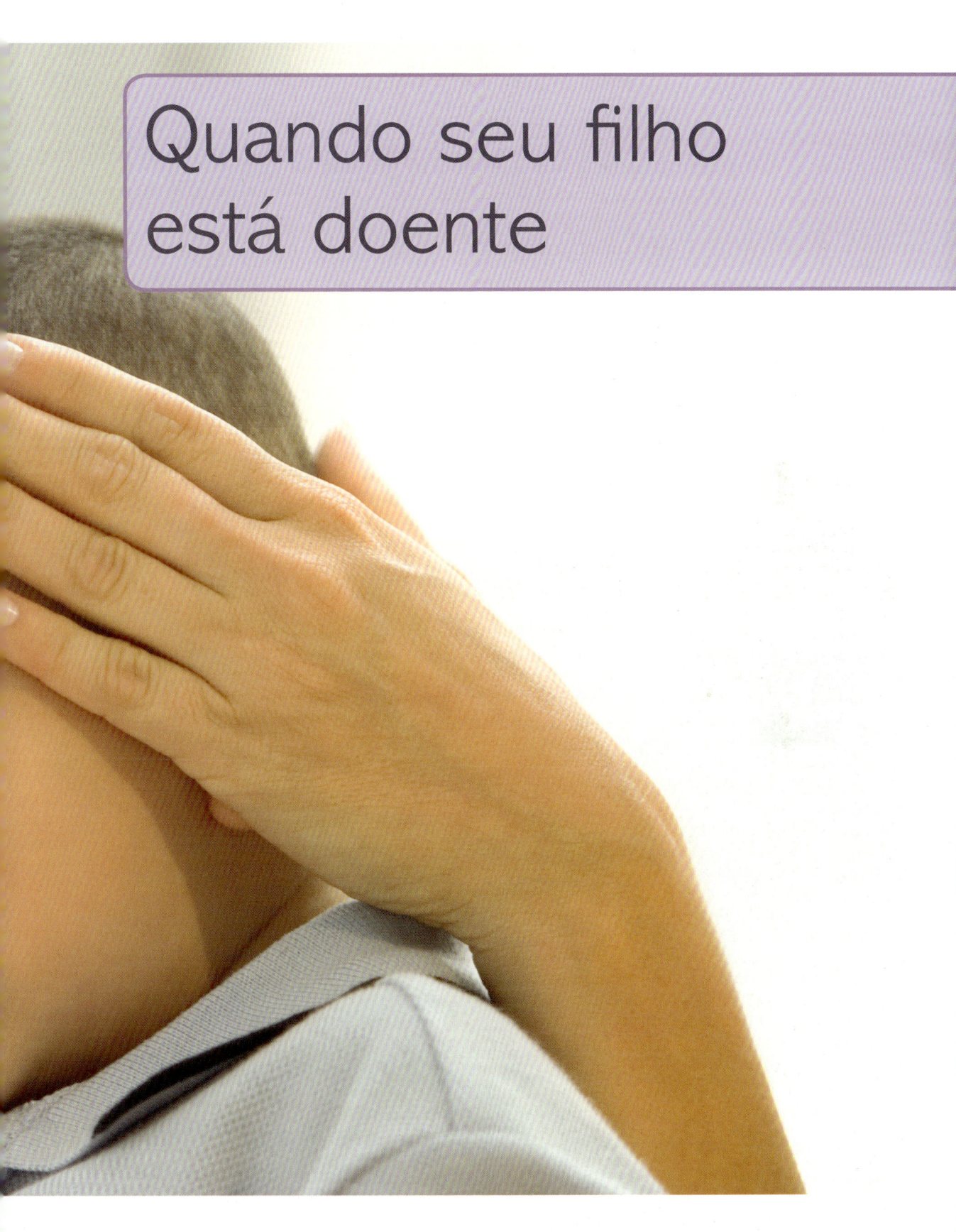

Quando seu filho está doente

★ QUANDO SEU FILHO ESTÁ DOENTE

CUIDAR DE UMA CRIANÇA DOENTE

Crianças pegam várias doenças menores, como tosses e resfriados, que melhoram geralmente em poucos dias, sem tratamento médico. Mas é importante saber quando os sintomas de seu filho podem indicar um problema mais sério.

AVALIAR SINTOMAS
Para pais e cuidadores pode ser preocupante quando uma criança parece não estar bem e não manifesta sua energia normal. Às vezes é difícil avaliar o que poderia ser o problema, especialmente em bebês e crianças muito pequenas que não conseguem expressar o que sentem e nos quais os sinais de não estar bem podem ser muito pouco específicos. Por exemplo, eles podem simplesmente deixar de comer ou estar irritadiços ou nervosos.

VERIFICAR AS LISTAS DE SINTOMAS
As listas de sintomas apresentadas nesta seção do livro ajudam a identificar o que pode estar acontecendo e se é algo sério. Respondendo a perguntas sobre os sintomas que a criança manifesta, você chegará até um ponto que indica a possível causa ou as causas desses sintomas. Na maioria das situações, a possível causa o leva a um capítulo da parte "Doenças infantis". O ponto final lhe diz também se é necessário buscar ajuda médica imediatamente ou se a situação é uma emergência que precisa de ambulância. Se buscar um médico for aconselhável, mas não urgente, você encontrará essa informação na própria lista ou no capítulo correspondente.

ESTAR PREPARADO
Muitas doenças infantis podem ser tratadas em casa, e é importante que você tenha alguns itens básicos no seu estoque de medicamentos. Além disso, você também precisa saber como ministrar o medicamento ao seu filho (ver p. 30). Uma das indicações de doença é a febre. Portanto, se ele demonstrar sinais de não estar bem, tire sua temperatura (ver p. 28). Se você estiver preocupado porque a febre não cede, a criança não está ingerindo líquidos ou não está urinando ou, ainda, se o mal-estar não cessa, procure um médico.

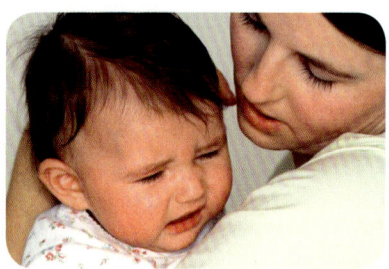

O bebê não está bem O bebê ou a criança parecem não estar bem. Pode ser muito difícil saber o que está acontecendo, já que eles não conseguem descrever o que sentem. Se a situação parecer preocupante, procure aconselhamento médico ou um posto de saúde.

Tratamento em casa Se seu filho não estiver bem, provavelmente se sentirá cansado, querendo ficar na cama. Dê-lhe muito líquido, especialmente se tiver febre.

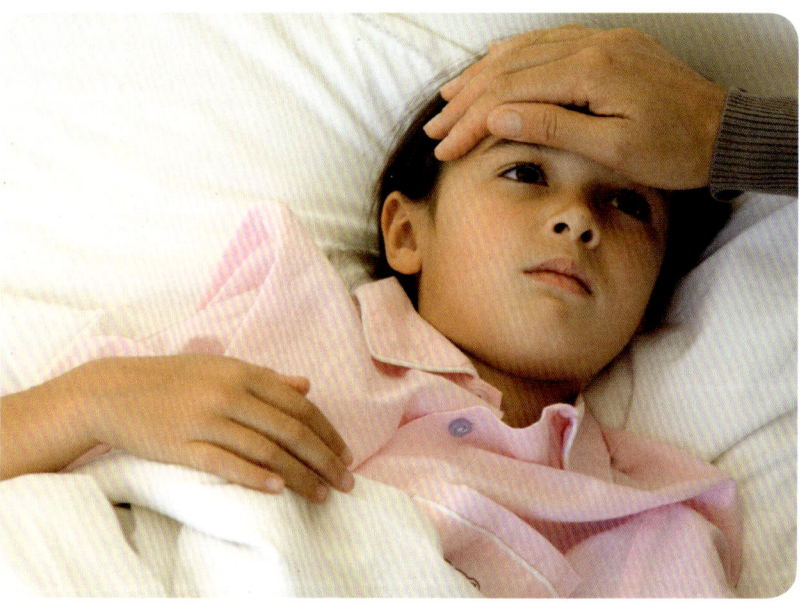

PROCURAR ASSISTÊNCIA MÉDICA ★

Procurar assistência médica

Quando seu filho não está bem, você provavelmente se pergunta se precisa levá-lo ao pediatra. As seções seguintes deste livro ajudarão a decidir se o atendimento médico é preciso e com qual urgência. Existem três diferentes níveis de urgência, de acordo com os sintomas apresentados.

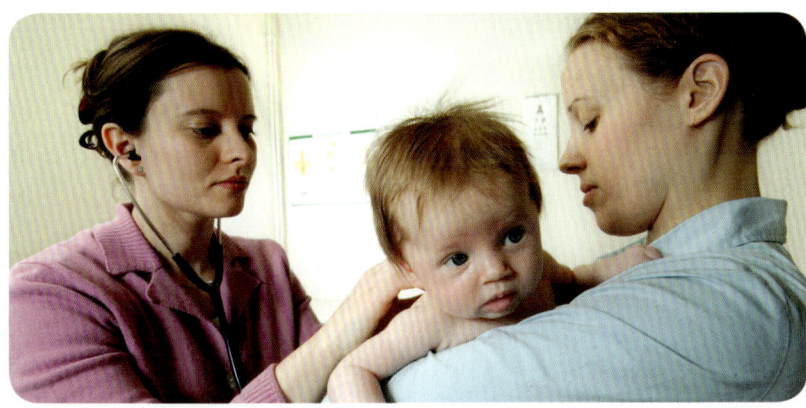

Procure orientação médica Esta é a instrução se a necessidade de procurar um médico não é inicialmente urgente. Por exemplo, uma criança com diarreia que está bebendo água suficiente ou uma criança com garganta inflamada que está comendo e bebendo pode receber cuidados em casa por alguns dias antes de ser levada ao médico. Contudo, se você estiver preocupado, é claro que deve procurar orientação médica mais cedo.

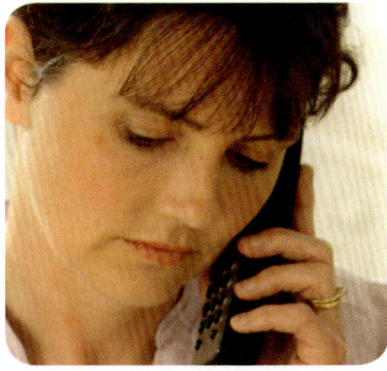

Procure orientação médica imediatamente Esta instrução indica que você deve procurar um médico, um posto de saúde ou a unidade de pronto atendimento (UPA) de um hospital, por exemplo, se seu bebê tiver menos de 3 meses e estiver com febre.

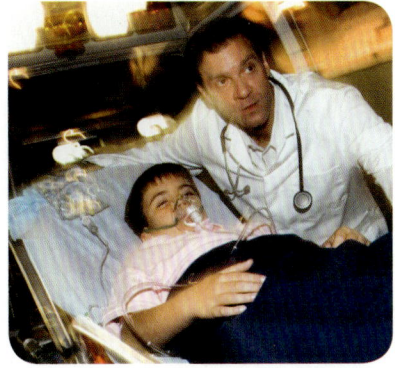

Chame uma ambulância Se os sintomas indicam um problema sério que poderia colocar a vida de seu filho em risco, a instrução será chamar uma ambulância (ligue 192). Em certas situações, pode ser mais rápido levá-lo a um hospital.

Se seu filho sofrer um acidente

O atendimento de emergência a uma criança acidentada depende da gravidade do caso.

Se seu filho sofrer um acidente
UBS As Unidades Básicas de Saúde são a "porta de entrada" para a Rede de Atenção à Saúde, e o foco de atuação é a prevenção, como consultas e aplicação de vacinas. Se sua casa estiver longe de um hospital com pronto-socorro, a UBS pode ser uma opção para casos leves, como um ferimento que precise apenas de um curativo.

Ambulância Ligue 192 para chamar uma ambulância do SAMU se o ferimento de seu filho for muito sério ou puder colocar a vida dele em risco, por exemplo, caso tenha perdido muito sangue ou sofrido uma queimadura severa.

Hospital Esses estabelecimentos, com seus prontos-socorros, estão preparados para atender desde os casos mais simples até os mais graves, que necessitem de internação. Os hospitais inclusive podem realizar exames com resultado na hora, possibilitando o atendimento mais adequado à criança acidentada.

★ QUANDO SEU FILHO ESTÁ DOENTE

Medir a temperatura

Se seu filho estiver com suor e com a pele corada e quente ou sentir muito calor ou parecer estar mal, você deve medir a temperatura. Se estiver acima do normal, meça-a a cada poucas horas até voltar ao normal.

FATO
A temperatura normal do corpo é entre 36 °C e 37 °C. Se a medição apontar 38 °C ou mais, isso significa que seu filho está com febre.

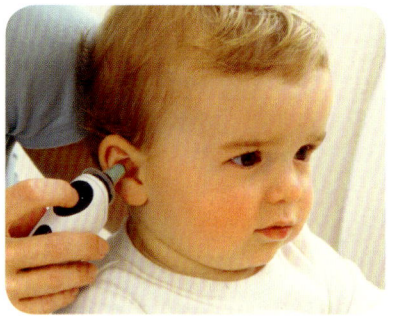

Termômetro auricular Afixe um novo bico de plástico e o coloque na orelha de seu filho. Pode ser preciso puxá-la levemente para cima, para endireitar o canal auditivo. Segure o termômetro durante o tempo recomendado, depois o remova para ler o resultado.

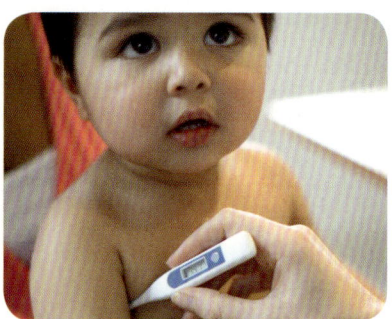

Termômetro clínico: método axila Coloque o termômetro debaixo da axila e o segure no lugar, apertando o braço contra o corpo por cinco minutos. Este método dá resultados mais baixos do que a medição pela orelha ou pela boca. Por isso, acrescente 0,5 °C para obter o resultado correto.

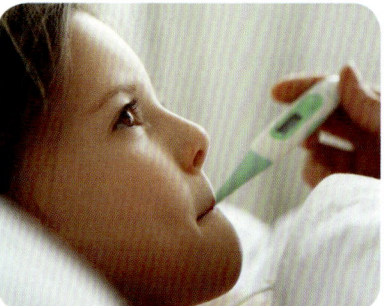

Termômetro clínico: método oral Coloque o termômetro na boca de seu filho, debaixo da língua, e deixe-o ali por três a cinco minutos. Se seu filho tiver acabado de comer algo quente ou frio, espere dez minutos antes de tirar a temperatura.

Obter a temperatura correta

De acordo com o tipo de termômetro, você pode medir a temperatura de uma criança pela orelha, por debaixo da axila, pela testa ou, para crianças maiores, pela boca.

O método oral não serve para crianças pequenas, pois elas podem morder o termômetro. Veja os prós e contras de cada método.

Termômetro auricular É rápido e o mais preciso, quando colocado corretamente; indicado se a criança estiver inquieta. Afixe um novo bico de plástico e o coloque na orelha de seu filho. Se ele tiver ficado no frio ou deitado em um travesseiro, espere de dez a quinze minutos antes de medir a temperatura. Excesso de cerume pode gerar leituras incorretas.

Termômetro clínico: método axila Medir a temperatura na axila não é o mais confiável. No entanto, é mais seguro do que medir pela boca, no caso de uma criança pequena.

Termômetro clínico: método oral O resultado medido pela boca é exato, e é um bom método para tirar a temperatura de uma criança maior.

Fita para a testa Mede a temperatura da pele e não a do corpo, por isso o resultado não é muito preciso. No entanto, é rápida e cômoda, especialmente quando o bebê não fica quieto. Coloque a fita na testa do bebê, tendo o cuidado de não tocar com os dedos as faixas sensíveis ao calor, e a segure no local por alguns minutos.

Abaixar a febre

Nem todas as crianças com febre necessitam de tratamento. Contudo, se seu filho parece não estar bem ou parece sofrer com a febre, ele precisa de ajuda. Todos os bebês com menos de 3 meses que apresentem febre devem ser examinados por um médico.

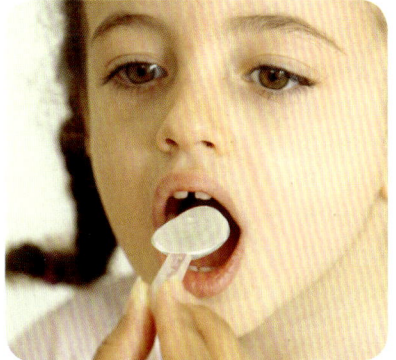

Fale com o pediatra, para medicar Com autorização do pediatra, as indicações para baixar a febre são as versões pediátricas de paracetamol ou de ibuprofeno. Não dê ibuprofeno a seu filho caso ele tenha asma. Sempre dê a dose apropriada para a idade e o peso. Não dê aspirina a crianças de até 16 meses.

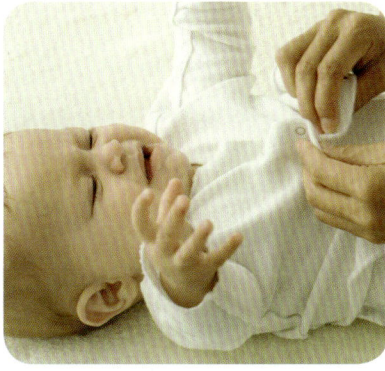

Tire um pouco da roupa Quando o ambiente estiver com a temperatura normal, tire alguma peça de roupa. Por exemplo, deixe o bebê só com o *body* ou com a fralda e cubra-o com um lençol fino. Você pode ligar um ventilador no quarto, mas não o direcione diretamente a seu filho.

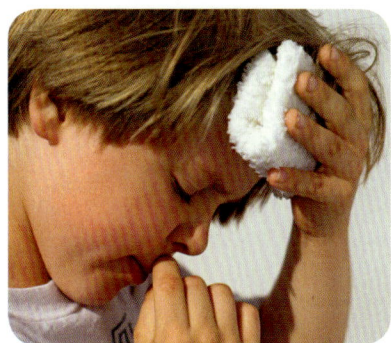

Coloque um pano frio Uma criança maior pode se sentir aliviada com um pano frio em sua testa quente. Molhar a testa com água fria ou semifria já não é mais recomendado, porque água muito fria pode levar o corpo a tentar conservar seu calor, aumentando a temperatura.

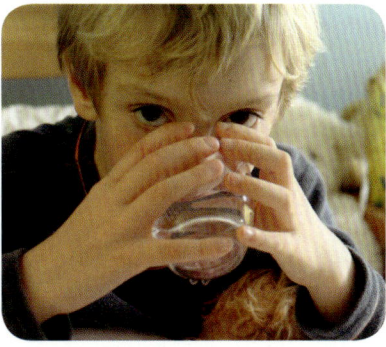

Ofereça muito líquido Faça seu filho tomar muito líquido para evitar a desidratação. Se ele não quiser beber e o pediatra autorizar, trate a febre com um medicamento e continue oferecendo líquidos. Quando a febre ceder, ele poderá estar mais disposto a ingerir algo.

Monitorar seu filho

Embora muitas febres possam ter sua causa em pequenas tosses e resfriados, é importante monitorar seu filho para perceber sinais de uma doença mais séria – por exemplo, meningite. Chame uma ambulância se a criança apresentar algum dos sintomas abaixo.

★ Manchas achatadas cor-de-rosa ou roxas que não desaparecem quando apertadas (ver p. 102)

★ Pescoço duro

★ Intolerância à luz forte

★ Lábios ou unhas azuis

★ Sonolência ou moleza anormais

★ Irritabilidade extrema

★ Dificuldade para respirar

Procure orientação médica imediatamente se seu filho sofre de:

★ Febre por mais de três dias

★ Uma convulsão febril (ver p. 187): crise causada pela febre alta (se é a primeira ocorrência ou se a crise durar mais de cinco minutos, chame uma ambulância)

DICA
Se seus instintos indicarem que algo está errado e que seu filho não está normal, ou se não estiver melhorando e você estiver preocupado, procure um médico.

★ QUANDO SEU FILHO ESTÁ DOENTE

Medicamentos para bebês e crianças

Medicamentos líquidos são mais fáceis de serem engolidos do que comprimidos. Agite o frasco antes de cada dose e sempre controle a medida cuidadosamente. Siga as instruções de como guardar o produto.

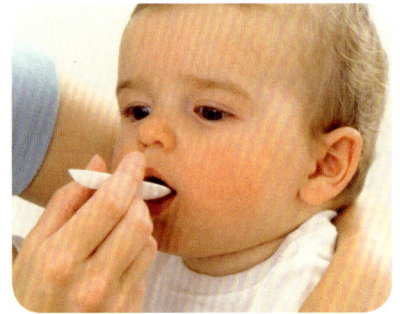

Medicar um bebê Pegue seu bebê no colo e converse calmamente com ele. Dê o medicamento em uma colher ou use uma seringa para esguichar o remédio em um lado da boca, entre dentes e bochecha.

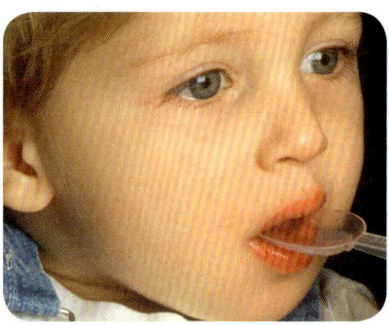

Medicar uma criança maior Dê medicação líquida em uma colher. Às vezes você terá que recorrer ao "suborno" se a criança não quiser tomar o medicamento, prometendo uma recompensa ou um doce.

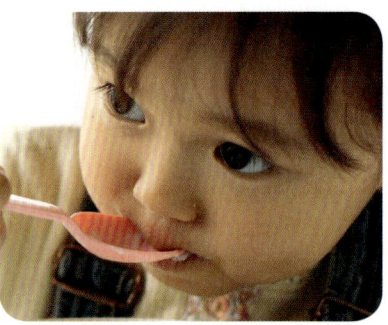

Misturar o medicamento à comida Existe a possibilidade de "camuflar" o remédio na comida, misturando-o com a papinha de frutas, mas antes consulte um farmacêutico sobre essa possibilidade.

Medicamentos e acessórios em casa

Os itens a seguir são recomendados para ter em casa, mas lembre-se de mantê-los fora do alcance de crianças e de usá-los sempre com orientação médica. Coloque os medicamentos de volta em suas embalagens após o uso e verifique sempre os prazos de validade. Remédios fora do prazo devem ser descartados de forma segura.

Termômetros Há vários tipos (ver p. 28).

Paracetamol e ibuprofeno Para tratar dor e febre. Não dê ibuprofeno a crianças com asma. (Não dê aspirina a crianças de até 16 meses.) Converse sempre com o pediatra antes de medicar seu filho.

Colher de medida ou seringa Para ministrar os medicamentos.

Anti-histamínicos Utilize em caso de reações alérgicas.

Solução de reidratação oral Opte pelo sabor preferido das crianças ou adicione um pouco de suco ou polpa sem açúcar a uma solução de sabor natural.

Protetor solar Ver p. 130 para detalhes.

Repelente Use somente produtos aprovados para crianças.

***Kit* de primeiros socorros** Deve incluir lenços ou toalhinhas antissépticas ou de limpeza geral, curativos tipo *band-aid*, faixas elásticas, gaze, pinça, esparadrapo, tesoura de pontas arredondadas, pano triangular (para fazer uma tipoia) e água destilada ou esterilizada para lavar ferimentos ou os olhos.

Listas de sintomas

Estas listas o ajudarão a identificar quais podem ser as causas dos sintomas de seu filho. Escolha aquela que corresponde ao sintoma principal de seu filho e vá respondendo "sim" ou "não" às perguntas até chegar ao ponto em que encontrará a possível causa (ou as possíveis causas) dos sintomas. Na maioria das vezes, você será remetido às páginas apropriadas na parte "Doenças infantis" ou ao "Glossário de outros problemas de saúde" e, então, poderá encontrar mais detalhes sobre o que pode estar causando os sintomas e sobre o que você pode fazer. Os pontos finais das listas indicam também o grau de urgência para procurar orientação médica (ver p. 27 para mais informações).

Para alguns sintomas há listas separadas para crianças menores e maiores de 1 ano, já que, de acordo com a idade, os sintomas podem ter significados diferentes ou precisar de medidas diferentes. Se alguma lista não especificar idade, ela se referirá a crianças de todas as faixas etárias.

★ Febre (crianças até 1 ano) 32
★ Febre (crianças acima de 1 ano) 34
★ Diarreia (crianças até 1 ano) 36
★ Diarreia (crianças acima de 1 ano) 38
★ Vômito (crianças até 1 ano) 40
★ Vômito (crianças acima de 1 ano) 42
★ Problemas de pele (crianças até 1 ano) 44
★ Manchas e dermatites 46
★ Dermatite com febre 50
★ Coceira 52
★ Caroços e inchaços 54
★ Mal-estar geral 56
★ Sonolência anormal ou confusão 58
★ Tontura, desmaio e crises/acessos 60
★ Visão pertubada ou debilitada 62
★ Orelha dolorida ou irritada 64
★ Problemas de audição 66
★ Tosse 68
★ Garganta inflamada 71
★ Problemas respiratórios 72
★ Problemas bucais 74
★ Dores abdominais 76
★ Fezes de aspecto anormal 79
★ Problemas urinários 82

★ LISTAS DE SINTOMAS

Febre (crianças até 1 ano)

Febre é uma temperatura de 38 °C ou mais, geralmente causada por uma infecção. Se seu bebê estiver quente ou parecer mais irritável do que normalmente, tire sua temperatura.

> ### Sinais de perigo
>
> Chame uma ambulância se seu bebê tiver um dos seguintes sintomas:
>
> ★ Respiração anormalmente rápida
> ★ Respiração ruidosa ou difícil
> ★ Sonolência ou irritabilidade anormais
> ★ Pele sarapintada ou azulada, inclusive lábios
>
> Procure orientação médica imediatamente se seu bebê tiver um dos seguintes sintomas:
>
> ★ Não quer beber
> ★ Vômito persistente
> ★ Temperatura acima de 39 °C

COMECE AQUI

Seu bebê tem menos de 6 meses? **SIM** → **POSSÍVEL CAUSA** Febre em bebês abaixo de 6 meses é incomum e pode indicar uma doença séria. **URGENTE: Procure orientação médica imediatamente.** Ver também *Abaixar a febre* (p. 29).

Seu bebê está com alguma erupção na pele? **SIM** → Ver *Dermatite com febre* (p. 50).

Seu bebê chora e puxa uma orelha ou acorda gritando? **SIM** → **POSSÍVEL CAUSA** *Otite interna* (ver p. 139).

O ritmo respiratório de seu bebê está mais rápido do que o normal (ver *Ritmo respiratório*, na p. 70)? **SIM** → **POSSÍVEIS CAUSAS** *Pneumonia* (ver p. 157) ou *bronquiolite* (ver p. 158). **URGENTE: Procure orientação médica imediatamente.**

FEBRE (CRIANÇAS ATÉ 1 ANO) ★

Seu bebê tem tosse ou coriza? → **SIM** → **POSSÍVEIS CAUSAS** *Resfriado* (ver p. 152) ou, possivelmente, *gripe (influenza)* (ver p. 154), ou, mais raramente, *sarampo* (ver p. 106).

↓ NÃO

Seu bebê apresenta um dos seguintes sintomas: vômito sem diarreia, sonolência anormal, irritabilidade incomum? → **SIM** → **POSSÍVEIS CAUSAS** *Meningite* (ver p. 102) ou *infecção do sistema urinário* (ver p. 178).
URGENTE: Procure orientação médica imediatamente.

↓ NÃO

Seu bebê rejeita comida sólida? → **SIM** → **POSSÍVEL CAUSA** *Infecção de garganta* (ver p. 147).

↓ NÃO

Seu bebê sofre de vômito com diarreia? → **SIM** → **POSSÍVEL CAUSA** *Gastroenterite* (ver p. 168).

↓ NÃO

Seu bebê está com muita roupa ou o recinto está muito quente? → **SIM** → **POSSÍVEL CAUSA** Seu bebê pode estar superaquecido.
MEDIDA DOMÉSTICA Geralmente, os bebês não precisam usar mais roupas do que os adultos no mesmo ambiente. Se você acha que seu bebê pode estar superaquecido, tire alguma peça da roupa e abaixe a temperatura do recinto. Se a temperatura dele não se normalizar dentro de uma hora ou se ele apresentar algum sinal de perigo (ver página anterior), procure ajuda médica.

↓ NÃO

Se você não puder identificar o problema de seu bebê com a ajuda desta lista ou se estiver preocupado com ele, procure orientação médica.

★ LISTAS DE SINTOMAS

Febre (crianças acima de 1 ano)

Febre (temperatura acima de 38 °C) é geralmente sinal de uma infecção. Se seu filho parece não estar bem, tire sua temperatura.

> ### Sinais de perigo
> Chame uma ambulância se seu filho tiver um dos seguintes sintomas:
> ★ Dificuldade para respirar
> ★ Sonolência anormal
> ★ Pele sarapintada ou azulada, inclusive lábios

COMECE AQUI

Seu filho está com alguma erupção na pele? **SIM** → Ver *Dermatite com febre* (p. 50).

 NÃO

Seu filho parece não estar bem e também tem algum dos seguintes sintomas: pescoço duro, dor de cabeça, sonolência anormal, irritabilidade incomum, dor nos braços ou nas pernas, mãos ou pés frios? **SIM** → **POSSÍVEL CAUSA** *Meningite* (ver p. 102). **EMERGÊNCIA: Chame uma ambulância.**

 NÃO

Seu filho rejeita comida sólida ou sua garganta está inflamada? **SIM** → **POSSÍVEL CAUSA** *Infecção de garganta* (ver p. 147).

 NÃO

Seu filho tem tosse ou coriza?  **SIM**

 NÃO

Seu filho tem um inchaço em um lado de sua face? **SIM** → **POSSÍVEIS CAUSAS** *Caxumba* (ver p. 108) ou *abscesso dentário* (ver p. 161).

 NÃO

FEBRE (CRIANÇAS ACIMA DE 1 ANO) ★

A respiração de seu filho está incomumente ruidosa?

SIM → **POSSÍVEIS CAUSAS** *Crupe viral (laringotraqueobronquite)* (ver p. 155) ou *bronquite* (ver p. 156).
URGENTE: Procure orientação médica imediatamente.

NÃO ↓

A respiração de seu filho está incomumente rápida?

SIM → **POSSÍVEL CAUSA** *Pneumonia* (ver p. 157).
URGENTE: Procure orientação médica imediatamente.

NÃO ↓

POSSÍVEIS CAUSAS *Resfriado* (ver p. 152) ou *gripe (influenza)* (ver p. 154).

Seu filho precisa urinar mais do que normalmente ou se queixa de dor ou uma sensação ardente ao urinar?

SIM → **POSSÍVEL CAUSA** *Infecção do sistema urinário* (ver p. 178).

NÃO ↓

Seu filho sofre de vômito com ou sem diarreia?

SIM → **POSSÍVEL CAUSA** *Gastroenterite* (ver p. 168).

NÃO ↓

Seu filho está com dor na orelha ou puxa uma orelha ou, à noite, acorda gritando?

SIM → **POSSÍVEL CAUSA** *Otite interna* (ver p. 139).

NÃO ↓

Seu filho ficou muito tempo no sol ou por várias horas em um espaço quente?

SIM → **POSSÍVEL CAUSA** Seu filho pode estar superaquecido.
MEDIDA DOMÉSTICA Siga as orientações para *abaixar a febre* (ver p. 29). Se a temperatura de seu filho não abaixar dentro de uma hora, procure orientação médica imediatamente.

NÃO ↓

Se você não puder identificar o problema de seu filho com a ajuda desta lista ou se estiver preocupado com ele, procure orientação médica.

★ LISTAS DE SINTOMAS

Diarreia
(crianças até 1 ano)

Diarreia é a passagem de fezes líquidas mais vezes do que normal. Contudo, bebês que são alimentados exclusivamente com leite materno têm fezes semifluidas, que não são sinal de diarreia. Um bebê com diarreia precisa receber muito líquido para evitar a desidratação.

Sinais de perigo

Chame uma ambulância se seu bebê tiver um dos seguintes sintomas:

★ Sonolência ou irritabilidade anormais

Procure orientação médica imediatamente se seu bebê tiver um dos seguintes sintomas:

★ Rejeitar líquidos
★ Vômito persistente
★ Olhos afundados
★ Urinar pouco ou nada

COMECE AQUI

Seu bebê tem febre? **SIM** → **POSSÍVEL CAUSA** *Gastroenterite* (ver p. 168).

 NÃO

A diarreia já dura duas semanas ou mais? **SIM** → **POSSÍVEIS CAUSAS** *Intolerância alimentar* (ver p. 163) é a causa mais provável de diarreia persistente em crianças pequenas. Outras possíveis causas incluem *alergia alimentar* (ver p. 164), *giardíase* (ver p. 170), *doença celíaca* (ver p. 166) e *fibrose cística* (ver p. 204), mas estas são muito menos comuns.

 NÃO

Seu bebê teve nos últimos dias um dos seguintes sintomas: vômito, pouco apetite, letargia? **SIM** → **POSSÍVEL CAUSA** *Gastroenterite* (ver p. 168).

 NÃO

Você tem dado a seu bebê um medicamento receitado para algum outro problema? **SIM** → **POSSÍVEL CAUSA** Efeito colateral do medicamento. **Procure orientação médica** e pergunte se o medicamento pode estar causando os sintomas e se você deve parar de ministrá-lo.

DIARREIA (CRIANÇAS ATÉ 1 ANO) ★

NÃO

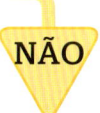

Você tem incluído na alimentação de seu bebê mais sucos ou polpas de fruta do que o habitual?

SIM → **POSSÍVEL CAUSA** Em grandes quantidades, o açúcar de sucos ou polpas de fruta pode causar diarreia.
MEDIDA DOMÉSTICA Sempre misture sucos de fruta com pelo menos a mesma quantidade de água fervida esfriada ou tente dar a seu bebê água fervida esfriada em vez de suco. Não lhe dê polpa de fruta.

NÃO

Nas últimas 24 horas, você introduziu na alimentação de seu bebê um alimento novo?

SIM → **POSSÍVEL CAUSA** Novos alimentos podem causar diarreia, mas geralmente apenas por pouco tempo.
Procure orientação médica se a diarreia de seu bebê persistir ou parecer estar associada a alguma comida específica.
MEDIDA DOMÉSTICA Se você conseguir identificar o alimento que está causando a diarreia, não o ofereça mais até conversar com um médico.

NÃO

POSSÍVEIS CAUSAS *Gastroenterite* branda (ver p. 168), *intolerância alimentar* (ver p. 163) ou *alergia alimentar* (ver p. 164).

Prevenir a desidratação

Um bebê desidratado não tem líquido suficiente em seu corpo, e isso pode ter efeitos sérios. A desidratação pode ocorrer quando um bebê está com diarreia, vômito persistente ou febre. Se seu bebê tiver um desses sintomas, você precisa dar-lhe mais de beber para compensar o líquido perdido.

★ Você pode tentar dar soro caseiro. Enquanto seu bebê tiver os sintomas, faça-o beber pequenas quantidades da solução a cada duas, três horas.
★ Se você estiver amamentando, continue a amamentação.
★ Se, além da diarreia, seu filho estiver também vomitando, dê-lhe pequenas quantidades de líquido regularmente, por exemplo, 5 mℓ a cada 5 minutos. Se ele tolerar essas doses, você pode aumentar o tempo e o volume, por exemplo, 10 mℓ a cada 10 minutos, depois 15 mℓ a cada 15 minutos, e assim por diante. Usar uma seringa para dar quantidades muito pequenas de líquido pode ser mais fácil.
★ Se seu filho tiver febre, trate-a também.

★ LISTAS DE SINTOMAS

Diarreia
(crianças acima de 1 ano)

Fezes mais líquidas são geralmente causadas por infecção e costumam durar somente alguns dias. Se seu filho beber muito líquido enquanto estiver com diarreia, não deve haver outros problemas. Se a diarreia voltar ou persistir por mais de uma semana, procure orientação médica.

Sinais de perigo

Chame uma ambulância se seu filho tiver um dos seguintes sintomas:
★ Sonolência anormal

Procure orientação médica imediatamente se seu filho tiver um dos seguintes sintomas:
★ Dores abdominais severas
★ Vômito persistente, inclusive de líquidos tomados
★ Rejeitar líquidos por seis horas
★ Olhos afundados
★ Ficar sem urinar por mais de seis horas durante o dia

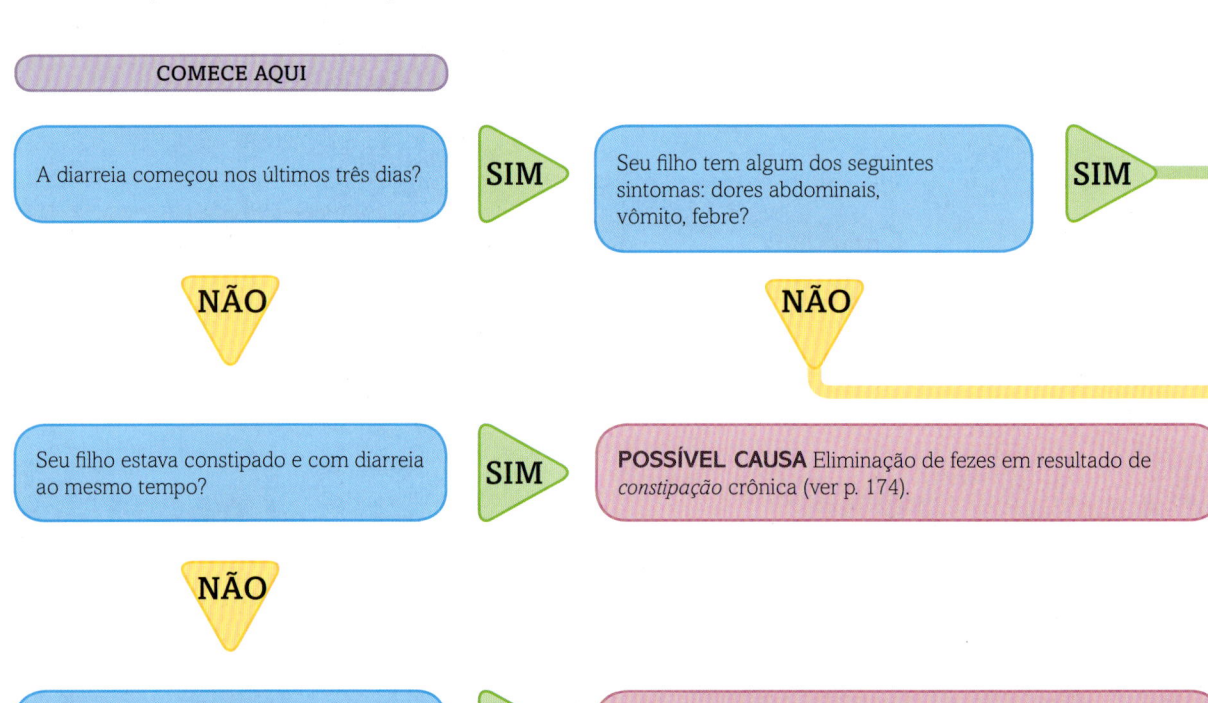

COMECE AQUI

A diarreia começou nos últimos três dias? → **SIM** → Seu filho tem algum dos seguintes sintomas: dores abdominais, vômito, febre? → **SIM**

↓ **NÃO** ↓ **NÃO**

Seu filho estava constipado e com diarreia ao mesmo tempo? → **SIM** → **POSSÍVEL CAUSA** Eliminação de fezes em resultado de *constipação* crônica (ver p. 174).

↓ **NÃO**

Seu filho tem tomado algum medicamento? → **SIM** → **POSSÍVEL CAUSA** A diarreia pode ser um efeito colateral do medicamento que está tomando.
Procure orientação médica e pergunte se o medicamento pode estar causando os sintomas e se você deve parar de ministrá-lo.

↓ **NÃO**

DIARREIA (CRIANÇAS ACIMA DE 1 ANO) ★

POSSÍVEL CAUSA *Gastroenterite* (ver p. 168).

A diarreia começou logo antes de um evento ou período emocionante ou estressante?

SIM → **POSSÍVEL CAUSA** Tensão ou estresse emocional. Provavelmente a diarreia desaparecerá logo. **Procure orientação médica** se a diarreia continuar ou se estiver angustiando seu filho.

NÃO → **POSSÍVEL CAUSA** *Gastroenterite* (ver p. 168).

POSSÍVEL CAUSA *Diarreia de criança pequena* (ver p. 176).

As fezes de seu filho contêm pedacinhos reconhecíveis de comida?

SIM → Seu filho tem menos de 3 anos? **SIM** → (Diarreia de criança pequena)

NÃO (da pergunta sobre idade) → **POSSÍVEIS CAUSAS** As causas mais prováveis de diarreia em crianças são *intolerância alimentar* (ver p. 163), *alergia alimentar* (ver p. 164) ou *giardíase* (ver p. 170). Outras possibilidades incluem *doença celíaca* (ver p. 166) e *fibrose cística* (ver p. 204), mas estas são muito menos comuns.

NÃO (da pergunta sobre pedacinhos de comida) → (mesmas possíveis causas acima)

39

★ LISTAS DE SINTOMAS

Vômito
(crianças até 1 ano)

Em bebês pequenos é importante não confundir vomitar – que pode indicar uma doença – com cuspir, que é a regurgitação normal de um pouco de leite. Contudo, um episódio isolado de vômito é comum em bebês e provavelmente não tem uma causa séria.

> ### Sinais de perigo
> Chame uma ambulância se seu bebê tiver um dos seguintes sintomas:
> ★ Sonolência ou irritabilidade anormais
>
> Procure orientação médica imediatamente se seu bebê tiver um dos seguintes sintomas:
> ★ Vômito persistente
> ★ Fontanela (moleira) ou olhos afundados
> ★ Urina escura e concentrada, em quantidades pequenas
> ★ Pele descascando
> ★ Vômito esverdeado

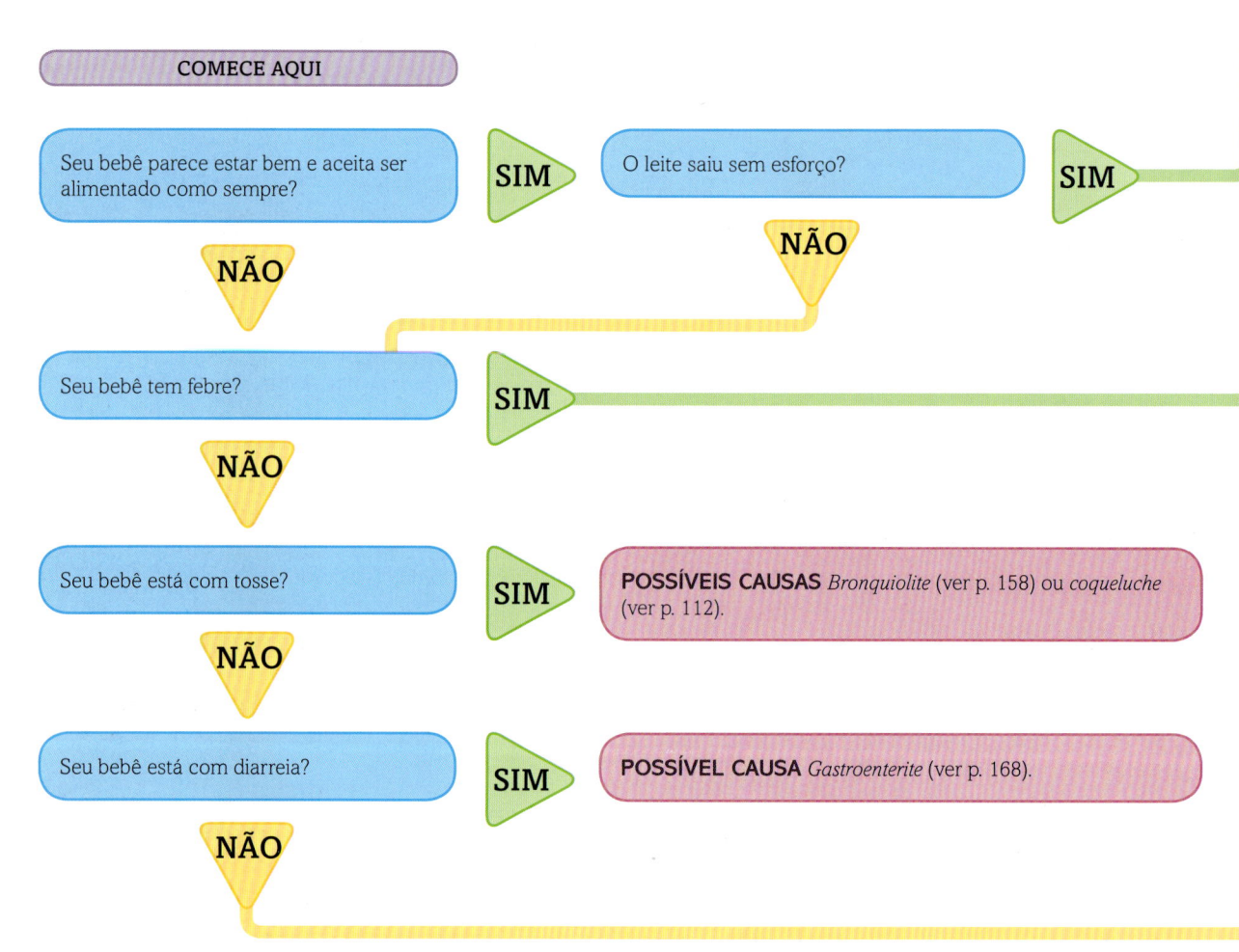

COMECE AQUI

- Seu bebê parece estar bem e aceita ser alimentado como sempre? — **SIM** → O leite saiu sem esforço? — **SIM** →
  - **NÃO** ↓
- Seu bebê tem febre? — **SIM** →
  - **NÃO** ↓
- Seu bebê está com tosse? — **SIM** → **POSSÍVEIS CAUSAS** *Bronquiolite* (ver p. 158) ou *coqueluche* (ver p. 112).
  - **NÃO** ↓
- Seu bebê está com diarreia? — **SIM** → **POSSÍVEL CAUSA** *Gastroenterite* (ver p. 168).
  - **NÃO** ↓

40

VÔMITO (CRIANÇAS ATÉ 1 ANO) ★

POSSÍVEIS CAUSAS Regurgitação (cospe leite, etc.) que pode ser decorrente de *gases (flatulência)* (ver p. 97) ou de *refluxo* (ver p. 96).

Seu bebê está anormalmente sonolento ou rejeita ser alimentado? — **SIM** → **POSSÍVEIS CAUSAS** *Roséola ou exantema súbito* (ver p. 110), *meningite* (ver p. 102) ou *infecção do sistema urinário* (ver p. 178). **URGENTE: Procure orientação médica imediatamente.**

NÃO

Seu filho apresenta dois ou mais dos seguintes sintomas: febre, dor ao urinar, dores abdominais, faz xixi na cama? — **SIM** → **POSSÍVEL CAUSA** *Infecção do sistema urinário* (ver p. 178).

NÃO

Seu bebê está com diarreia? — **SIM** → **POSSÍVEL CAUSA** *Gastroenterite* (ver p. 168). **URGENTE: Procure orientação médica imediatamente.**

NÃO

Seu bebê está com tosse? — **SIM** → **POSSÍVEIS CAUSAS** *Bronquiolite* (ver p. 158) ou *coqueluche* (ver p. 112).

NÃO

Ver *Febre (crianças até 1 ano)*, na p. 32.

O vômito de seu bebê é de cor esverdeada? — **SIM** → **POSSÍVEL CAUSA** *Obstrução intestinal* (ver p. 205). **EMERGÊNCIA: Chame uma ambulância.** Antes do atendimento médico, não dê nada de comer ou de beber à criança.

NÃO

Se seu bebê tiver vomitado uma só vez e fora disso parece bastante bem, ele provavelmente não está seriamente doente. Contudo, se ele vomitar repetidamente ou desenvolver quaisquer outros sintomas, procure orientação médica.

★ LISTAS DE SINTOMAS

Vômito
(crianças acima de 1 ano)

Em crianças, um episódio de vômito provavelmente não indica um problema sério. Vômito repetido é frequentemente causado por uma infecção no sistema digestivo, mas pode ser causado também por uma infecção em outra parte.

Sinais de perigo

Chame uma ambulância se seu filho tiver um dos seguintes sintomas:

★ Vômito esverdeado
★ Dor abdominal por seis horas
★ Manchas achatadas cor-de-rosa ou roxas que não desaparecem quando apertadas
★ Sonolência anormal

Procure orientação médica imediatamente se seu filho tiver um dos seguintes sintomas:

★ Vômito por doze horas
★ Rejeitar líquidos por seis horas
★ Olhos afundados
★ Pele descascando
★ Língua seca
★ Ficar sem urinar por mais de seis horas durante o dia

COMECE AQUI

Seu filho teve dor constante por seis horas? → **SIM** → **POSSÍVEL CAUSA** *Apendicite* (ver p. 172). **EMERGÊNCIA: Chame uma ambulância**. Antes do atendimento médico, não dê nada de comer ou de beber a seu filho.

↓ NÃO

O vômito é de cor esverdeada? → **SIM** → **POSSÍVEL CAUSA** *Obstrução intestinal* (ver p. 205). **EMERGÊNCIA: Chame uma ambulância**. Antes do atendimento médico, não dê nada de comer ou de beber à criança.

↓ NÃO

Seu filho está anormalmente sonolento? → **SIM** → **Seu filho sofreu alguma pancada na cabeça nos últimos dias?** → **SIM**

↓ NÃO (abaixo da segunda pergunta) NÃO

Seu filho está com as fezes pálidas e a urina incomumente escura? → **SIM** → **POSSÍVEL CAUSA** *Hepatite* (ver p. 168).

↓ NÃO

42

VÔMITO (CRIANÇAS ACIMA DE 1 ANO) ★

POSSÍVEL CAUSA *Ferimento de cabeça* (ver p. 186).
EMERGÊNCIA: Chame uma ambulância. Antes do atendimento médico, não dê nada de comer ou de beber a seu filho.

Seu bebê tem um dos seguintes sintomas: dor de cabeça, manchas achatadas cor-de-rosa ou roxas que não desaparecem quando apertadas? — **SIM** →
POSSÍVEL CAUSA *Meningite* (ver p. 102).
EMERGÊNCIA: Chame uma ambulância.

Seu bebê tem um dos seguintes sintomas: febre, dor ao urinar, dor abdominal, faz xixi na cama? — **SIM** →
POSSÍVEL CAUSA *Infecção do sistema urinário* (ver p. 178).

NÃO

O vômito é seguido por crises de tosse? — **SIM** →
POSSÍVEL CAUSA *Coqueluche* (ver p. 112).

NÃO

Seu filho estava muito agitado ou irritado antes de vomitar? — **SIM** →
POSSÍVEL CAUSA É comum que crianças vomitem quando estão agitadas ou antes de eventos estressantes. **Procure orientação médica** se o vômito persistir.

NÃO

O vômito ocorreu durante ou logo após uma viagem? — **SIM** →
POSSÍVEL CAUSA *Enjoo de viagem* (ver p. 167).

NÃO

Se você não puder identificar o problema de seu filho com a ajuda desta lista ou se estiver preocupado com ele, procure orientação médica.

★ LISTAS DE SINTOMAS

Problemas de pele (crianças até 1 ano)

Bebês pequenos têm uma pele muito sensível que pode facilmente ficar irritada. Erupções na pele limitadas à área da fralda são particularmente comuns. Se a inflamação ou irritação da pele estiver persistente ou acompanhada por outros sintomas, seu bebê deve ser examinado por um médico.

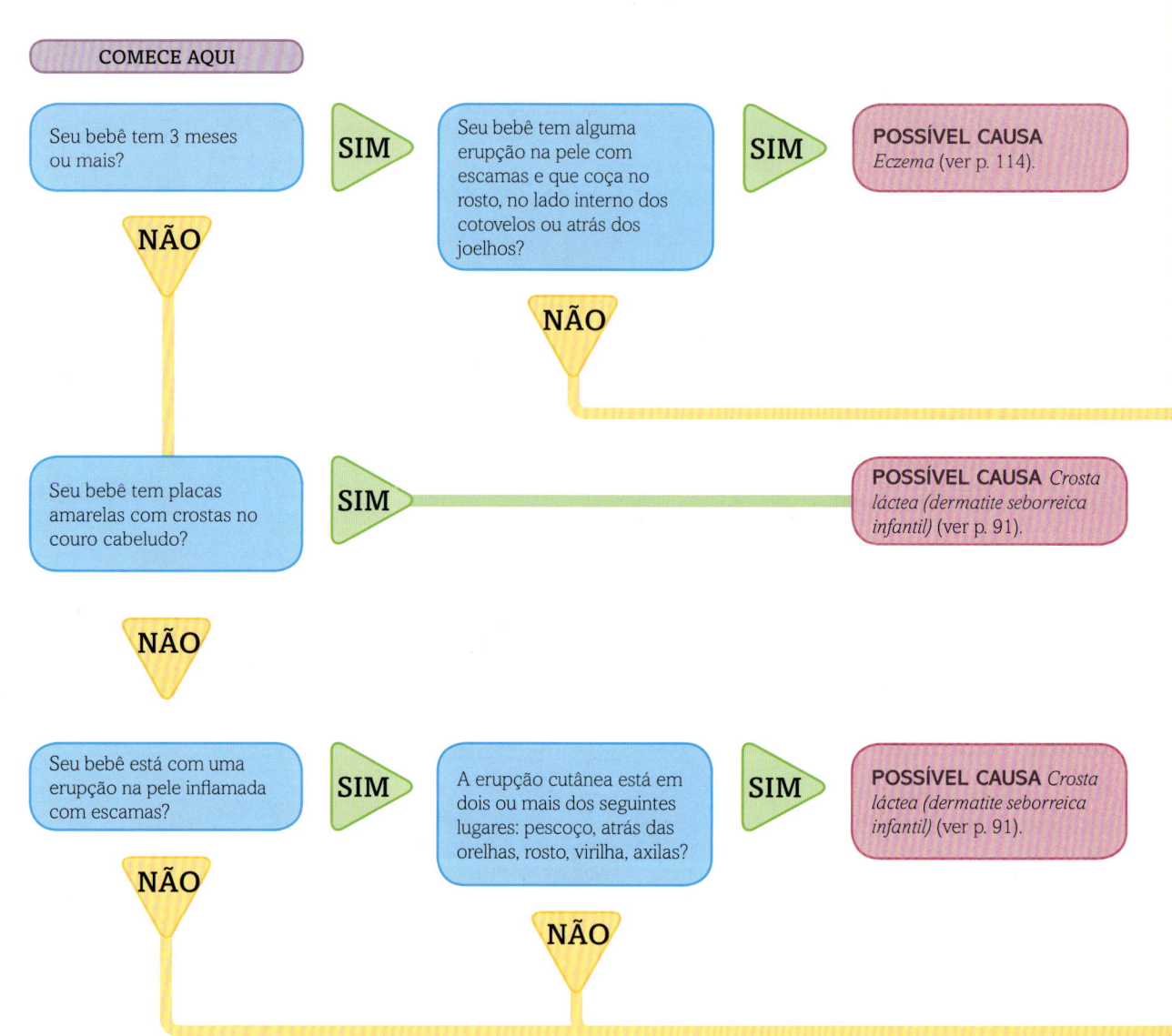

COMECE AQUI

Seu bebê tem 3 meses ou mais? — **SIM** → Seu bebê tem alguma erupção na pele com escamas e que coça no rosto, no lado interno dos cotovelos ou atrás dos joelhos? — **SIM** → **POSSÍVEL CAUSA** *Eczema* (ver p. 114).

NÃO ↓ (do primeiro bloco)

NÃO ↓ (da segunda pergunta)

Seu bebê tem placas amarelas com crostas no couro cabeludo? — **SIM** → **POSSÍVEL CAUSA** *Crosta láctea (dermatite seborreica infantil)* (ver p. 91).

NÃO ↓

Seu bebê está com uma erupção na pele inflamada com escamas? — **SIM** → A erupção cutânea está em dois ou mais dos seguintes lugares: pescoço, atrás das orelhas, rosto, virilha, axilas? — **SIM** → **POSSÍVEL CAUSA** *Crosta láctea (dermatite seborreica infantil)* (ver p. 91).

NÃO ↓

NÃO ↓

PROBLEMAS DE PELE (CRIANÇAS ATÉ 1 ANO)

- Seu bebê está com manchas inflamadas na área da fralda?
  - **SIM** → **POSSÍVEL CAUSA**: *Assadura (dermatite de fralda)* (ver p. 93).
  - **NÃO** ↓

- Seu bebê apresenta manchas ou marcas em alguma parte do corpo?
  - **SIM** → Seu bebê está bem e come normalmente?
    - **SIM** → Pequena irritação da pele. **Procure orientação médica** se a erupção na pele persistir por mais de um dia ou se seu bebê ficar com mal-estar geral.
    - **NÃO** → Seu bebê tem febre?
      - **SIM** → Ver *Dermatite com febre* (ver p. 50).
      - **NÃO** → Ver *Manchas e Dermatites* (p. 46).
  - **NÃO** → Se você não puder identificar o problema de seu bebê com a ajuda desta lista ou se estiver preocupado com ele, procure orientação médica.

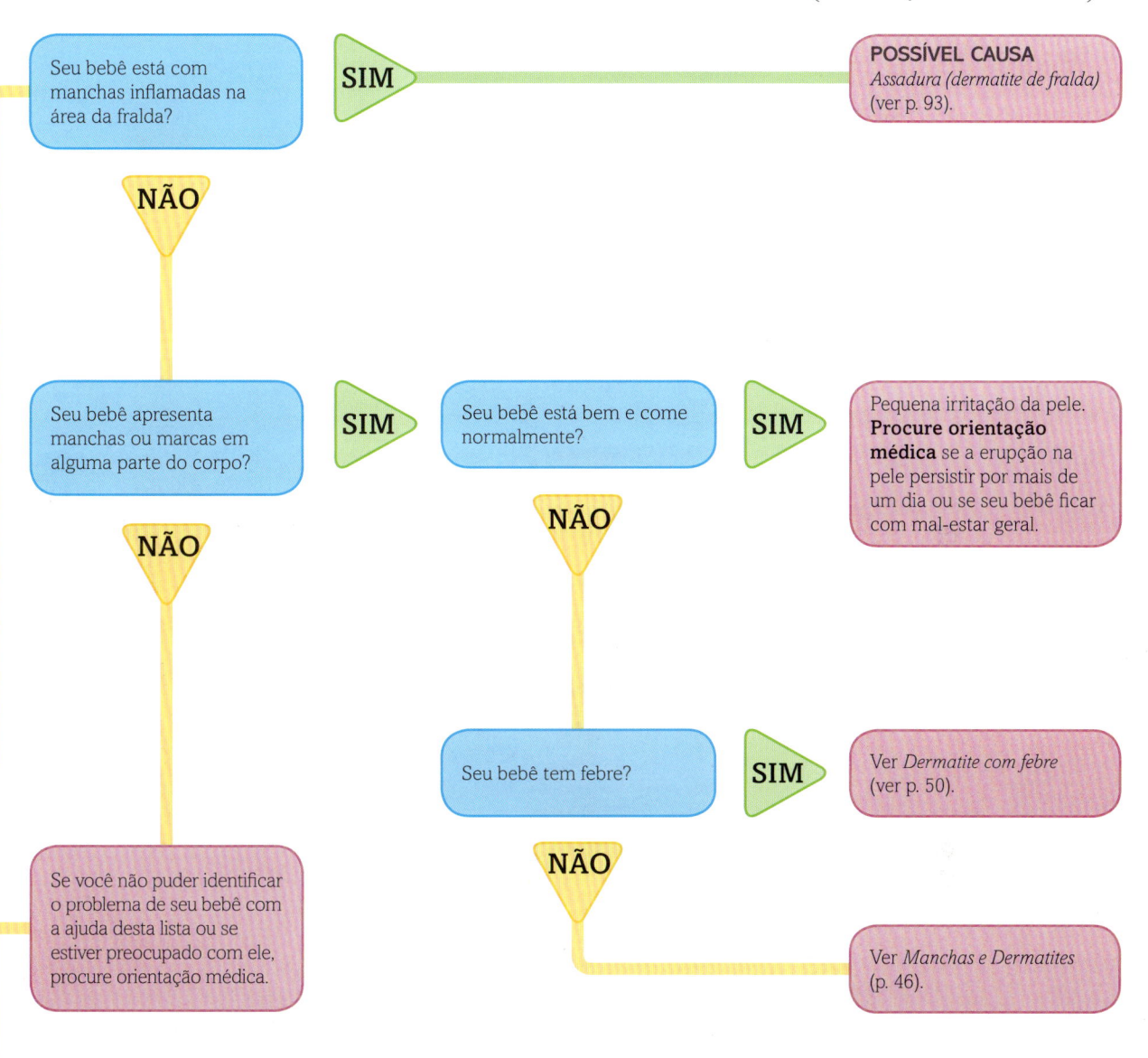

Aliviar coceira

Se seu bebê estiver com a pele irritada, tente evitar que ele a coce, já que isso pode causar infecção. Mantenha as unhas dele curtas.

Se a pele de seu filho estiver seca, o que muitas vezes é a causa da coceira, as medidas abaixo podem ajudar.

★ Evite sabonetes, pois podem ressecar a pele e causar irritação e coceira. Para limpar a pele de seu bebê, experimente substitutos, por exemplo um creme receitado por um pediatra ou por um dermatologista.

★ Não adicione espuma ou óleo à água do banho de seu filho, pois também ressecam. Consulte um médico para saber das opções que podem formar uma camada protetora da pele.

★ Se a pele de seu filho estiver muito seca, a coceira pode ficar mais severa. Procure deixar a pele bem hidratada, aplicando regularmente creme, loção ou pomada emoliente.

★ LISTAS DE SINTOMAS

Manchas e dermatites

A maioria delas se deve a uma infecção ou reação alérgica. Provavelmente não será nada sério se, à parte disso, seu filho estiver bem. Se a pele estiver muito irritada ou dolorida, ou se seu filho estiver estressado, leve-o ao médico.

Sinais de perigo

Chame uma ambulância se seu filho tiver um dos seguintes sintomas:
★ Inchaço no rosto ou na boca
★ Respiração ruidosa ou difícil
★ Dificuldade de engolir
★ Sonolência anormal
★ Manchas achatadas cor-de-rosa ou roxas que não desapareçam quando apertadas

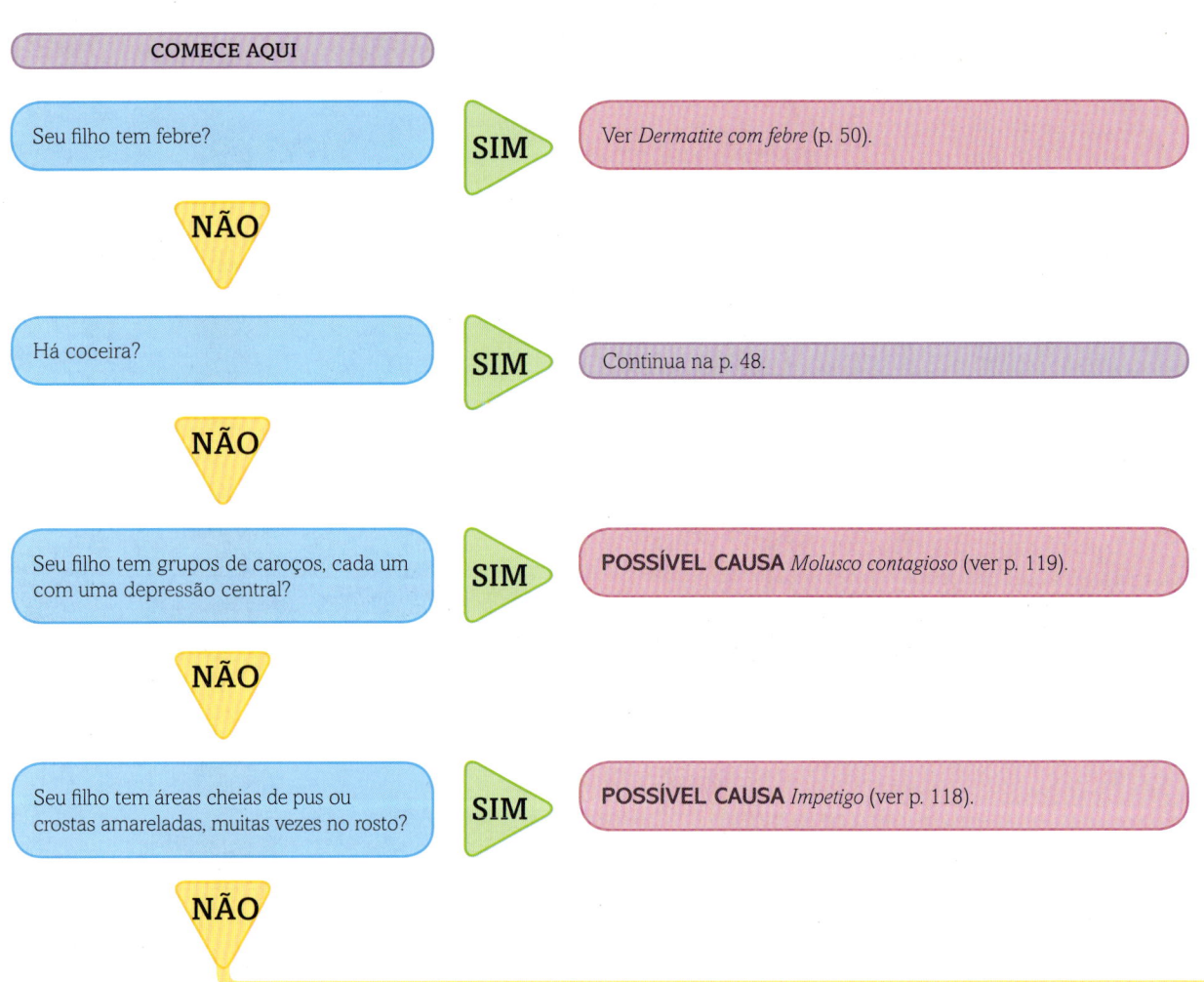

COMECE AQUI

Seu filho tem febre? — **SIM** → Ver *Dermatite com febre* (p. 50).

NÃO

Há coceira? — **SIM** → Continua na p. 48.

NÃO

Seu filho tem grupos de caroços, cada um com uma depressão central? — **SIM** → **POSSÍVEL CAUSA** *Molusco contagioso* (ver p. 119).

NÃO

Seu filho tem áreas cheias de pus ou crostas amareladas, muitas vezes no rosto? — **SIM** → **POSSÍVEL CAUSA** *Impetigo* (ver p. 118).

NÃO

MANCHAS E DERMATITES ★

Seu filho tem um ou mais caroços firmes e ásperos? → **SIM** → **POSSÍVEL CAUSA** *Verruga* (ver p. 120).

NÃO ↓

Seu filho tem um caroço dolorido vermelho, eventualmente com um pico amarelo? → **SIM** → **POSSÍVEL CAUSA** *Furúnculo* (ver p. 117).

NÃO ↓

Seu filho está com manchas pequenas vermelhas e irritadas ou bolhas cheias de líquido? → **SIM** → **POSSÍVEL CAUSA** Brotoeja.
MEDIDA DOMÉSTICA Leve seu filho a um lugar menos quente e/ou tire alguma peça de sua roupa.

NÃO ↓

Você está dando algum medicamento a seu filho? → **SIM** → **POSSÍVEL CAUSA** Reação à medicação.
URGENTE: Procure orientação médica imediatamente e pergunte se o medicamento pode estar causando os sintomas e se você deve parar de ministrá-lo.

NÃO ↓

Se você não puder identificar o problema de seu filho com a ajuda desta lista ou se estiver preocupado com ele, procure orientação médica.

★ LISTAS DE SINTOMAS

Continuação da p. 46

Seu filho está com a pele vermelha e inflamada, talvez com bolhas ou secreção, principalmente no rosto e em torno das juntas? — **SIM** → **POSSÍVEL CAUSA** *Eczema* (ver p. 114).

NÃO

Seu filho está com a pele vermelha e inflamada, com extremidades claramente definidas e com escamas? — **SIM** → **POSSÍVEIS CAUSAS** *Micose* (ver p. 121) ou *psoríase* (ver p. 116).

NÃO

Seu filho está com manchas pequenas e inflamadas em uma área? — **SIM** → **POSSÍVEL CAUSA** Picadas de insetos (ver *Picada de inseto*, na p. 126), possivelmente de mosquitos ou pulgas (de cães e gatos).

NÃO

Seu filho apresenta manchas vermelhas levemente elevadas e brilhantes? — **SIM**

NÃO

48

MANCHAS E DERMATITES ★

Reações alérgicas

Em uma reação alérgica, o sistema imunológico do corpo reage inapropriadamente a uma substância, causando uma série de sintomas diferentes, um dos quais pode ser uma erupção cutânea (dermatite). A primeira reação alérgica a uma substância pode ser amena, mas a exposição repetida pode causar reações cada vez mais graves.

★ Substâncias que podem produzir uma reação alérgica em pessoas suscetíveis incluem certos alimentos, como amendoim e partículas do ar, como pólen, veneno de uma picada, medicamentos e produtos químicos.

★ Sintomas de uma reação alérgica são muito diversificados e podem incluir: erupção cutânea (dermatite); náusea e vômito; diarreia; inchaço; olhos irritados e lacrimejando.

★ Em alguns casos, pode se desenvolver uma reação muito severa, capaz de colocar a vida em risco, chamada de choque anafilático. Sintomas do choque anafilático incluem: inchaço de boca, lábios, língua e garganta; aumento da frequência cardíaca; dificuldade de respiração ou respiração curta, como arquejar; sensação de ansiedade. Se seu filho desenvolver um desses sintomas, chame uma ambulância imediatamente para que ele possa receber cuidados médicos.

O rosto ou a boca de seu filho estão inchados?

SIM → **POSSÍVEL CAUSA** Reação alérgica, que pode ser causada por uma picada de inseto, amendoim ou outros fatores, e que pode levar a um *choque anafilático* (ver p. 218).
EMERGÊNCIA: Chame uma ambulância.

NÃO → **POSSÍVEL CAUSA** *Urticária* (ver p. 127).

Você está dando algum medicamento a seu filho?

SIM → **POSSÍVEL CAUSA** Reação à medicação.
URGENTE: Procure orientação médica imediatamente e pergunte se o medicamento pode estar causando os sintomas e se você deve parar de ministrá-lo.

NÃO → Se você não puder identificar o problema de seu filho com a ajuda desta lista ou se estiver preocupado com ele, procure orientação médica.

★ LISTAS DE SINTOMAS

Dermatite com febre

A combinação de erupção cutânea (dermatite) e febre é geralmente causada por uma doença infecciosa. A maioria dessas doenças melhora rapidamente sem tratamento especial, mas procure um médico para um diagnóstico.

Sinais de perigo

Chame uma ambulância se seu filho tiver um dos seguintes sintomas:

★ Manchas achatadas cor-de-rosa ou roxas que não desapareçam quando apertadas

★ Sonolência ou irritabilidade anormais

★ Crises/acessos

★ Respiração anormalmente rápida, ruidosa ou difícil

★ Pele sarapintada ou azulada

Procure assistência médica imediatamente se seu filho tiver um dos seguintes sintomas:

★ Temperatura de 40 °C ou mais

★ Forte dor de cabeça

★ Rejeitar líquidos por seis horas

COMECE AQUI

A erupção na pele de seu filho consiste em manchas achatadas que não desapareçam quando apertadas? — **SIM** → **POSSÍVEIS CAUSAS** Infecção generalizada (septicemia) devido a uma bactéria que causa *meningite* (ver p. 102). **EMERGÊNCIA: Chame uma ambulância**.

NÃO

A erupção cutânea (dermatite) é suave e vermelha ou de manchas elevadas vermelhas que desvanecem quando apertadas? — **SIM**

NÃO

Há grupos de manchas irritadas que criam bolhas e secam em crostas? — **SIM** → **POSSÍVEL CAUSA** *Catapora* (varicela) (ver p. 104).

NÃO

A erupção na pele consiste em manchas achatadas cor-de-rosa que começam no rosto ou no tronco? — **SIM**

NÃO

DERMATITE COM FEBRE ★

Antes do surgimento da erupção cutânea (dermatite), seu filho teve também um desses sintomas: coriza, tosse, olhos vermelhos?

→ **SIM**: **POSSÍVEIS CAUSAS** *Sarampo* (ver p. 106) ou, mais raro, *síndrome de Kawasaki* (ver p. 206).

↓ **NÃO**

Seu filho tem dor de garganta e/ou vômito?

→ **SIM**: **POSSÍVEL CAUSA** *Escarlatina* (ver p. 103).

↓ **NÃO**

Seu filho tomou algum medicamento durante a última semana?

→ **SIM**: **POSSÍVEL CAUSA** Reação à medicação. **URGENTE: Procure orientação médica imediatamente** e pergunte se o medicamento pode estar causando os sintomas e se você deve parar de ministrá-lo.

↓ **NÃO**

Se você não puder identificar o problema de seu filho com a ajuda desta lista ou se estiver preocupado com ele, procure orientação médica.

A temperatura de seu filho foi de 38 °C ou mais, três ou quatro dias antes do surgimento da erupção cutânea (dermatite)?

→ **SIM**: **POSSÍVEL CAUSA** *Roséola ou exantema súbito* (ver p. 110).

↓ **NÃO**

POSSÍVEL CAUSA *Rubéola* (ver p. 107).

A erupção na pele de seu filho é vermelha e brilhante e está limitada às bochechas?

→ **SIM**: **POSSÍVEL CAUSA** *Eritema infeccioso (quinta doença)* (ver p. 110).

↓ **NÃO**

Se você não puder identificar o problema de seu filho com a ajuda desta lista ou se estiver preocupado com ele, procure orientação médica.

★ LISTAS DE SINTOMAS

Coceira

O corpo inteiro de seu filho ou só uma área pode estar afetada por coceira. As causas de coceira são variadas e vão desde reações alérgicas a infestações por parasitas. Coceira intensa pode ser uma grande aflição, e coçar a pele pode causar infecção. Portanto, o tratamento imediato de qualquer problema aqui relatado é essencial.

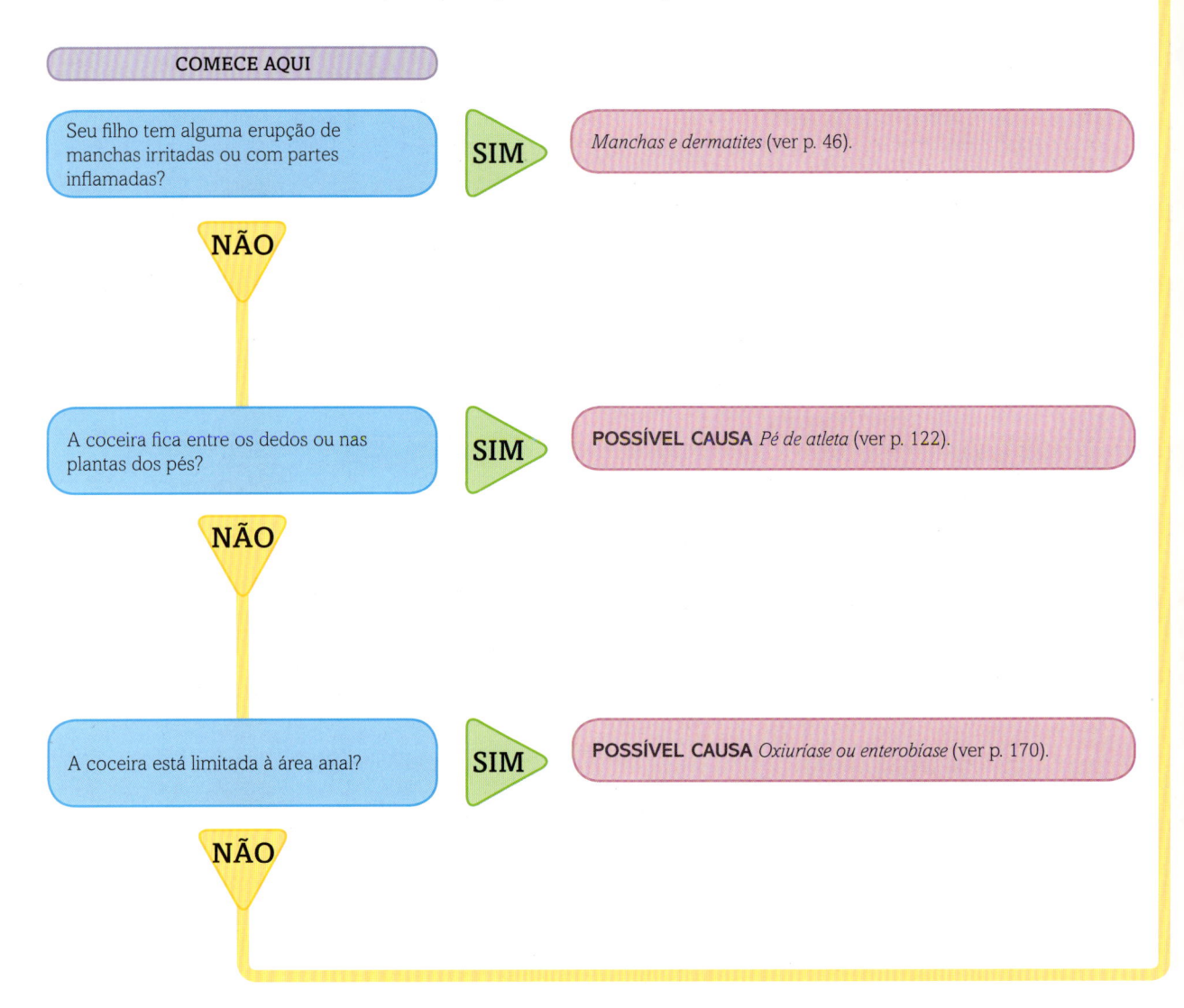

COMECE AQUI

Seu filho tem alguma erupção de manchas irritadas ou com partes inflamadas? — **SIM** → *Manchas e dermatites* (ver p. 46).

NÃO ↓

A coceira fica entre os dedos ou nas plantas dos pés? — **SIM** → **POSSÍVEL CAUSA** *Pé de atleta* (ver p. 122).

NÃO ↓

A coceira está limitada à área anal? — **SIM** → **POSSÍVEL CAUSA** *Oxiuríase ou enterobíase* (ver p. 170).

NÃO ↓

COCEIRA ★

A coceira está limitada ao couro cabeludo?

— SIM → **A coceira melhora por alguns dias depois de lavar bem a cabeça?**
  - SIM → **POSSÍVEL CAUSA** Caspas. **MEDIDA DOMÉSTICA** Tente lavar a cabeça de seu filho com xampu anticaspa (veja se não há alguma restrição para a idade). Se os sintomas não melhorarem dentro de duas semanas, procure orientação médica.
  - NÃO → **POSSÍVEL CAUSA** Piolho (ver p.124).

— NÃO ↓

A coceira está limitada à área genital (em meninas)?

— SIM → **Sua filha tem corrimento vaginal?**
  - SIM → **POSSÍVEL CAUSA** Inflamação ou infecção da vagina (ver *Problemas vulvovaginais*, na p. 182).
  - NÃO → **POSSÍVEIS CAUSAS** Inflamação ou infecção da vagina (ver *Problemas vulvovaginais*, na p. 182) ou *oxiuríase ou enterobíase* (ver p. 170).

— NÃO ↓

A coceira afeta uma grande área do corpo?

— SIM → **Seu filho usou roupa sintética ou de lã diretamente na pele?**
  - SIM → **POSSÍVEL CAUSA** Pele sensível. **MEDIDA DOMÉSTICA** Use sabão para pele delicada ou sensível. Vista seu filho com tecidos de algodão.
  - NÃO → Se você não puder identificar o problema de seu filho com a ajuda desta lista ou se estiver preocupado com ele, procure orientação médica.

— NÃO ↓

Há pequenas linhas entre os dedos de seu filho ou em seus pulsos, palmas da mão ou plantas do pé?

— SIM → **POSSÍVEL CAUSA** Sarna (ver p. 124).

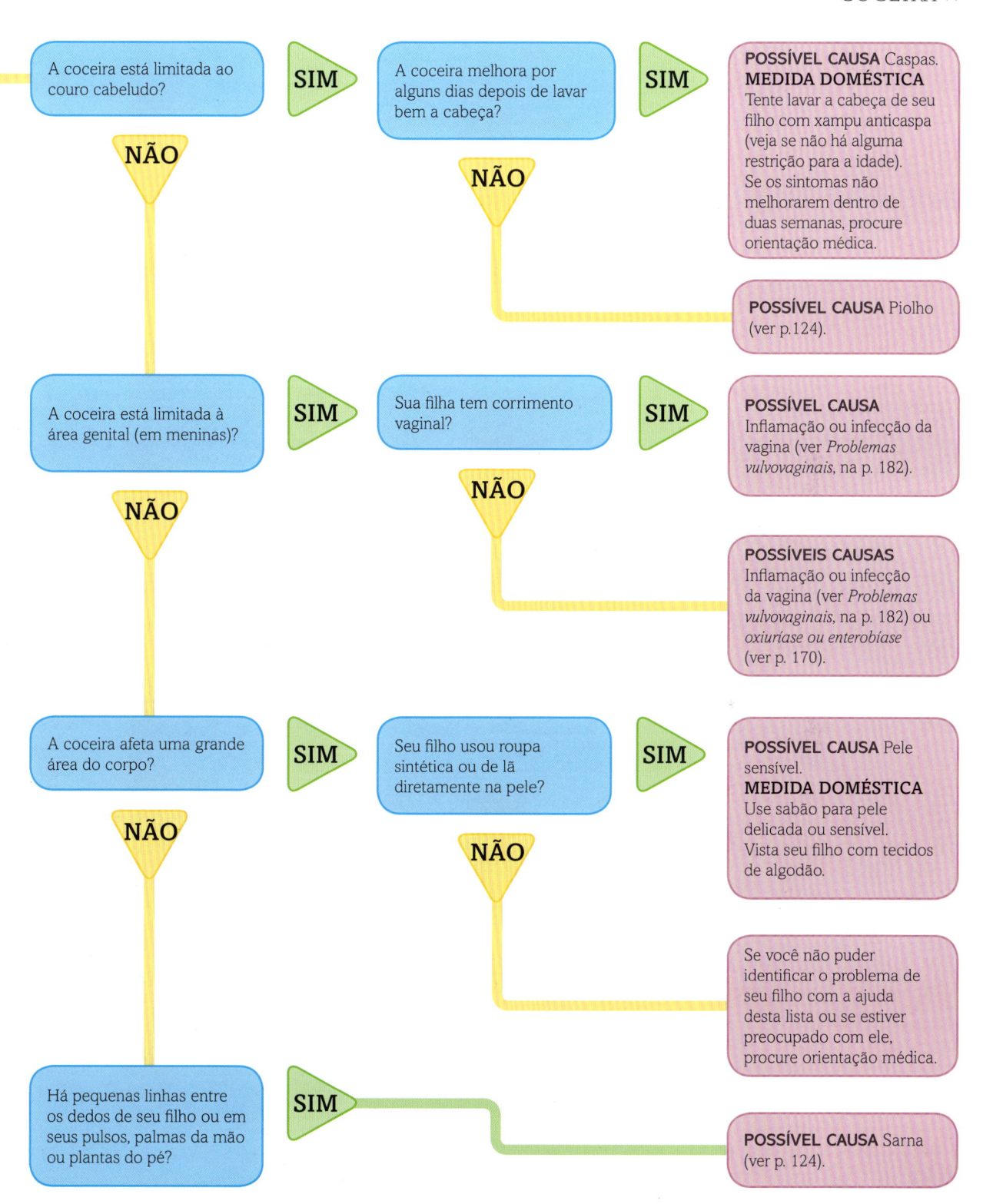

53

★ LISTAS DE SINTOMAS

Caroços e inchaços

Caroços e inchaços ocorrem na superfície da pele ou logo abaixo dela. Inchaços podem ser glândulas linfáticas que incharam para combater uma infecção. Ferimentos e picadas também podem causar caroços e inchaços. Cada caroço que persiste deve ser examinado por um médico.

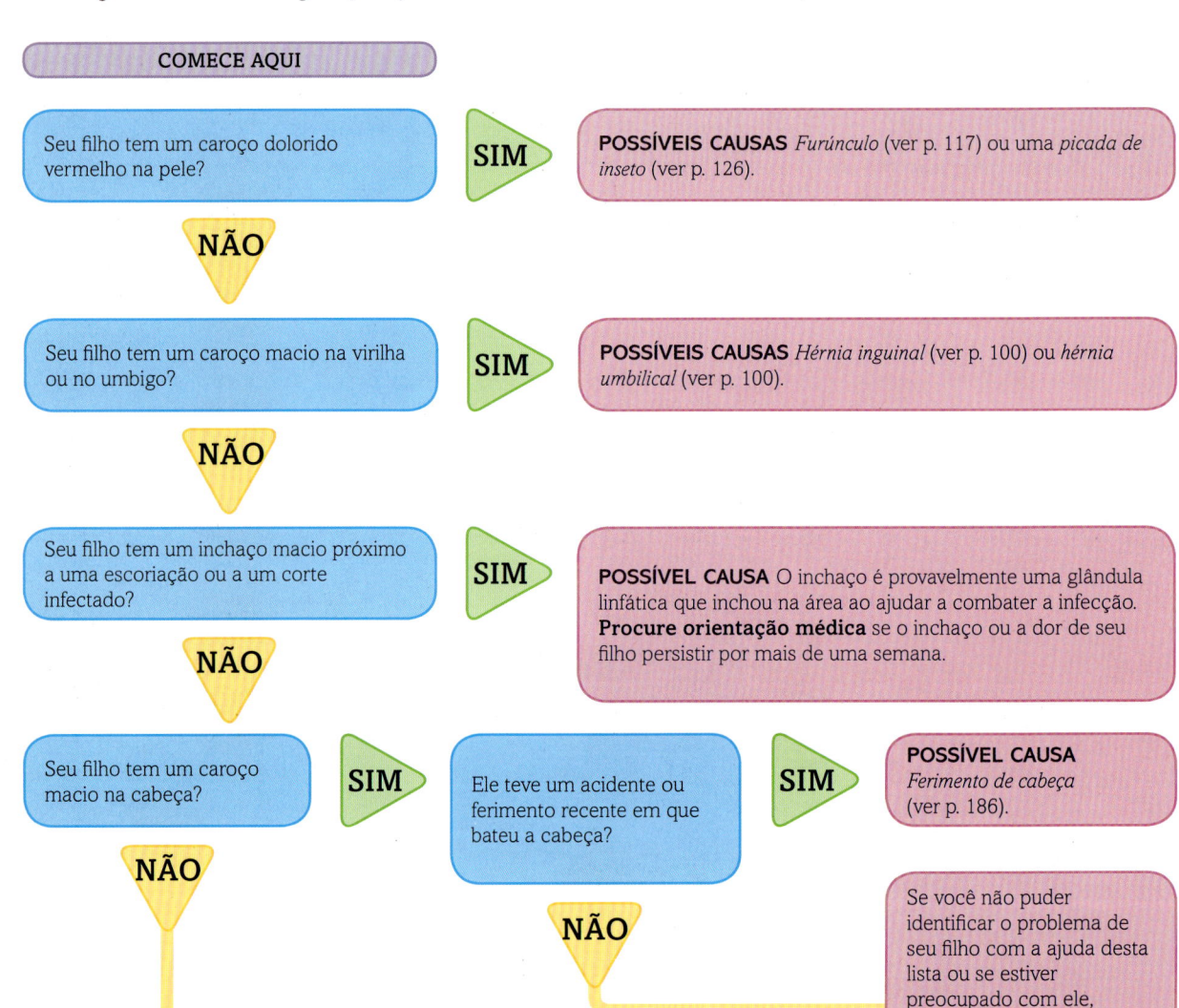

COMECE AQUI

Seu filho tem um caroço dolorido vermelho na pele? → **SIM** → **POSSÍVEIS CAUSAS** *Furúnculo* (ver p. 117) ou uma *picada de inseto* (ver p. 126).

NÃO

Seu filho tem um caroço macio na virilha ou no umbigo? → **SIM** → **POSSÍVEIS CAUSAS** *Hérnia inguinal* (ver p. 100) ou *hérnia umbilical* (ver p. 100).

NÃO

Seu filho tem um inchaço macio próximo a uma escoriação ou a um corte infectado? → **SIM** → **POSSÍVEL CAUSA** O inchaço é provavelmente uma glândula linfática que inchou na área ao ajudar a combater a infecção. **Procure orientação médica** se o inchaço ou a dor de seu filho persistir por mais de uma semana.

NÃO

Seu filho tem um caroço macio na cabeça? → **SIM** → Ele teve um acidente ou ferimento recente em que bateu a cabeça? → **SIM** → **POSSÍVEL CAUSA** *Ferimento de cabeça* (ver p. 186).

NÃO ← **NÃO**

Se você não puder identificar o problema de seu filho com a ajuda desta lista ou se estiver preocupado com ele, procure orientação médica.

CAROÇOS E INCHAÇOS ★

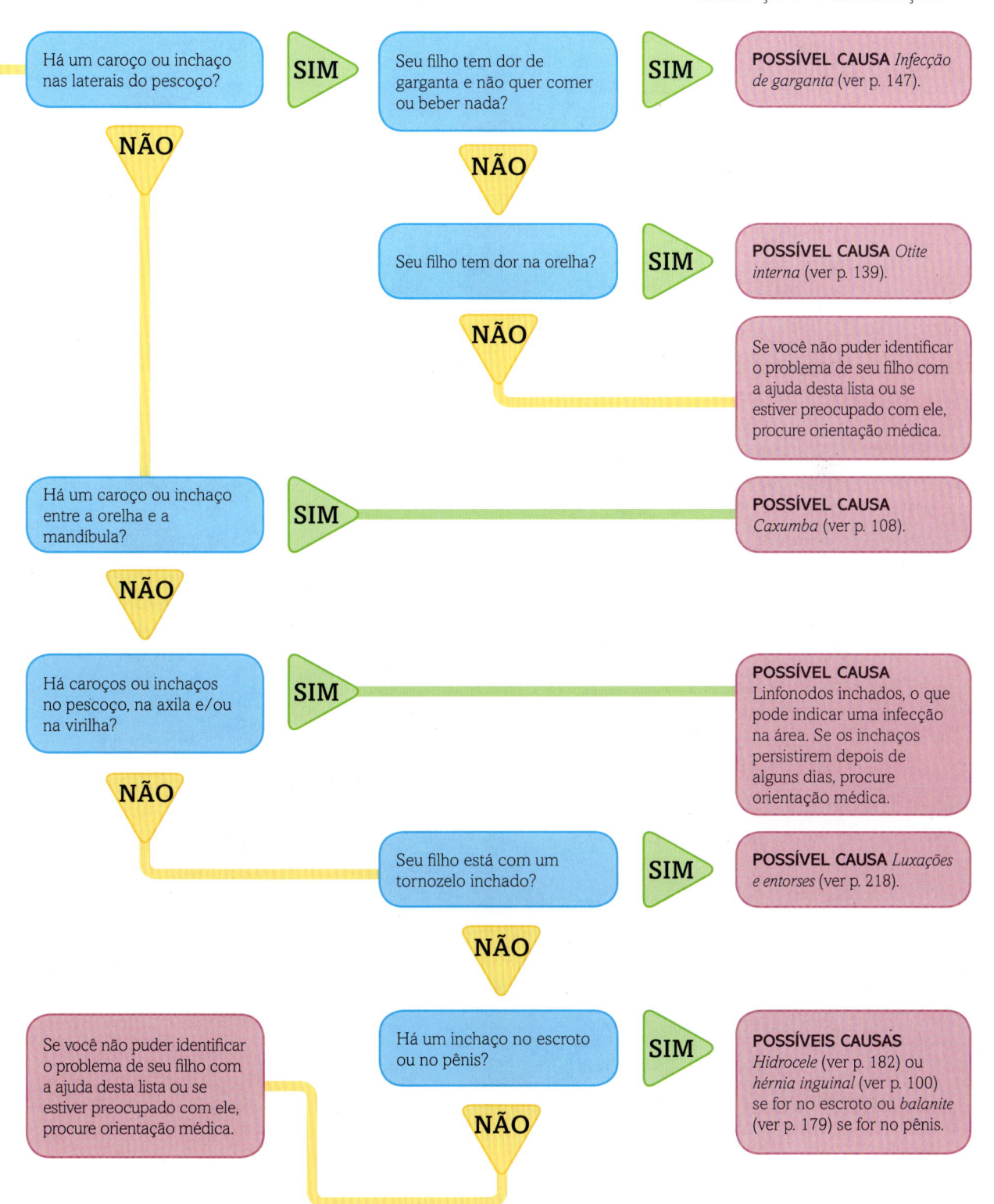

- Há um caroço ou inchaço nas laterais do pescoço? — **SIM** → Seu filho tem dor de garganta e não quer comer ou beber nada? — **SIM** → **POSSÍVEL CAUSA** *Infecção de garganta* (ver p. 147).
  - **NÃO** → Seu filho tem dor na orelha? — **SIM** → **POSSÍVEL CAUSA** *Otite interna* (ver p. 139).
    - **NÃO** → Se você não puder identificar o problema de seu filho com a ajuda desta lista ou se estiver preocupado com ele, procure orientação médica.

- Há um caroço ou inchaço entre a orelha e a mandíbula? — **SIM** → **POSSÍVEL CAUSA** *Caxumba* (ver p. 108).

- Há caroços ou inchaços no pescoço, na axila e/ou na virilha? — **SIM** → **POSSÍVEL CAUSA** Linfonodos inchados, o que pode indicar uma infecção na área. Se os inchaços persistirem depois de alguns dias, procure orientação médica.

- Seu filho está com um tornozelo inchado? — **SIM** → **POSSÍVEL CAUSA** *Luxações e entorses* (ver p. 218).

- Há um inchaço no escroto ou no pênis? — **SIM** → **POSSÍVEIS CAUSAS** *Hidrocele* (ver p. 182) ou *hérnia inguinal* (ver p. 100) se for no escroto ou *balanite* (ver p. 179) se for no pênis.

Se você não puder identificar o problema de seu filho com a ajuda desta lista ou se estiver preocupado com ele, procure orientação médica.

★ LISTAS DE SINTOMAS

Mal-estar geral

Se seu filho se queixar de sentir mal-estar, tire sua temperatura e veja se há alguma erupção na pele. Um sintoma como cansaço pode se resolver com medidas domésticas ou pode ser o primeiro sinal de uma infecção, como gripe.

> ### Sinais de perigo
> Chame uma ambulância se seu filho tiver um dos seguintes sintomas:
> ★ Sonolência ou irritabilidade anormais
> ★ Manchas achatadas cor-de-rosa ou roxas que não desaparecem quando apertadas
> ★ Respiração anormalmente rápida, ruidosa ou difícil
>
> Procure assistência médica imediatamente se seu filho tiver um dos seguintes sintomas:
> ★ Temperatura de 39 °C ou mais
> ★ Vômito persistente
> ★ Rejeitar líquidos por seis horas

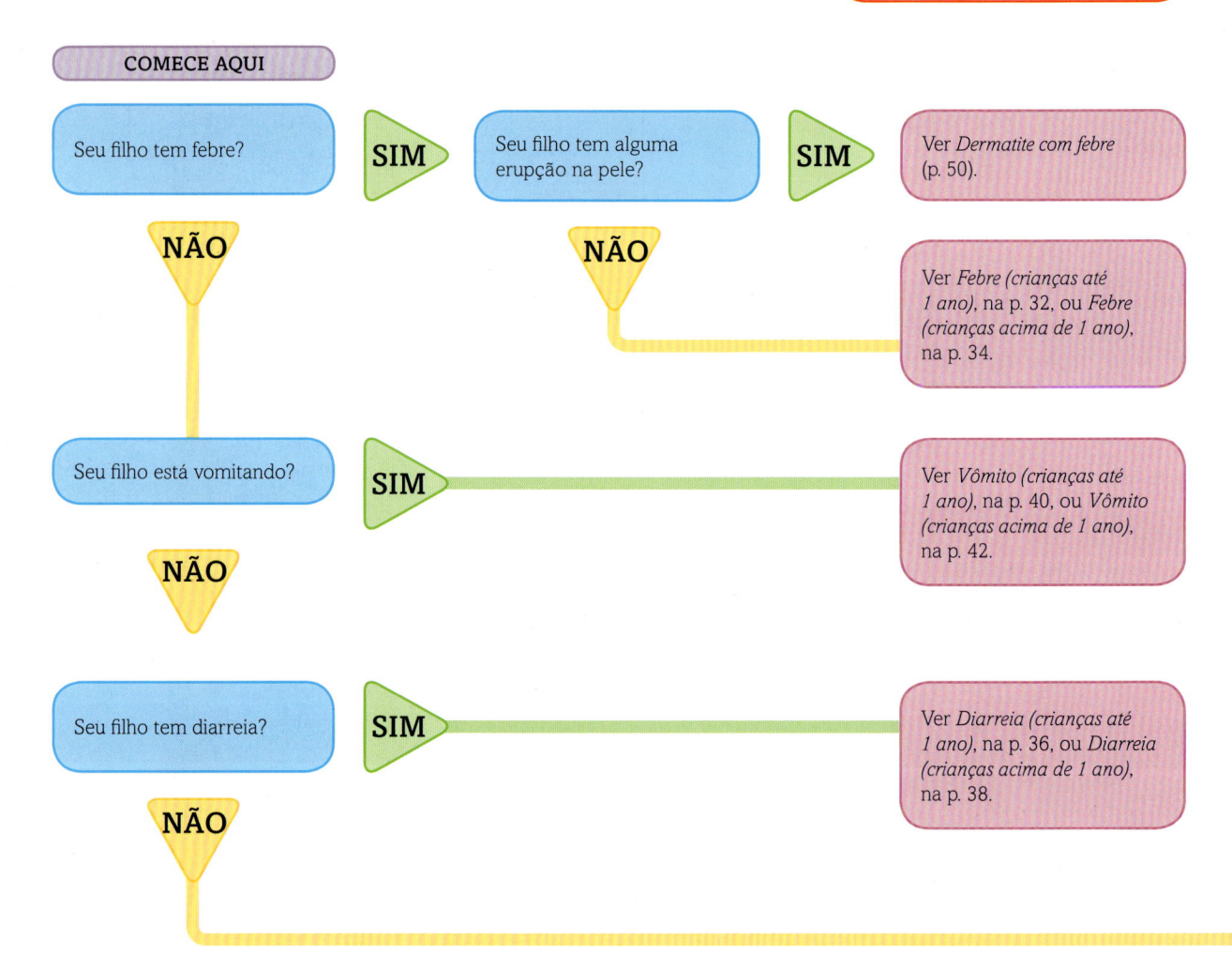

COMECE AQUI

Seu filho tem febre? — **SIM** → Seu filho tem alguma erupção na pele? — **SIM** → Ver *Dermatite com febre* (p. 50).

NÃO ↓

Seu filho tem alguma erupção na pele? — **NÃO** → Ver *Febre (crianças até 1 ano)*, na p. 32, ou *Febre (crianças acima de 1 ano)*, na p. 34.

Seu filho está vomitando? — **SIM** → Ver *Vômito (crianças até 1 ano)*, na p. 40, ou *Vômito (crianças acima de 1 ano)*, na p. 42.

NÃO ↓

Seu filho tem diarreia? — **SIM** → Ver *Diarreia (crianças até 1 ano)*, na p. 36, ou *Diarreia (crianças acima de 1 ano)*, na p. 38.

NÃO ↓

MAL-ESTAR GERAL ★

Seu filho tem dores abdominais?
- **SIM** → Ver *Dores abdominais* (p. 76).
- **NÃO** ↓

Seu filho está comendo e/ou bebendo menos que o habitual?
- **SIM** → **POSSÍVEL CAUSA** Seu filho pode estar desenvolvendo uma doença infecciosa, particularmente se tiver outros sinais de doença, tais como irritabilidade ou inquietação.
  Procure orientação médica se seu filho não se sentir melhor após 24 horas ou se desenvolver outros sintomas.
- **NÃO** ↓

Nas três últimas semanas, seu filho pode ter tido contato com alguém que estava com alguma doença infecciosa?
- **SIM** → **POSSÍVEL CAUSA** Uma das doenças infantis infecciosas em seu período de incubação pode estar causando o mal-estar de seu filho.
  Procure orientação médica se seu filho não se sentir melhor após 24 horas ou se desenvolver outros sintomas.
- **NÃO** ↓

Seu filho pode estar preocupado ou nervoso por causa de algo?
- **SIM** → **POSSÍVEIS CAUSAS** Ansiedade ou problemas na escola podem levar uma criança a sentir mal-estar. Ver *Ansiedade e medos* (p. 195).
- **NÃO** ↓

Se você não puder identificar o problema de seu filho com a ajuda desta lista ou se estiver preocupado com ele, procure orientação médica.

57

★ LISTAS DE SINTOMAS

Sonolência anormal ou confusão

Sonolência pode ser simplesmente o resultado de falta de sono ou de uma doença menor, ou pode ser sintoma de uma doença séria como meningite. Confusão – que inclui estar atordoado ou agitado ou falando de modo sem sentido – é sempre um sintoma sério que precisa de atenção médica imediata.

COMECE AQUI

Seu filho sofreu um acidente ou uma queda recente em que bateu a cabeça? — **SIM** → **POSSÍVEL CAUSA** *Ferimento de cabeça* (ver p. 186)
EMERGÊNCIA: Chame uma ambulância. Enquanto espera, não dê a seu filho nada de comer ou de beber.

NÃO

Seu filho poderia ter engolido uma planta ou um cogumelo venenoso, um produto de limpeza, álcool ou alguma outra substância nociva? — **SIM** → **EMERGÊNCIA: Chame uma ambulância.**
Ver também p. 217 para primeiros socorros em caso de envenenamento.

NÃO

Seu filho tem febre? — **SIM** → **POSSÍVEL CAUSA** Febre alta resultante de alguma infecção pode causar confusão e sonolência anormal, particularmente se a temperatura de seu filho estiver acima de 39 °C.
EMERGÊNCIA: Chame uma ambulância.
Ver também *Abaixar a febre* (ver p. 29).

NÃO

58

SONOLÊNCIA ANORMAL OU CONFUSÃO ★

Seu filho tem diarreia com ou sem vômito?

- **SIM** → **POSSÍVEL CAUSA** Seu filho pode estar com desidratação causada por *gastroenterite* (ver p. 168). **EMERGÊNCIA: Chame uma ambulância.**
- **NÃO** ↓

Seu filho tem um dos seguintes sintomas: dor de cabeça; vômito; pescoço duro; manchas achatadas cor-de-rosa ou roxas que não desaparecem quando apertadas?

- **SIM** → **POSSÍVEL CAUSA** *Meningite* (ver p. 102). **EMERGÊNCIA: Chame uma ambulância.**
- **NÃO** ↓

Seu filho perdeu peso ou pareceu incomumente cansado durante as últimas semanas?

- **SIM** → **POSSÍVEL CAUSA** *Diabetes* (ver p. 188). **EMERGÊNCIA: Chame uma ambulância.**
- **NÃO** ↓

Seu filho está com sede excessiva?

- **SIM** → **Seu filho tem urinado com maior frequência do que o habitual?**
  - **SIM** → **POSSÍVEL CAUSA** *Diabetes* (ver p. 188). **EMERGÊNCIA: Chame uma ambulância.**
  - **NÃO** ↓
- **NÃO** → **EMERGÊNCIA: Chame uma ambulância** se você não puder identificar o problema de seu filho com a ajuda desta lista.

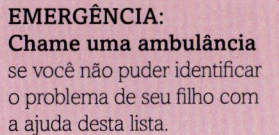

Você tem dado a seu filho algum medicamento?

- **SIM** → **POSSÍVEL CAUSA** Certos medicamentos, como anti-histamínicos para alergias, podem causar confusão ou ter um efeito sedativo em crianças. **Procure orientação médica** e pergunte se o medicamento pode estar causando os sintomas e se você deve parar de ministrá-lo.

59

★ LISTAS DE SINTOMAS

Tontura, desmaio e crises/acessos

> ### Sinais de perigo
> Chame uma ambulância se seu filho perder a consciência (se não reagir a estímulos externos, como um tapinha no ombro) e:
>
> ★ Se a respiração ficar mais lenta, irregular ou ruidosa
>
> ★ Se houver espasmos do rosto ou dos membros, perda de urina ou um ferimento, como morder a língua

Tontura é uma sensação de estar girando ou rodopiando e pode ser acompanhada por desmaio ou vertigem. Um desmaio é uma breve perda de consciência causada por uma queda da pressão. Em uma crise ou um acesso, pode-se também perder a consciência, mas a situação resulta de uma atividade elétrica anormal no cérebro.

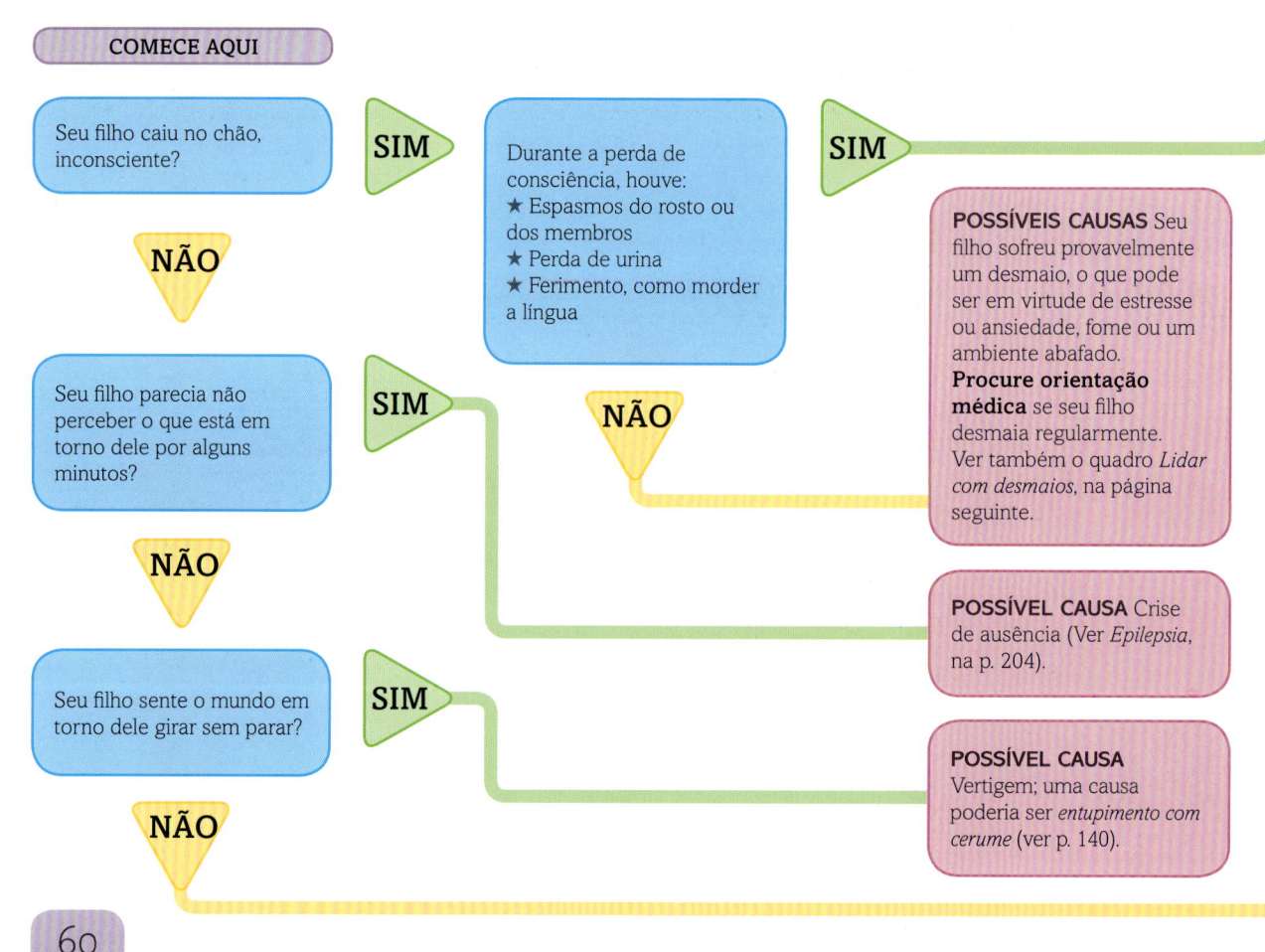

COMECE AQUI

Seu filho caiu no chão, inconsciente? — **SIM** → Durante a perda de consciência, houve:
★ Espasmos do rosto ou dos membros
★ Perda de urina
★ Ferimento, como morder a língua
— **SIM** → **POSSÍVEIS CAUSAS** Seu filho sofreu provavelmente um desmaio, o que pode ser em virtude de estresse ou ansiedade, fome ou um ambiente abafado. **Procure orientação médica** se seu filho desmaia regularmente. Ver também o quadro *Lidar com desmaios*, na página seguinte.

NÃO ↓

Seu filho parecia não perceber o que está em torno dele por alguns minutos? — **SIM** → (**NÃO** da pergunta anterior) → **POSSÍVEL CAUSA** Crise de ausência (Ver *Epilepsia*, na p. 204).

NÃO ↓

Seu filho sente o mundo em torno dele girar sem parar? — **SIM** → **POSSÍVEL CAUSA** Vertigem; uma causa poderia ser *entupimento com cerume* (ver p. 140).

NÃO ↓

TONTURA, DESMAIO E CRISES/ACESSOS ★

Seu filho está em tratamento de diabetes?

→ **SIM** → **POSSÍVEL CAUSA** Um nível extremamente baixo de açúcar no sangue (hipoglicemia severa), causado pela *Diabetes* (ver p. 188), pode levar à perda de consciência e, em alguns casos, a uma crise ou um acesso. **EMERGÊNCIA: Chame uma ambulância.**

↓ **NÃO**

Seu filho tem menos de 5 anos?

→ **SIM** → **Seu filho tem febre?** → **SIM** → **POSSÍVEL CAUSA** *Convulsão febril* (ver p. 187). **EMERGÊNCIA: Chame uma ambulância.**

↓ **NÃO** (do filho tem febre)

POSSÍVEL CAUSA Uma crise epiléptica (ver *Epilepsia*, na p. 204). **EMERGÊNCIA: Chame uma ambulância.**

↓ **NÃO** (menos de 5 anos)

Seu filho se sente fraco ou sem equilíbrio?

→ **SIM** → **Seu filho está em tratamento de diabetes?** → **SIM** → **POSSÍVEL CAUSA** Nível baixo de açúcar no sangue causado por *diabetes* (ver p. 188).

↓ **NÃO** (diabetes)

POSSÍVEIS CAUSAS Fome, ansiedade ou um ambiente abafado são possíveis causas de desmaios. **URGENTE: Procure orientação médica imediatamente** se seu filho não mostrar sinais de recuperação dentro de 30 minutos.
Ver também ao lado o quadro *Lidar com desmaios*.

↓ **NÃO** (fraco ou sem equilíbrio)

Se você não puder identificar o problema de seu filho com a ajuda desta lista ou se estiver preocupado com ele, procure orientação médica.

Lidar com desmaios

Sentir-se fraco ou a ponto de desmaiar pode ocorrer se não houver sangue e oxigênio suficientes chegando ao cérebro. Se seu filho sentir que vai desmaiar:

★ Deite-o com as pernas para cima apoiadas em várias almofadas para aumentar o fluxo de sangue para o cérebro.
★ Solte roupas apertadas e assegure-se de que haja muito ar fresco no local.
★ Acalme e conforte seu filho.
★ Um desmaio pode ser causado por um baixo nível de açúcar no sangue. Uma bebida açucarada ou um doce ajudam, mas não ofereça nada para comer ou beber se seu filho não estiver plenamente consciente.
★ Se seu filho perder a consciência, siga os conselhos de primeiros socorros nas pp. 210-213.
★ Se ele desmaia com frequência ou sem uma causa óbvia, procure orientação médica.

61

★ LISTAS DE SINTOMAS

Visão perturbada ou debilitada

Qualquer problema com a visão de uma criança deve ser examinado sem demora. Geralmente, defeitos são identificados nos testes de rotina que a maioria das crianças recebe na escola. Contudo, pode ser que você ou um professor perceba um problema.

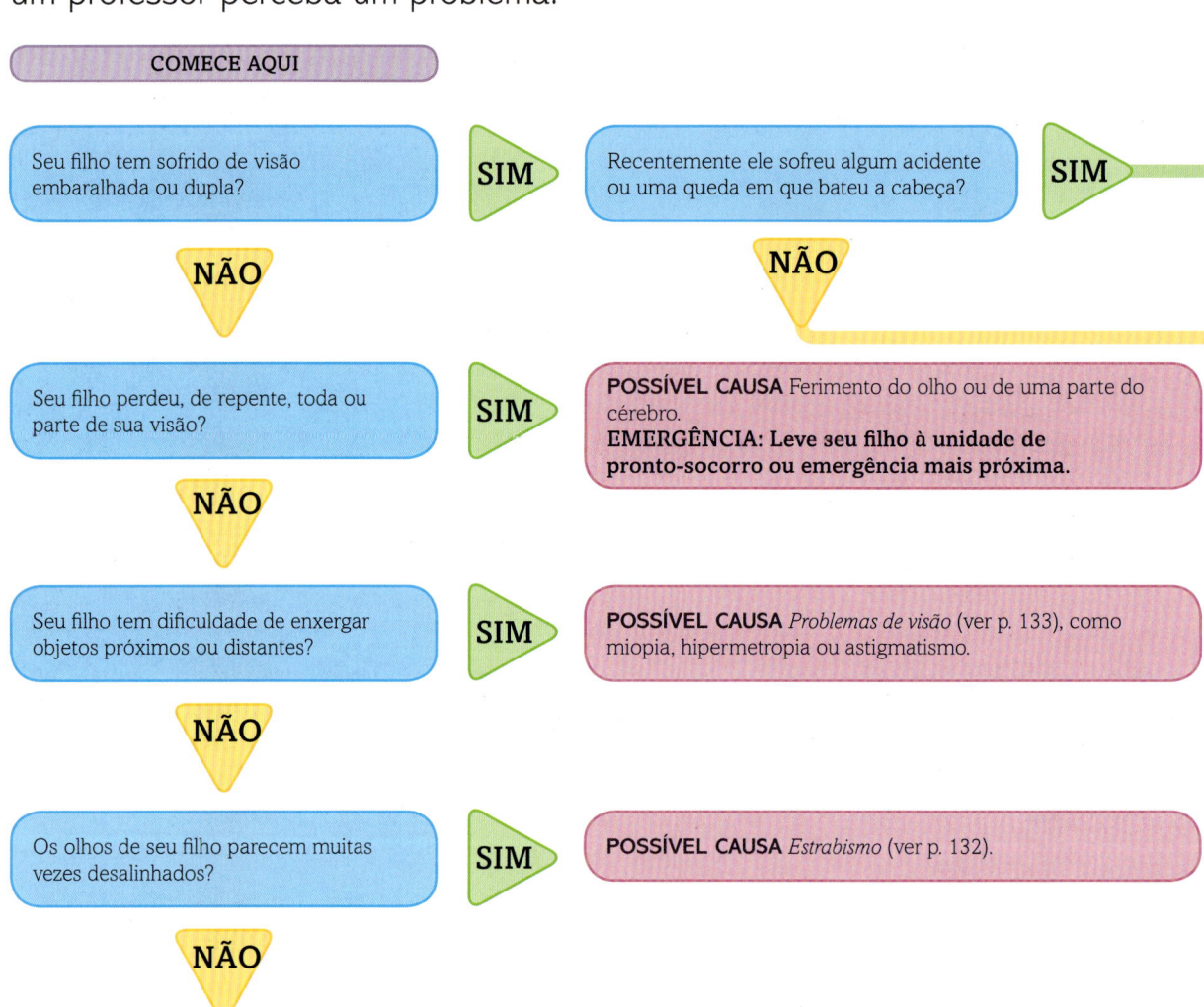

COMECE AQUI

Seu filho tem sofrido de visão embaralhada ou dupla? → **SIM** → Recentemente ele sofreu algum acidente ou uma queda em que bateu a cabeça? → **SIM**

↓ **NÃO** ↓ **NÃO**

Seu filho perdeu, de repente, toda ou parte de sua visão? → **SIM** → **POSSÍVEL CAUSA** Ferimento do olho ou de uma parte do cérebro.
EMERGÊNCIA: Leve seu filho à unidade de pronto-socorro ou emergência mais próxima.

↓ **NÃO**

Seu filho tem dificuldade de enxergar objetos próximos ou distantes? → **SIM** → **POSSÍVEL CAUSA** *Problemas de visão* (ver p. 133), como miopia, hipermetropia ou astigmatismo.

↓ **NÃO**

Os olhos de seu filho parecem muitas vezes desalinhados? → **SIM** → **POSSÍVEL CAUSA** *Estrabismo* (ver p. 132).

↓ **NÃO**

62

VISÃO PERTURBADA OU DEBILITADA ★

POSSÍVEL CAUSA *Ferimento de cabeça* (ver p. 186).
EMERGÊNCIA: Leve seu filho à unidade de pronto-socorro ou emergência mais próxima.

Seu filho tem problemas de visão associados a dor de cabeça? — **SIM** → **POSSÍVEL CAUSA** *Enxaqueca* (ver p. 185).

NÃO

Você está lhe dando algum medicamento? — **SIM** → **POSSÍVEL CAUSA** Alguns medicamentos podem causar visão embaralhada.
Procure orientação médica e pergunte se o medicamento pode estar causando os sintomas e se você deve parar de ministrá-lo.

NÃO

Seu filho pode ter tomado algum medicamento de outra pessoa? — **SIM** → **POSSÍVEL CAUSA** Envenenamento acidental por medicamentos, especialmente alguns antidepressivos, pode causar visão embaralhada.
URGENTE: Procure orientação médica imediatamente. Ver também a p. 217 para primeiros socorros em caso de envenenamento.

NÃO

POSSÍVEL CAUSA *Problemas de visão* (ver p. 133), como miopia, hipermetropia ou astigmatismo, ou *estrabismo* (ver p. 132).

Seu filho tem ataques recorrentes de ver raios de luz ou manchas flutuantes, seguidos de forte dor de cabeça? — **SIM** → **POSSÍVEL CAUSA** *Enxaqueca* (ver p. 185).

NÃO

Se você não puder identificar o problema de seu filho com a ajuda desta lista ou se estiver preocupado com ele, procure orientação médica.

63

★ LISTAS DE SINTOMAS

Orelha dolorida ou irritada

Esta dor é geralmente causada por infecção. Crianças pequenas são particularmente vulneráveis a otites internas, porque os canais entre orelhas e nariz são mais curtos e horizontais do que em adultos e facilmente ficam bloqueados. O canal auditivo externo pode ser afetado por doenças que causam sintomas como coceira ou secreção.

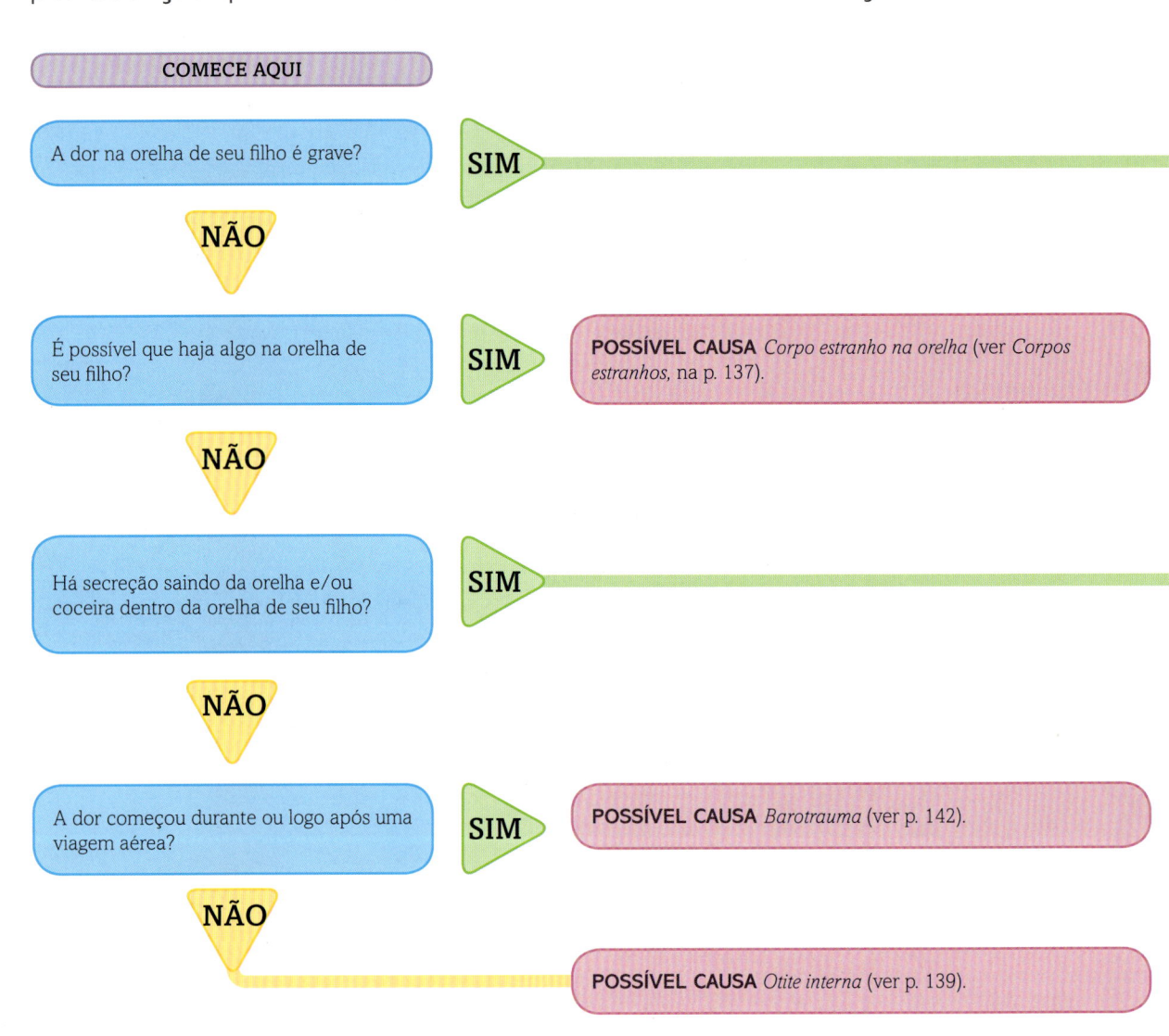

COMECE AQUI

A dor na orelha de seu filho é grave? → **SIM**

NÃO ↓

É possível que haja algo na orelha de seu filho? → **SIM** → **POSSÍVEL CAUSA** *Corpo estranho na orelha* (ver *Corpos estranhos*, na p. 137).

NÃO ↓

Há secreção saindo da orelha e/ou coceira dentro da orelha de seu filho? → **SIM**

NÃO ↓

A dor começou durante ou logo após uma viagem aérea? → **SIM** → **POSSÍVEL CAUSA** *Barotrauma* (ver p. 142).

NÃO ↓

POSSÍVEL CAUSA *Otite interna* (ver p. 139).

ORELHA DOLORIDA OU IRRITADA ★

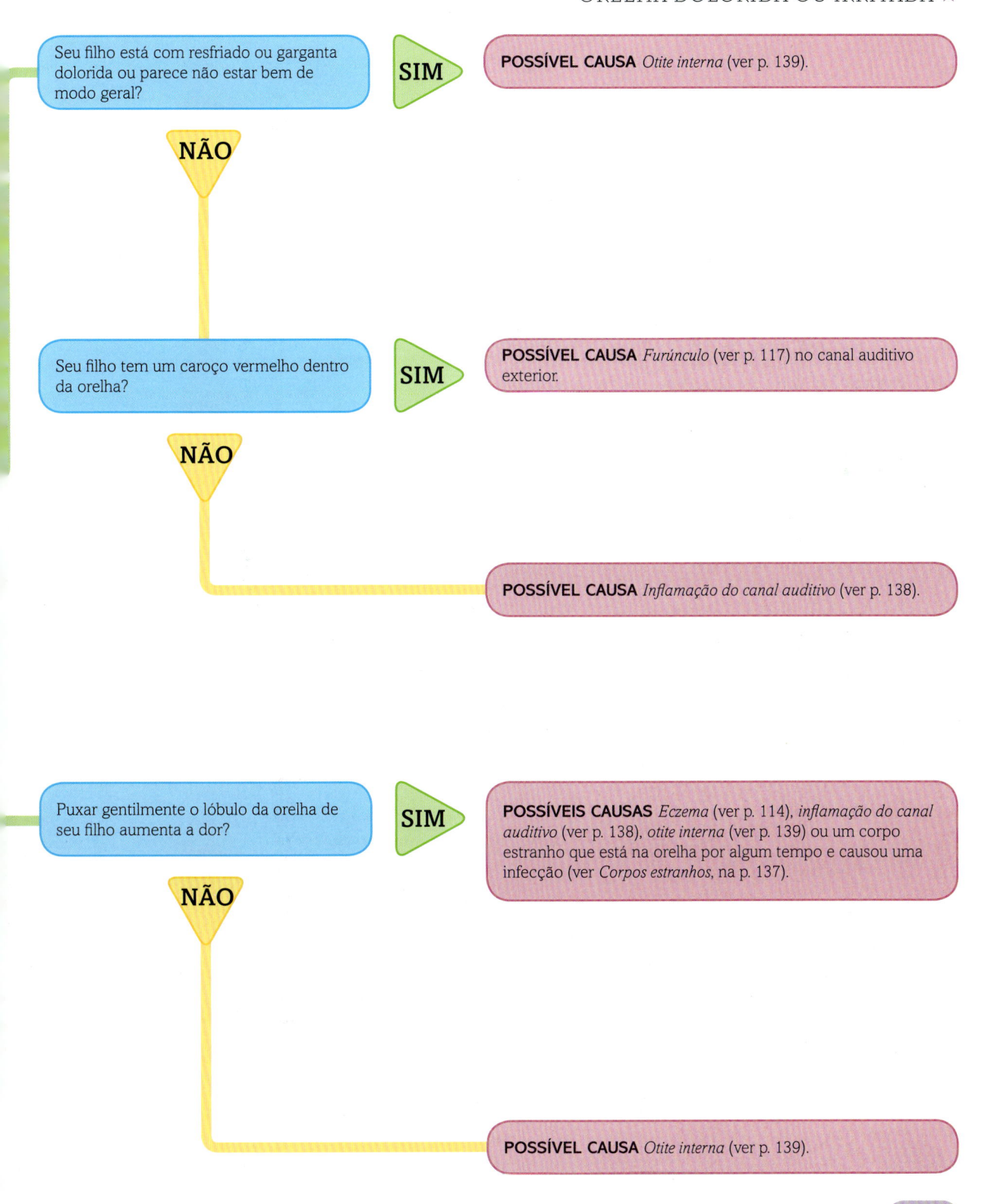

Seu filho está com resfriado ou garganta dolorida ou parece não estar bem de modo geral?

SIM → **POSSÍVEL CAUSA** *Otite interna* (ver p. 139).

NÃO ↓

Seu filho tem um caroço vermelho dentro da orelha?

SIM → **POSSÍVEL CAUSA** *Furúnculo* (ver p. 117) no canal auditivo exterior.

NÃO ↓

POSSÍVEL CAUSA *Inflamação do canal auditivo* (ver p. 138).

Puxar gentilmente o lóbulo da orelha de seu filho aumenta a dor?

SIM → **POSSÍVEIS CAUSAS** *Eczema* (ver p. 114), *inflamação do canal auditivo* (ver p. 138), *otite interna* (ver p. 139) ou um corpo estranho que está na orelha por algum tempo e causou uma infecção (ver *Corpos estranhos*, na p. 137).

NÃO ↓

POSSÍVEL CAUSA *Otite interna* (ver p. 139).

★ LISTAS DE SINTOMAS

Problemas de audição

Problemas de audição são muitas vezes percebidos primeiramente pelos pais. Em bebês, o primeiro sinal de surdez é não reagir a ruídos. Em crianças maiores, tais problemas podem prejudicar o desempenho escolar. Embora a perda da audição possa ser apenas temporária, deve ser examinada por um médico.

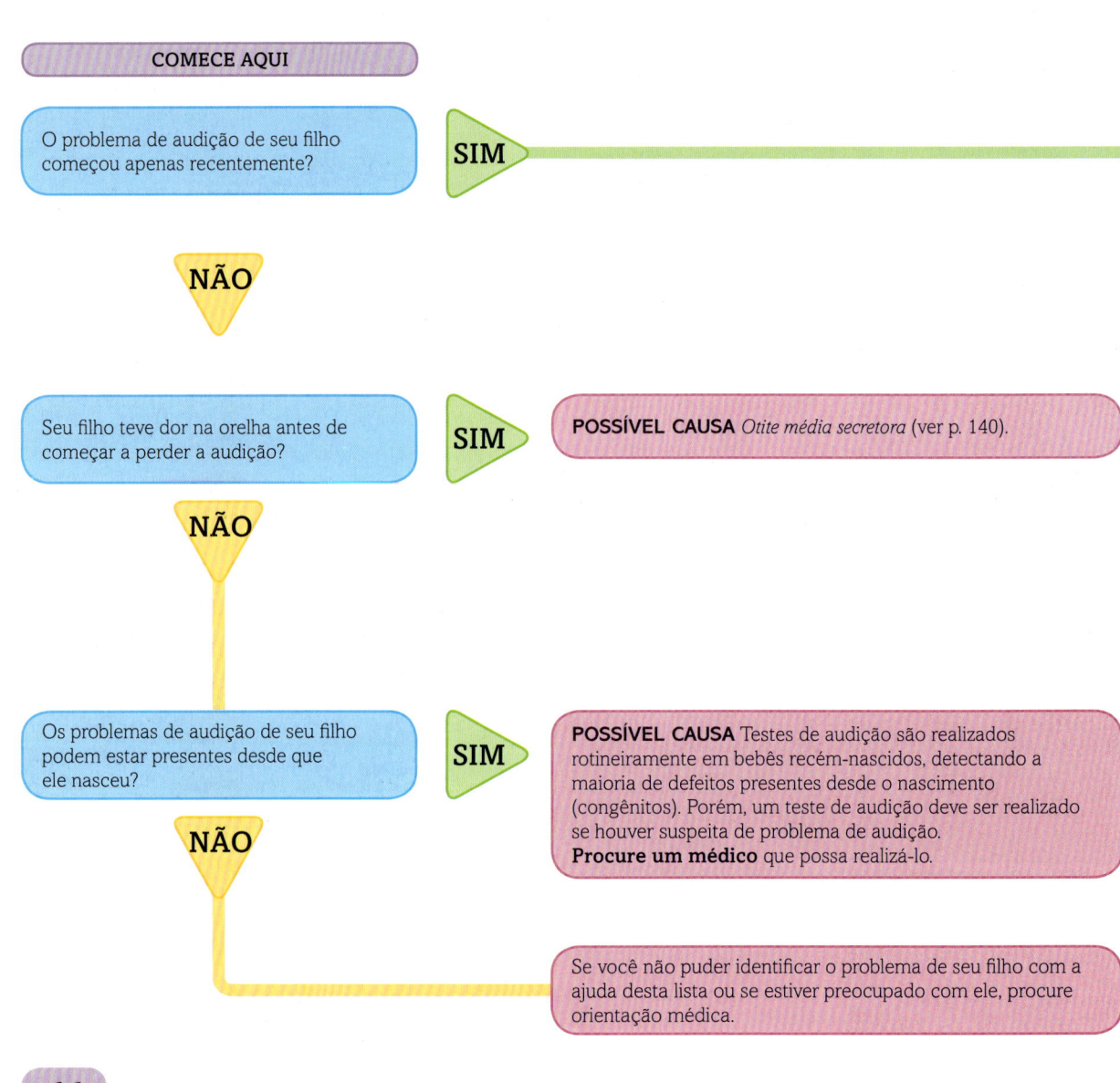

COMECE AQUI

O problema de audição de seu filho começou apenas recentemente? — **SIM**

NÃO

Seu filho teve dor na orelha antes de começar a perder a audição? — **SIM** → **POSSÍVEL CAUSA** *Otite média secretora* (ver p. 140).

NÃO

Os problemas de audição de seu filho podem estar presentes desde que ele nasceu? — **SIM** → **POSSÍVEL CAUSA** Testes de audição são realizados rotineiramente em bebês recém-nascidos, detectando a maioria de defeitos presentes desde o nascimento (congênitos). Porém, um teste de audição deve ser realizado se houver suspeita de problema de audição. **Procure um médico** que possa realizá-lo.

NÃO

Se você não puder identificar o problema de seu filho com a ajuda desta lista ou se estiver preocupado com ele, procure orientação médica.

PROBLEMAS DE AUDIÇÃO ★

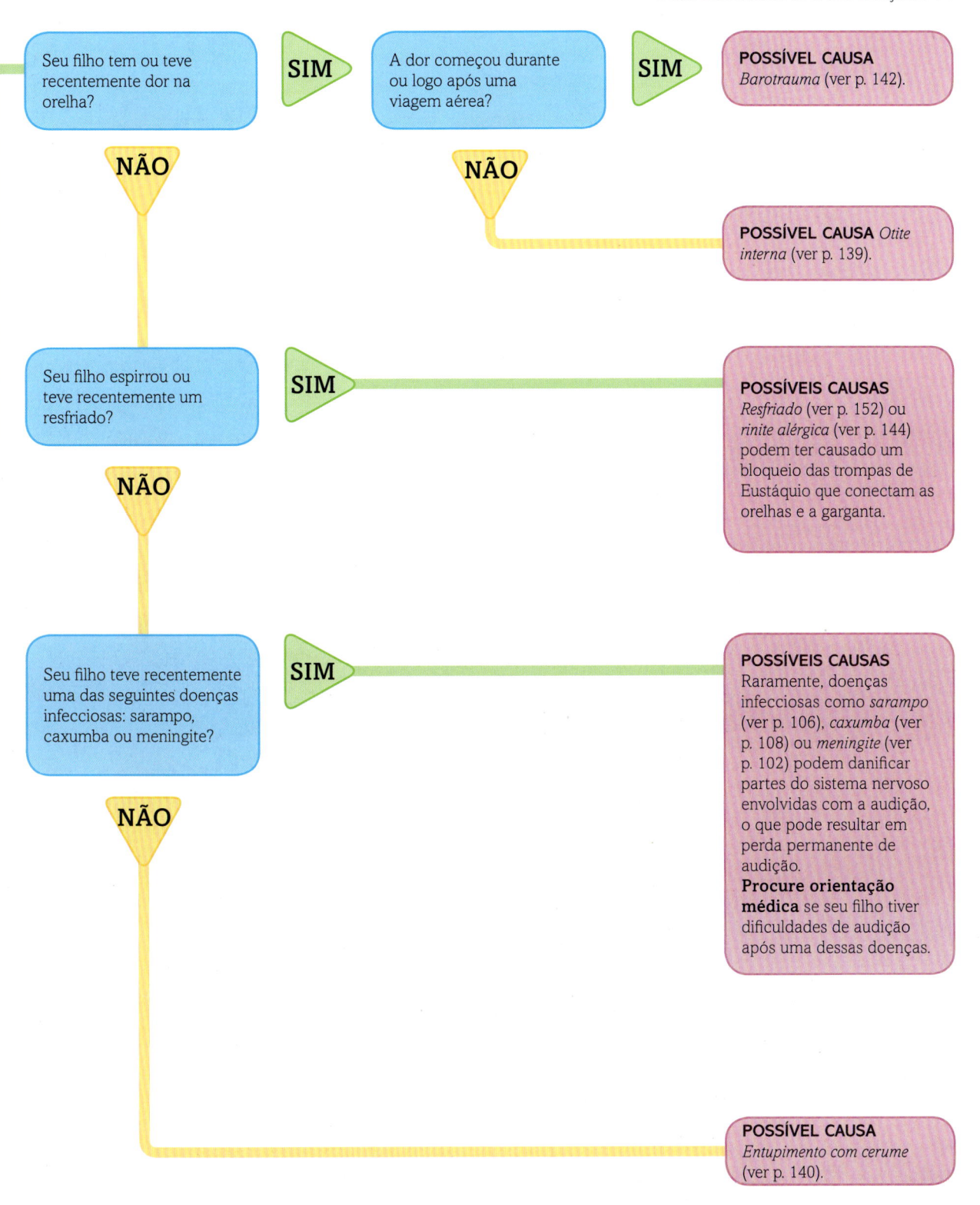

Seu filho tem ou teve recentemente dor na orelha?

- **SIM** → **A dor começou durante ou logo após uma viagem aérea?**
  - **SIM** → **POSSÍVEL CAUSA** *Barotrauma* (ver p. 142).
  - **NÃO** → **POSSÍVEL CAUSA** *Otite interna* (ver p. 139).
- **NÃO** ↓

Seu filho espirrou ou teve recentemente um resfriado?

- **SIM** → **POSSÍVEIS CAUSAS** *Resfriado* (ver p. 152) ou *rinite alérgica* (ver p. 144) podem ter causado um bloqueio das trompas de Eustáquio que conectam as orelhas e a garganta.
- **NÃO** ↓

Seu filho teve recentemente uma das seguintes doenças infecciosas: sarampo, caxumba ou meningite?

- **SIM** → **POSSÍVEIS CAUSAS** Raramente, doenças infecciosas como *sarampo* (ver p. 106), *caxumba* (ver p. 108) ou *meningite* (ver p. 102) podem danificar partes do sistema nervoso envolvidas com a audição, o que pode resultar em perda permanente de audição. **Procure orientação médica** se seu filho tiver dificuldades de audição após uma dessas doenças.
- **NÃO** → **POSSÍVEL CAUSA** *Entupimento com cerume* (ver p. 140).

67

★ LISTAS DE SINTOMAS

Tosse

Em bebês muito novos, a tosse é rara e pode indicar uma séria infecção dos pulmões. Em crianças maiores, é geralmente causada por uma pequena infecção respiratória, como um resfriado. Tosse repentina em crianças pode indicar uma obstrução das vias respiratórias.

Sinais de perigo

Chame uma ambulância se seu filho tiver um dos seguintes sintomas:
★ Lábios ou língua azulados
★ Sonolência anormal
★ Incapacidade de falar ou emitir sons
★ Respiração difícil – as áreas entre as costelas e abaixo delas, bem como as narinas, tremem com cada respiro

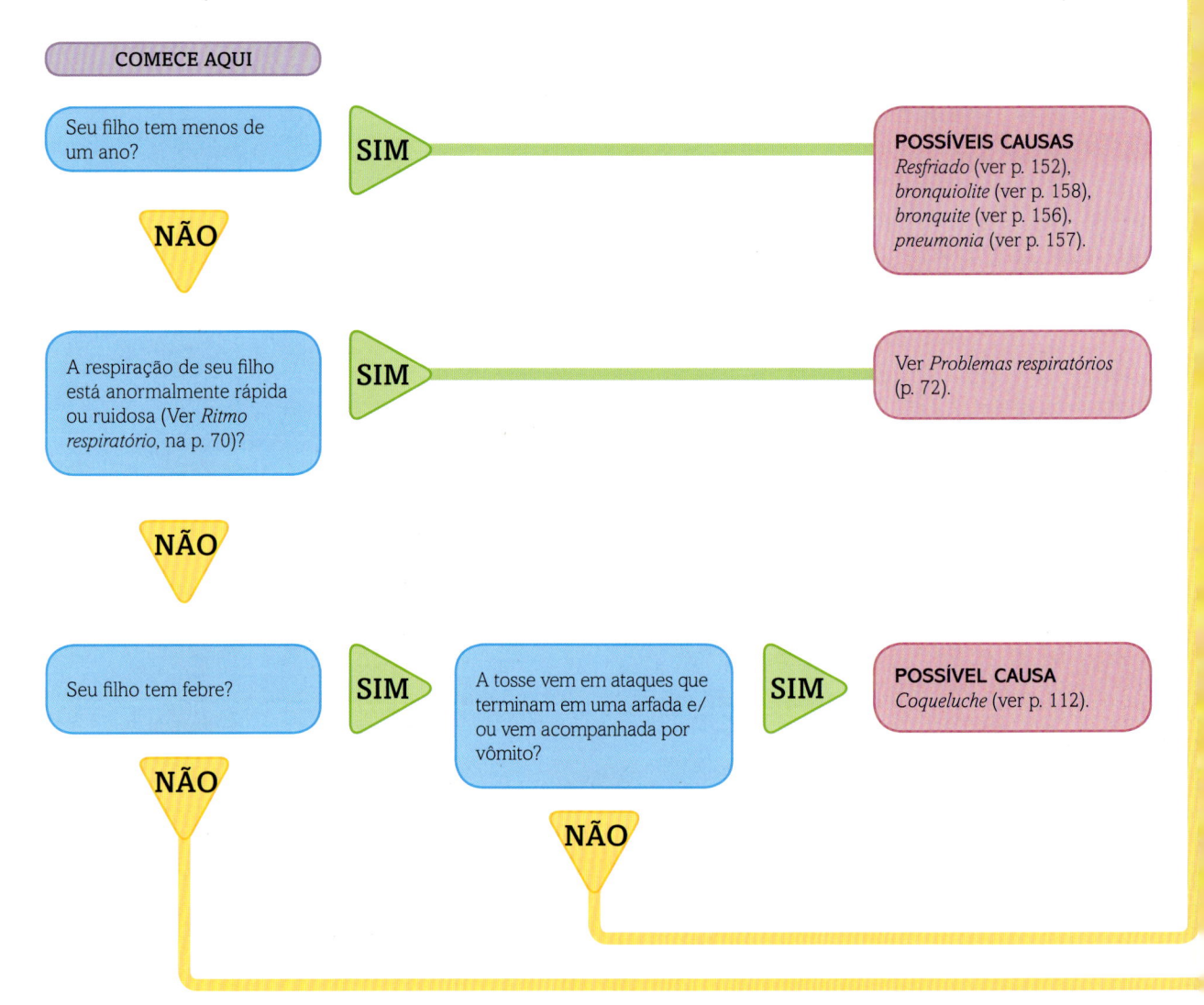

COMECE AQUI

Seu filho tem menos de um ano? — **SIM** → **POSSÍVEIS CAUSAS** *Resfriado* (ver p. 152), *bronquiolite* (ver p. 158), *bronquite* (ver p. 156), *pneumonia* (ver p. 157).

NÃO

A respiração de seu filho está anormalmente rápida ou ruidosa (Ver *Ritmo respiratório*, na p. 70)? — **SIM** → Ver *Problemas respiratórios* (p. 72).

NÃO

Seu filho tem febre? — **SIM** → A tosse vem em ataques que terminam em uma arfada e/ou vem acompanhada por vômito? — **SIM** → **POSSÍVEL CAUSA** *Coqueluche* (ver p. 112).

NÃO

NÃO

68

TOSSE ★

Seu filho tem alguma erupção na pele ou teve recentemente contato com alguém que tinha sarampo?
- **SIM** → **POSSÍVEL CAUSA** *Sarampo* (ver p. 106).
- **NÃO** → **POSSÍVEL CAUSA** *Resfriado* (ver p. 152).

Seu filho está tossindo principalmente à noite, mas muito menos durante o dia?
- **SIM** → **POSSÍVEL CAUSA** *Asma* (ver p. 150).
- **NÃO** ↓

A tosse vem em ataques que terminam em uma arfada e/ou vem acompanhada por vômito?
- **SIM** → **POSSÍVEL CAUSA** *Coqueluche* (ver p. 112).
- **NÃO** ↓

Seu filho tem tossido por 24 horas ou mais?
- **SIM** → Continue na p. 70.
- **NÃO** ↓

Seu filho está com o nariz entupido ou com coriza?
- **SIM** → **POSSÍVEIS CAUSAS** *Resfriado* (ver p. 152) ou *gripe (influenza)* (ver p. 154).
- **NÃO** → **POSSÍVEL CAUSA** Seu filho pode estar sufocando com um objeto que colocou na boca e engoliu. **URGENTE: Procure orientação médica imediatamente.** Ver pp. 214-215 para primeiros socorros em caso de engasgo.

69

★ LISTAS DE SINTOMAS

Continuação da p. 69

O nariz de seu filho está sempre com coriza? → **SIM** → **POSSÍVEIS CAUSAS** *Adenoides aumentadas* (ver p. 146), resfriados recorrentes (ver *Resfriado* p. 152), *rinite alérgica* (ver p. 144).

↓ **NÃO**

Seu filho teve coqueluche nos últimos meses? → **SIM** → **POSSÍVEL CAUSA** Tosse que persiste depois da *coqueluche* (ver p. 112).

↓ **NÃO**

Seu filho foi diagnosticado com asma? → **SIM** → **POSSÍVEL CAUSA** *Asma* (ver p. 150).

↓ **NÃO**

Alguém na sua casa fuma ou seu filho poderia ter fumado? → **SIM** → **POSSÍVEL CAUSA** Irritação de garganta e pulmões por ter ficado em um ambiente onde se fumava. **MEDIDA DOMÉSTICA** Não deixe ninguém fumar perto de seu filho.

↓ **NÃO**

Se você não puder identificar o problema de seu filho com a ajuda desta lista ou estiver preocupado com ele, procure orientação médica.

Ritmo respiratório

Uma criança com um ritmo respiratório incomumente rápido pode precisar de atenção médica.
Para verificar a respiração de seu filho, faça-o ficar calmo e depois conte quantas vezes ele aspira ao longo de um minuto. Um ritmo normal é:

★ Até 1 ano: 30-60 aspirações por minuto
★ 1 a 3 anos: 24-40 aspirações por minuto
★ 3 a 6 anos: 22-34 aspirações por minuto
★ 6 a 12 anos: 18-30 aspirações por minuto

Garganta inflamada

Na maioria dos casos, uma garganta inflamada em crianças é causada por uma pequena infecção viral que melhora rapidamente sem tratamento. Ocasionalmente, porém, uma garganta inflamada pode indicar um problema mais sério, por exemplo, escarlatina. Em crianças muito pequenas, a relutância em comer ou beber pode ser um sinal de garganta inflamada.

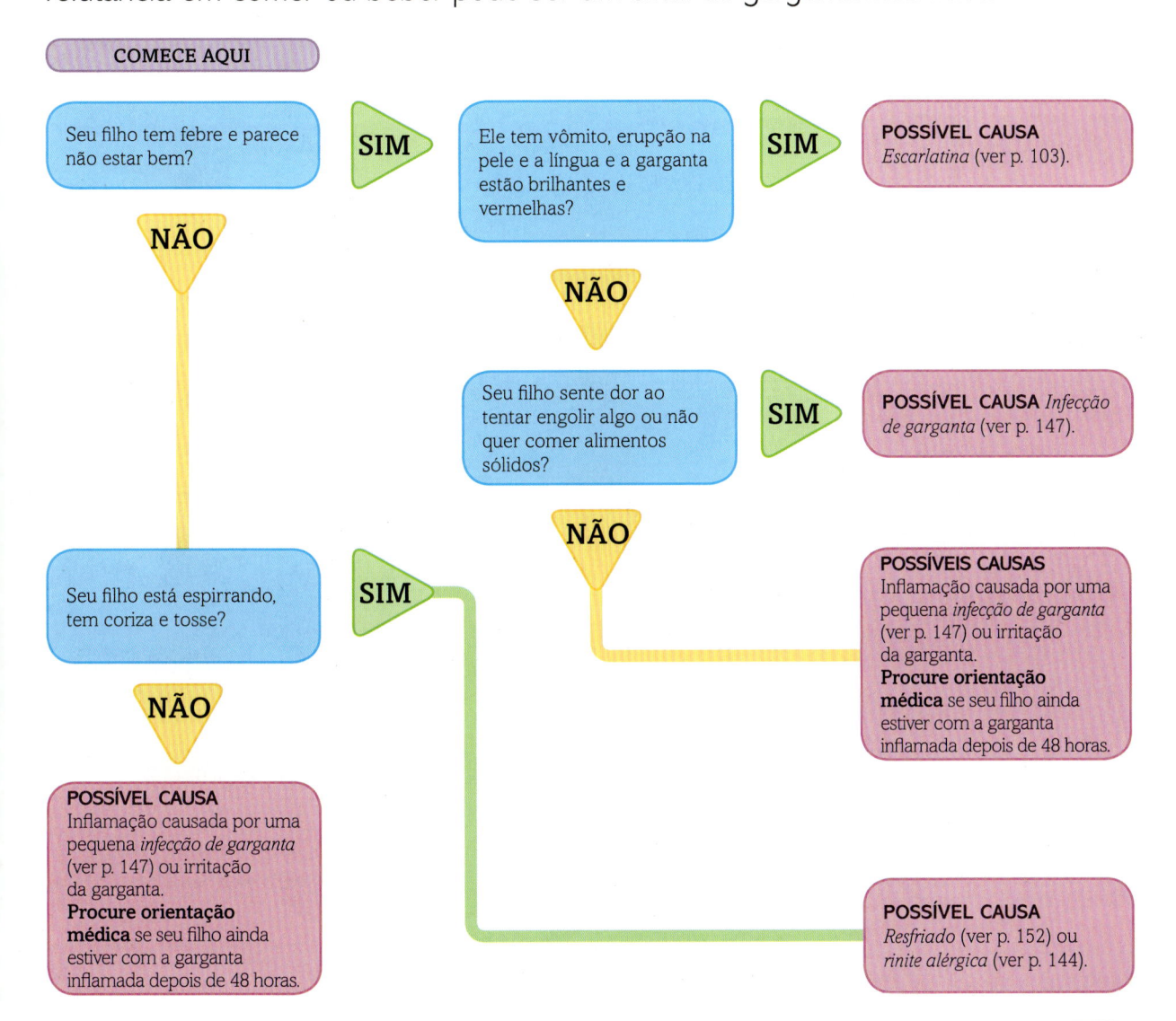

COMECE AQUI

Seu filho tem febre e parece não estar bem?

- **SIM** → **Ele tem vômito, erupção na pele e a língua e a garganta estão brilhantes e vermelhas?**
  - **SIM** → **POSSÍVEL CAUSA** *Escarlatina* (ver p. 103).
  - **NÃO** → **Seu filho sente dor ao tentar engolir algo ou não quer comer alimentos sólidos?**
    - **SIM** → **POSSÍVEL CAUSA** *Infecção de garganta* (ver p. 147).
    - **NÃO** → **POSSÍVEIS CAUSAS** Inflamação causada por uma pequena *infecção de garganta* (ver p. 147) ou irritação da garganta. **Procure orientação médica** se seu filho ainda estiver com a garganta inflamada depois de 48 horas.

- **NÃO** → **Seu filho está espirrando, tem coriza e tosse?**
  - **SIM** → **POSSÍVEL CAUSA** *Resfriado* (ver p. 152) ou *rinite alérgica* (ver p. 144).
  - **NÃO** → **POSSÍVEL CAUSA** Inflamação causada por uma pequena *infecção de garganta* (ver p. 147) ou irritação da garganta. **Procure orientação médica** se seu filho ainda estiver com a garganta inflamada depois de 48 horas.

★ LISTAS DE SINTOMAS

Problemas respiratórios

Problemas respiratórios vão desde uma respiração ruidosa ou rápida até uma respiração difícil. Muitos bebês e crianças têm uma respiração levemente asmática quando estão com uma pequena infecção respiratória. Contudo, problemas respiratórios podem ser sérios.

Sinais de perigo

Chame uma ambulância se seu filho tiver um dos seguintes sintomas:

★ Lábios ou língua azulados

★ Sonolência anormal

★ Incapacidade de falar ou emitir sons normalmente

★ Respiração difícil – as áreas entre as costelas e abaixo delas, bem como as narinas, tremem a cada respiro

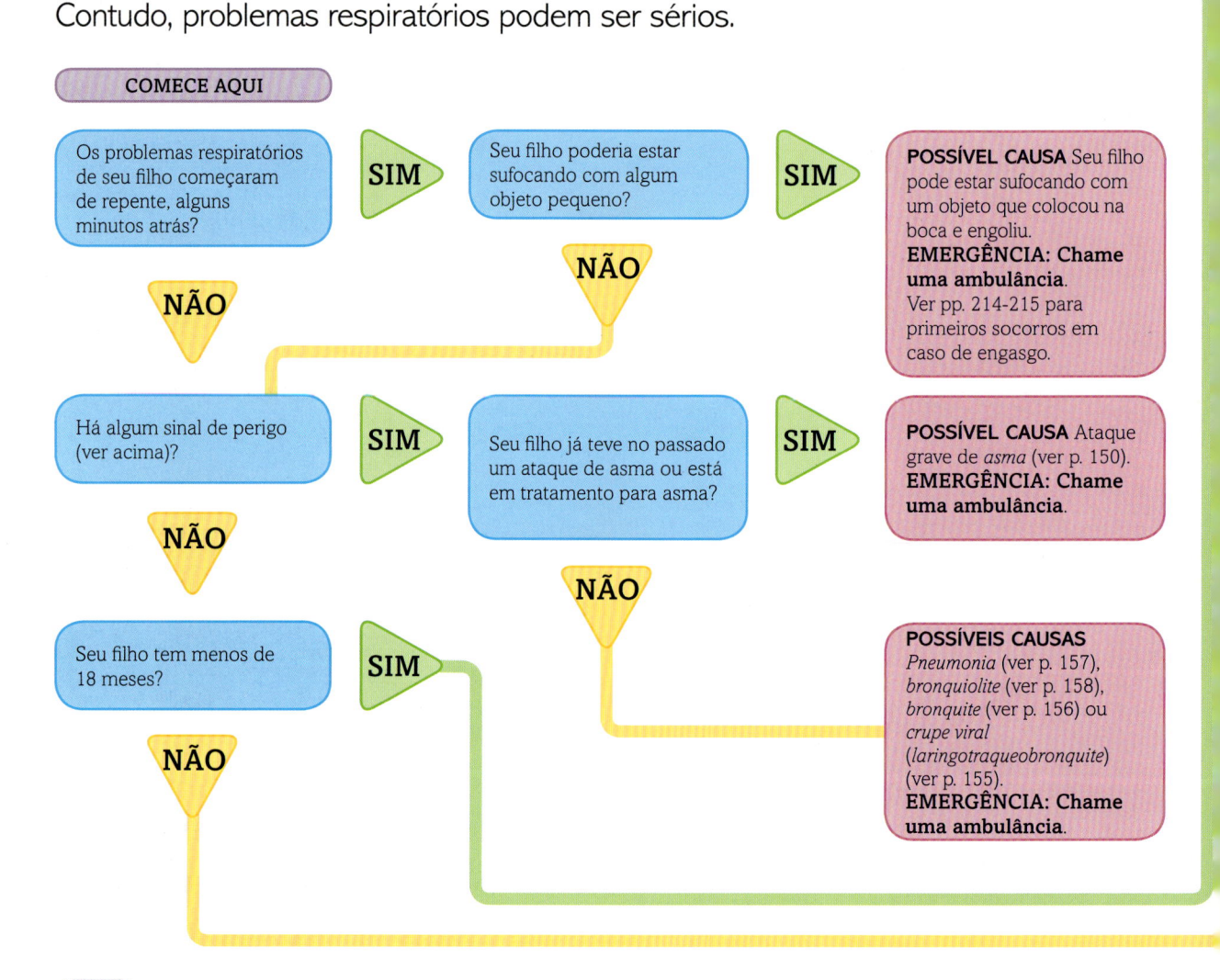

COMECE AQUI

Os problemas respiratórios de seu filho começaram de repente, alguns minutos atrás?

→ **SIM** → **Seu filho poderia estar sufocando com algum objeto pequeno?** → **SIM** → **POSSÍVEL CAUSA** Seu filho pode estar sufocando com um objeto que colocou na boca e engoliu. **EMERGÊNCIA: Chame uma ambulância.** Ver pp. 214-215 para primeiros socorros em caso de engasgo.

↓ **NÃO** / ↓ **NÃO**

Há algum sinal de perigo (ver acima)? → **SIM** → **Seu filho já teve no passado um ataque de asma ou está em tratamento para asma?** → **SIM** → **POSSÍVEL CAUSA** Ataque grave de *asma* (ver p. 150). **EMERGÊNCIA: Chame uma ambulância.**

↓ **NÃO** / ↓ **NÃO**

Seu filho tem menos de 18 meses? → **SIM** → **POSSÍVEIS CAUSAS** *Pneumonia* (ver p. 157), *bronquiolite* (ver p. 158), *bronquite* (ver p. 156) ou *crupe viral* (*laringotraqueobronquite*) (ver p. 155). **EMERGÊNCIA: Chame uma ambulância.**

↓ **NÃO**

PROBLEMAS RESPIRATÓRIOS ★

Seu filho teve desde o nascimento uma respiração ruidosa, mas, fora isso, está bem? — **SIM** → **POSSÍVEL CAUSA** A caixa de voz (laringe) de seu bebê pode estar ondulando durante a aspiração, causando um ruído. Na maioria dos casos, esse problema precisa de tratamento e melhora na idade entre 18 meses e 2 anos. Contudo, se você estiver preocupado com a respiração de seu filho, leve-o ao médico imediatamente.

NÃO ↓

Seu filho sofre repetidamente de um dos seguintes sintomas?
- Arquejar
- Respiração curta
- Tosse à noite

SIM → **POSSÍVEL CAUSA** *Asma* (ver p. 150).

NÃO ↓

Seu filho tem respiração rápida, febre e tosse? — **SIM** → **POSSÍVEIS CAUSAS** *Pneumonia* (ver p. 157), *bronquiolite* (ver p. 158), *bronquite* (ver p. 156) ou *crupe viral* (*laringotraqueobronquite*) (ver p. 155). **URGENTE: Procure orientação médica imediatamente**.

NÃO ↓

Seu filho está rouco, tem respiração ruidosa e tosse "berrante"? — **SIM** → **POSSÍVEL CAUSA** *Crupe viral* (*laringotraqueobronquite*) (ver p. 155).

NÃO ↓

POSSÍVEIS CAUSAS *Asma* (ver p. 150) ou *bronquite* (ver p. 156).

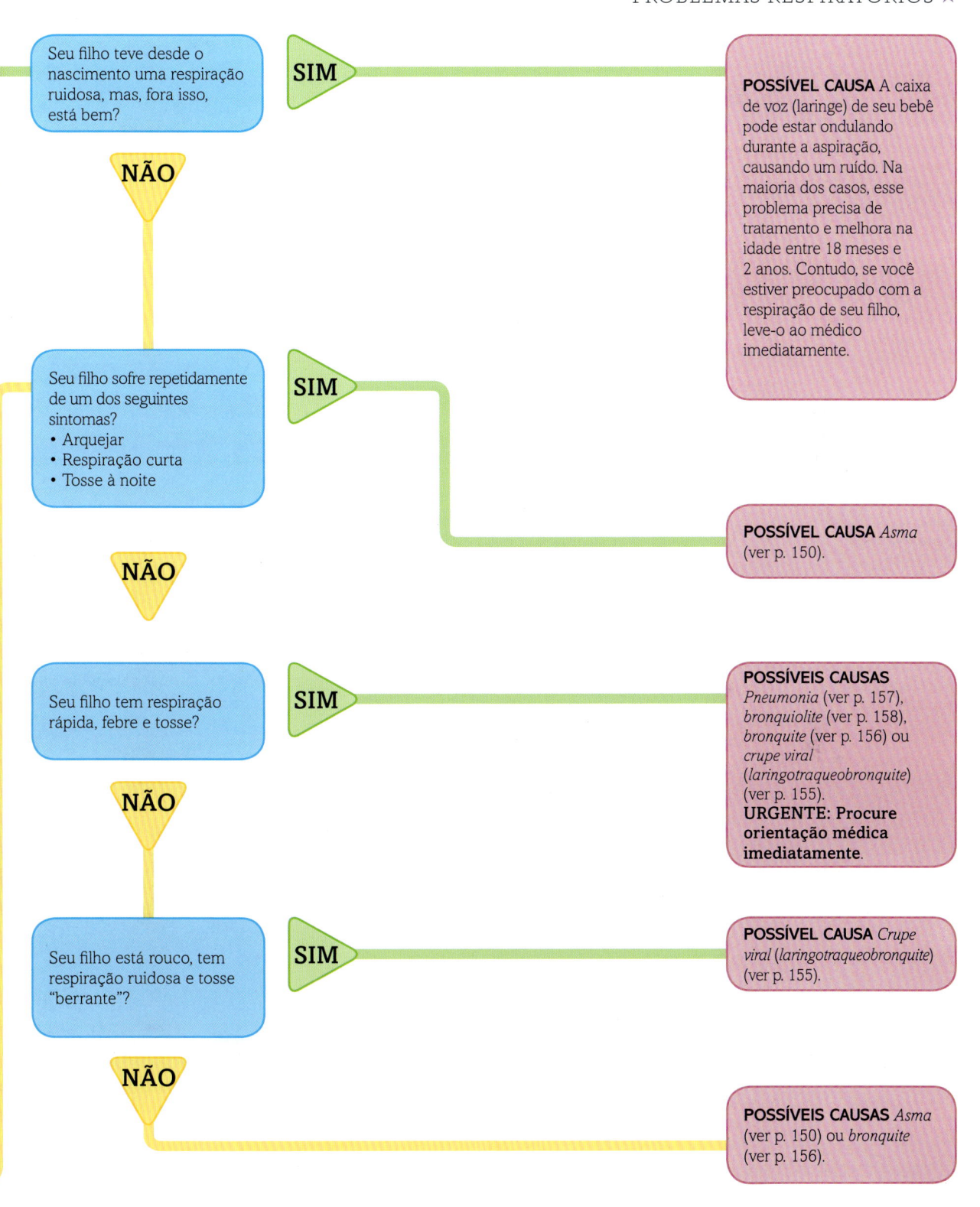

73

★ LISTAS DE SINTOMAS

Problemas bucais

A maioria dos problemas que afetam lábios, língua, gengivas e o interior da boca não é grave. Porém uma boca dolorida pode incomodar seu filho e causar dor ao comer e beber. Em um bebê, dor na boca pode ser por causa da dentição, podendo ser aliviada ao morder um objeto duro ou frio.

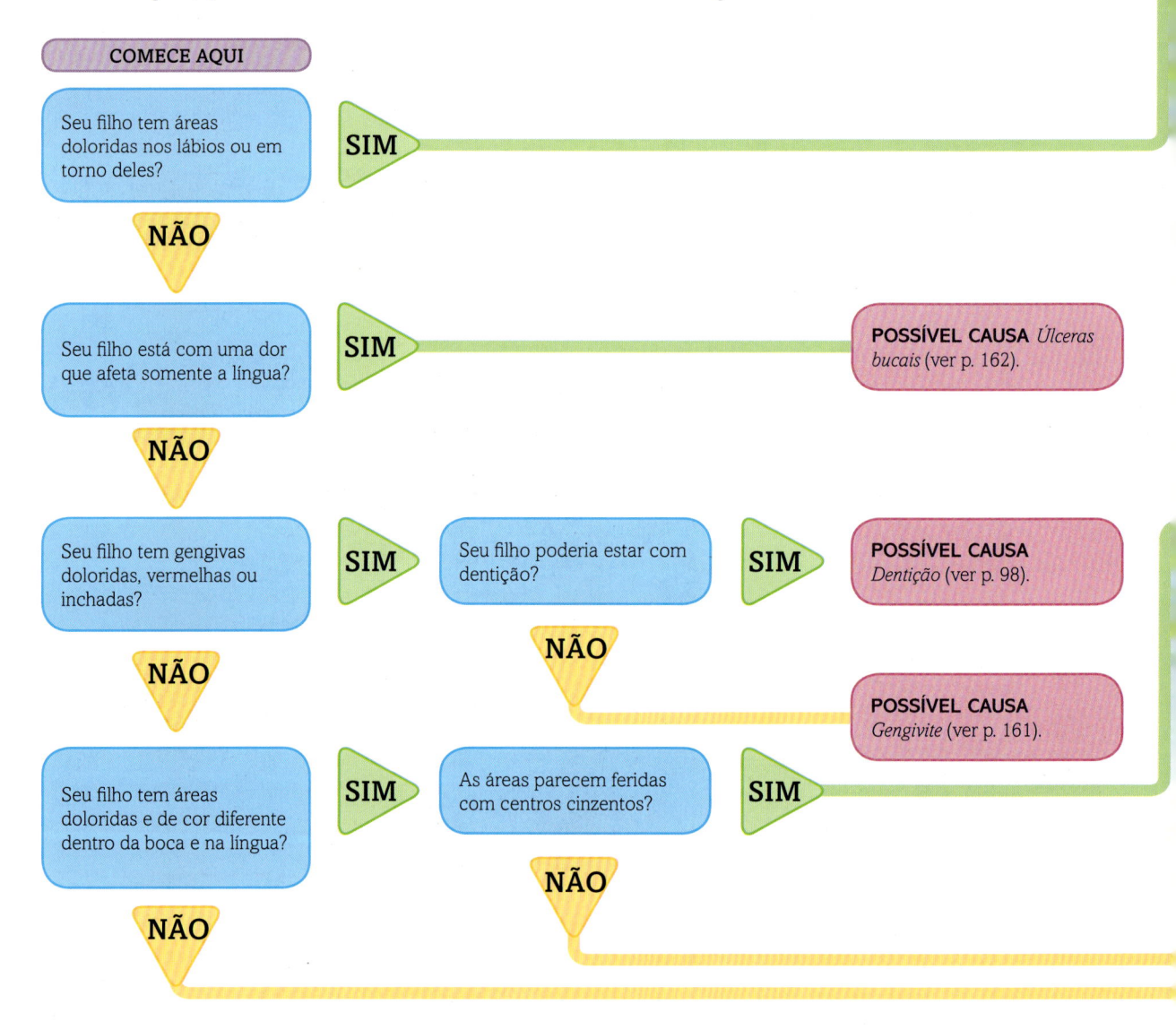

COMECE AQUI

Seu filho tem áreas doloridas nos lábios ou em torno deles? → **SIM**

↓ **NÃO**

Seu filho está com uma dor que afeta somente a língua? → **SIM** → **POSSÍVEL CAUSA** *Úlceras bucais* (ver p. 162).

↓ **NÃO**

Seu filho tem gengivas doloridas, vermelhas ou inchadas? → **SIM** → Seu filho poderia estar com dentição? → **SIM** → **POSSÍVEL CAUSA** *Dentição* (ver p. 98).

↓ **NÃO** (from dentição question)
POSSÍVEL CAUSA *Gengivite* (ver p. 161).

↓ **NÃO**

Seu filho tem áreas doloridas e de cor diferente dentro da boca e na língua? → **SIM** → As áreas parecem feridas com centros cinzentos? → **SIM**

↓ **NÃO**

↓ **NÃO**

PROBLEMAS BUCAIS ★

Há pequenas bolhas ou feridas nos lábios ou em torno deles? — **SIM** → **POSSÍVEL CAUSA** *Herpes labial* (ver p. 119).

NÃO

As áreas em torno da boca ou as fendas nos extremos dos lábios estão avermelhadas? — **SIM** → **POSSÍVEL CAUSA** Dermatite perioral infantil, ou seja, uma irritação da pele em torno da boca que aparece quando o bebê baba, fica constantemente passando a língua na área ou chupa o dedo.
MEDIDA DOMÉSTICA Converse com o médico para aplicar vaselina à área afetada a cada poucas horas. Uma alternativa é uma pomada para lábios, para hidratá-los e protegê-los. Geralmente, assim que vão para a escola, crianças abandonam o costume de passar a língua nos lábios ou de chupar o dedo, e então o eczema desaparece.

NÃO

Em torno dos lábios há crostas cor de palha ou de mel? — **SIM** → **POSSÍVEL CAUSA** *Impetigo* (ver p. 118).

NÃO

Se você não puder identificar o problema de seu filho com a ajuda desta lista ou se estiver preocupado com ele, procure orientação médica.

Seu filho tem manchas nas mãos e nos pés? — **SIM** → **POSSÍVEL CAUSA** *Síndrome mão-pé-boca* (ver p. 109).

NÃO

POSSÍVEL CAUSA *Úlceras bucais* (ver p. 162).

As manchas são de cor amarelo-creme e saem facilmente ao passar a unha? — **SIM** → **POSSÍVEL CAUSA** *Afta bucal* (ver p. 99).

NÃO

Se você não puder identificar o problema de seu filho com a ajuda desta lista ou se estiver preocupado com ele, procure orientação médica.

75

★ LISTAS DE SINTOMAS

Dores abdominais

Toda criança sente ocasionalmente dores abdominais, e algumas crianças têm ataques recorrentes. De modo geral, a causa é insignificante e a dor desaparece rapidamente sem tratamento. Mais raramente, pode haver uma causa séria que precisa de atenção médica.

> ### Sinais de perigo
> Chame uma ambulância se seu filho tiver um dos seguintes sintomas:
> ★ Dores abdominais por seis horas
> ★ Dor ou inchaço na virilha ou nos testículos
> ★ Vômito amarelo-esverdeado
> ★ Material vermelho (sangue) nas fezes

COMECE AQUI

Seu filho tem um inchaço dolorido na virilha ou no escroto? — **SIM** →

POSSÍVEIS CAUSAS
Hérnia inguinal estrangulada (ver p. 100) ou *torção testicular* (ver p. 207).
EMERGÊNCIA: Chame uma ambulância. Antes do atendimento médico, não dê nada de comer ou de beber a seu filho.

NÃO ↓

Seu filho está com dor contínua por seis horas? — **SIM** →

POSSÍVEIS CAUSAS
Apendicite (ver p. 172) ou *glândulas inchadas no abdômen* (ver p. 172).
EMERGÊNCIA: Chame uma ambulância. Antes do atendimento médico, não dê nada de comer ou de beber a seu filho.

NÃO ↓

A dor aumenta quando o abdômen é gentilmente apertado? — **SIM** →

POSSÍVEL CAUSA
Apendicite (ver p. 172).
URGENTE: Procure orientação médica imediatamente.

NÃO ↓

DORES ABDOMINAIS ★

Seu filho vomitou?

- **SIM** → **Seu filho está com dor contínua por três horas?**
  - **SIM** → **POSSÍVEL CAUSA** *Apendicite* (ver p. 172). **URGENTE: Procure orientação médica imediatamente.**
  - **NÃO** → **O vômito é amarelo-esverdeado?**
    - **SIM** → **POSSÍVEL CAUSA** *Obstrução intestinal* (ver p. 205). **EMERGÊNCIA: Chame uma ambulância**. Antes do atendimento médico, não lhe dê nada de comer ou de beber.
    - **NÃO** ↓

- **NÃO** ↓

Seu filho tem algum dos seguintes sintomas?
- Diarreia com ou sem vômito
- Dor que diminui depois de vomitar ou defecar

- **SIM** → **POSSÍVEL CAUSA** *Gastroenterite* (ver p. 168).
- **NÃO** ↓

Seu filho tem material vermelho (sangue) em suas fezes?

- **SIM** → **POSSÍVEL CAUSA** Intussuscepção (ver *Obstrução intestinal*, p. 205). **EMERGÊNCIA: Chame uma ambulância**. Antes do atendimento médico, não lhe dê nada de comer ou de beber.
- **NÃO** ↓

Continue na p. 78

★ LISTAS DE SINTOMAS

Continuação da p. 77

Seu filho tem um dos seguintes sintomas?
- Garganta inflamada
- Tosse
- Nariz entupido ou coriza

SIM → **POSSÍVEIS CAUSAS** *Resfriado* (ver p. 152), *gripe* (*influenza*) (ver p. 154), *infecção de garganta* (ver p. 147) ou *glândulas inchadas do abdômen* (ver p. 172).

NÃO ↓

Seu filho tem dois ou mais dos seguintes sintomas?
- Febre
- Dor ao urinar
- Faz xixi na cama (depois de já ter ficado seco à noite)
- Urina frequentemente

SIM → **POSSÍVEL CAUSA** *Infecção do sistema urinário* (ver p. 178).

NÃO ↓

Seu filho tem muitas vezes ataques recorrentes de dores abdominais, mas fora isso parece estar bem?

SIM → **POSSÍVEIS CAUSAS** Ansiedade (ver *Ansiedade e medos*, na p. 195) ou *intolerância alimentar* (ver p. 163) podem ser a explicação, mas muitas vezes não há uma causa óbvia (ver *Dores abdominais recorrentes*, na p. 174).

NÃO ↓

Se você não puder identificar o problema de seu filho com a ajuda desta lista ou se estiver preocupado com ele, procure orientação médica.

Fezes de aspecto anormal

Cor, cheiro, consistência e conteúdo das fezes de um bebê são altamente variáveis. Contudo, se houver uma repentina mudança, acompanhada por outros sintomas, ou se as fezes forem brancas, vermelhas (contendo sangue) ou pretas, você deve procurar orientação médica.

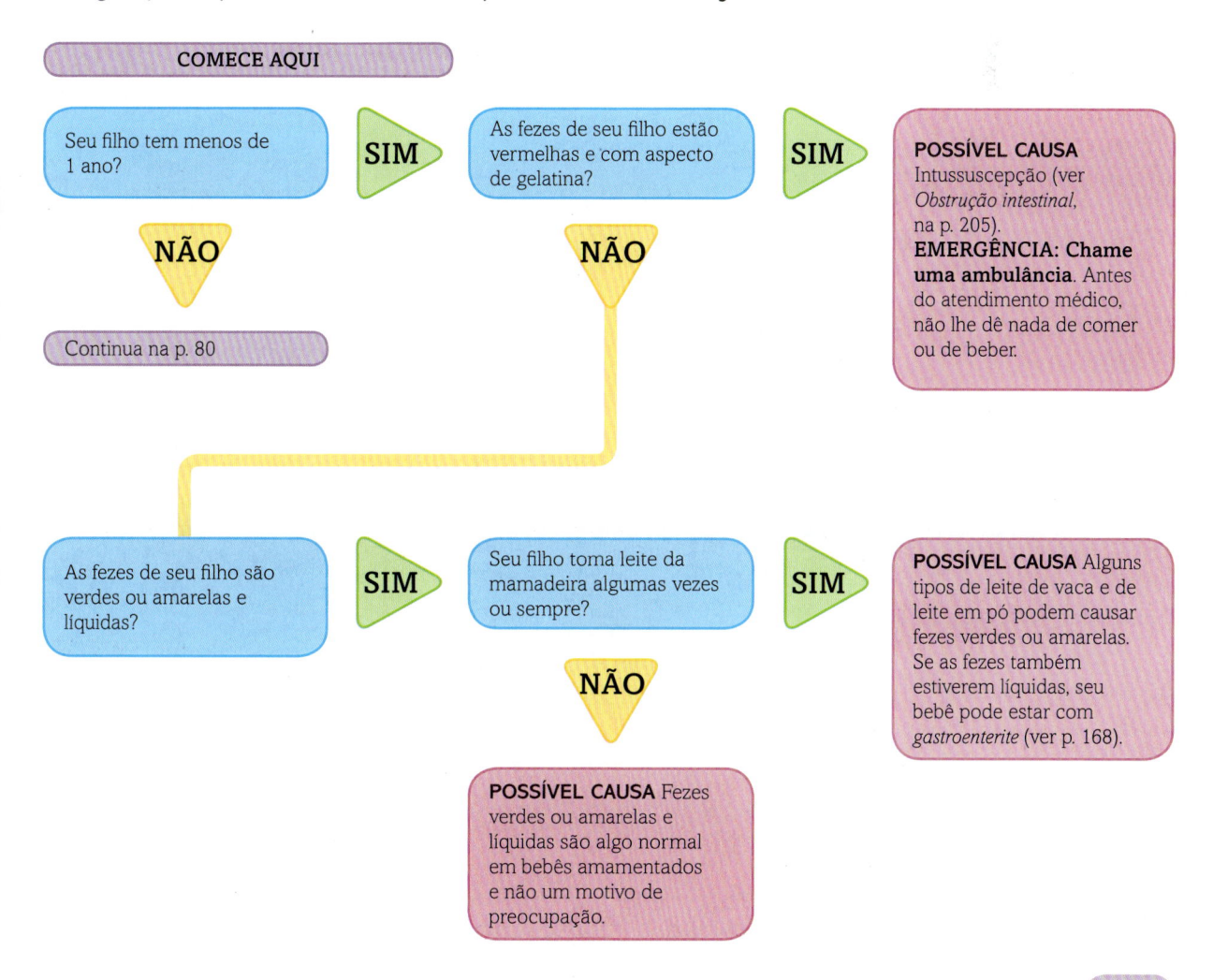

COMECE AQUI

Seu filho tem menos de 1 ano?

SIM → As fezes de seu filho estão vermelhas e com aspecto de gelatina?

SIM → **POSSÍVEL CAUSA** Intussuscepção (ver *Obstrução intestinal*, na p. 205). **EMERGÊNCIA: Chame uma ambulância.** Antes do atendimento médico, não lhe dê nada de comer ou de beber.

NÃO → Continua na p. 80

NÃO ↓

As fezes de seu filho são verdes ou amarelas e líquidas?

SIM → Seu filho toma leite da mamadeira algumas vezes ou sempre?

SIM → **POSSÍVEL CAUSA** Alguns tipos de leite de vaca e de leite em pó podem causar fezes verdes ou amarelas. Se as fezes também estiverem líquidas, seu bebê pode estar com *gastroenterite* (ver p. 168).

NÃO → **POSSÍVEL CAUSA** Fezes verdes ou amarelas e líquidas são algo normal em bebês amamentados e não um motivo de preocupação.

★ LISTAS DE SINTOMAS

Continuação da p. 79

Seu filho está tomando algum medicamento? — **SIM** → **POSSÍVEL CAUSA** Muitos medicamentos podem afetar a aparência das fezes.
Procure orientação médica e pergunte se o medicamento pode estar causando os sintomas de seu filho e se você deve parar de ministrá-lo.

↓ NÃO

As fezes de seu filho estão muito pálidas, mas, fora isso, estão como sempre? — **SIM** →

↓ NÃO

As fezes de seu filho estão pálidas e com cheiro podre, boiam no vaso sanitário e quase não descem com a descarga? — **SIM** → **POSSÍVEIS CAUSAS** Falha do intestino de absorver nutrientes da comida, o que pode ser devido a uma *intolerância alimentar* (ver p. 163), *alergia alimentar* (ver p. 164) ou *fibrose cística* (ver p. 204).

↓ NÃO

As fezes de seu filho contêm sangue? — **SIM** → **POSSÍVEIS CAUSAS** *Gastroenterite* (ver p. 168), fissura anal (ver *Constipação*, na p. 174) ou uma doença inflamatória intestinal.
URGENTE: Procure orientação médica imediatamente.

↓ NÃO

As fezes de seu filho estão líquidas? — **SIM** → Ver *Diarreia (crianças acima de 1 ano)*, na p. 38.

↓ NÃO

80

FEZES DE ASPECTO ANORMAL ★

As fezes de seu bebê: o que é normal e o que não é

A aparência e o cheiro das fezes de um bebê são muito variáveis. A maioria delas é normal e não há com que se preocupar, mas é importante saber o que pode indicar um problema. Se estiver preocupado com as fezes de seu bebê, converse com um médico ou outro profissional de saúde.

São casos normais:
★ Bebês que estão mamando no peito podem ter fezes verde-amarronzadas, amarelo-esverdeadas ou amarelas brilhantes; elas são soltas e de textura granulosa.
★ Em bebês alimentados com a mamadeira, as fezes têm geralmente uma cor mais marrom e uma forma mais acentuada e podem ter um cheiro mais forte.

Procure orientação médica nestes casos:
★ Fezes brancas ou da cor da massa de vidraceiro podem ser problema de fígado.
★ Sangue nas fezes são sintomas de infecção ou efeito de constipação.
★ Fezes pretas podem indicar hemorragia na parte superior do sistema digestivo.

Seu filho recuperou-se recentemente de um acesso de diarreia ou vômito?

SIM → **POSSÍVEL CAUSA** *Gastroenterite* (ver p. 168) pode às vezes causar fezes pálidas por vários dias.

NÃO ↓

Seu filho tem algum dos seguintes sintomas?
★ Pele amarelada
★ A parte branca dos olhos está amarelada
★ Urina escura

SIM → **POSSÍVEL CAUSA** *Hepatite* (ver p. 168) ou *icterícia neonatal* (ver p. 88).

NÃO ↓

Se você não puder identificar o problema de seu filho com a ajuda desta lista ou se estiver preocupado com ele, procure orientação médica.

81

★ LISTAS DE SINTOMAS

Problemas urinários

Se seu filho urinar pouco ou muito, ou se sentir dor ao urinar, procure orientação médica, pois pode haver algum problema por trás disso.

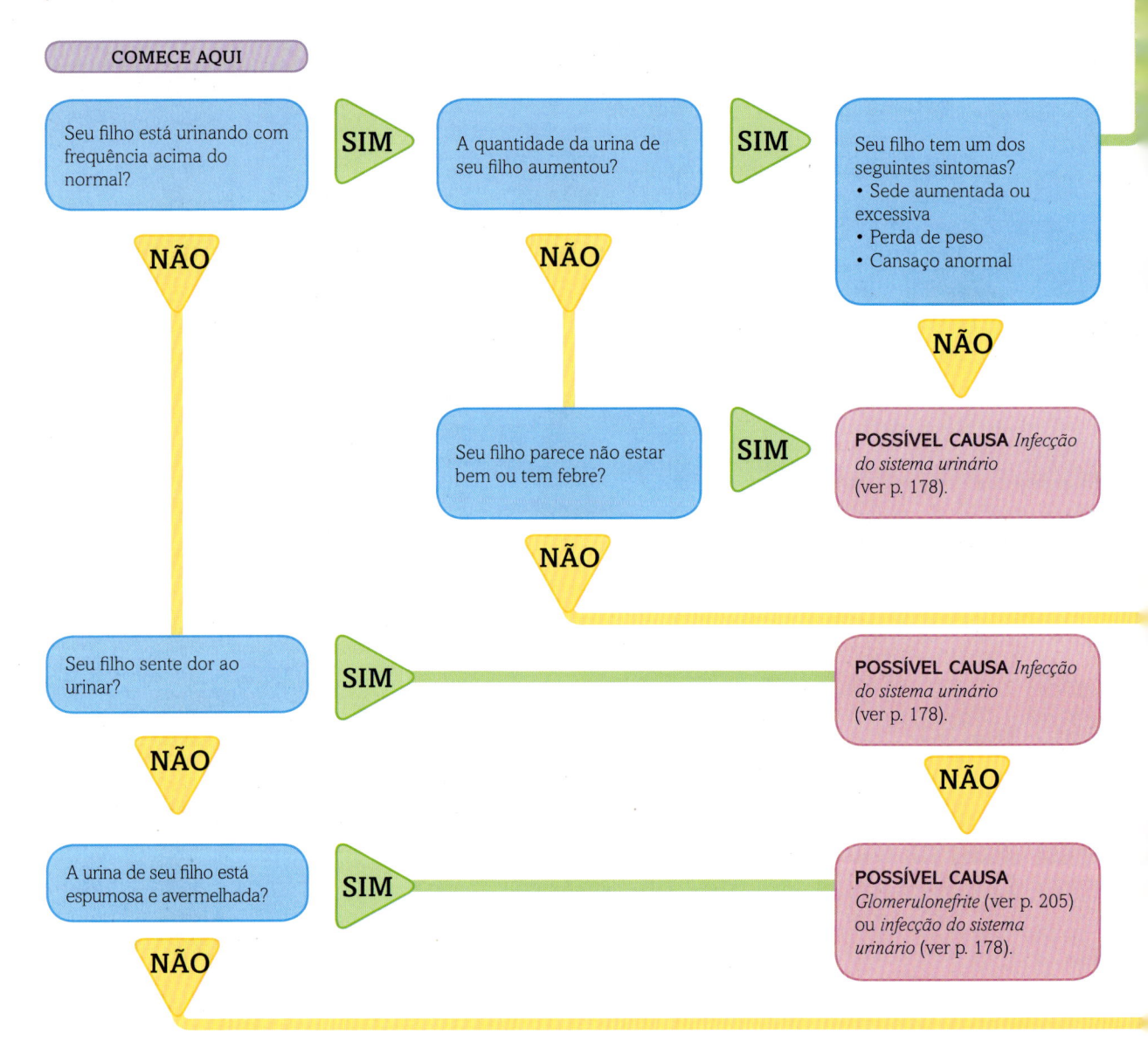

COMECE AQUI

Seu filho está urinando com frequência acima do normal? — **SIM** → A quantidade da urina de seu filho aumentou? — **SIM** → Seu filho tem um dos seguintes sintomas?
• Sede aumentada ou excessiva
• Perda de peso
• Cansaço anormal

NÃO ↓ (do terceiro quadro) → **POSSÍVEL CAUSA** *Infecção do sistema urinário* (ver p. 178).

Seu filho parece não estar bem ou tem febre? — **SIM** → **POSSÍVEL CAUSA** *Infecção do sistema urinário* (ver p. 178).

NÃO ↓

Seu filho sente dor ao urinar? — **SIM** → **POSSÍVEL CAUSA** *Infecção do sistema urinário* (ver p. 178).

NÃO ↓

A urina de seu filho está espumosa e avermelhada? — **SIM** → **POSSÍVEL CAUSA** *Glomerulonefrite* (ver p. 205) ou *infecção do sistema urinário* (ver p. 178).

NÃO ↓

PROBLEMAS URINÁRIOS ★

SIM → **POSSÍVEL CAUSA** *Diabetes* (ver p. 188).

Seu filho tomou recentemente alguma medicação?

SIM → **POSSÍVEL CAUSA** Alguns medicamentos podem causar uma micção frequente. **Procure orientação médica** e pergunte se o medicamento pode estar causando os sintomas de seu filho e se você deve parar de ministrá-lo.

A urina de seu filho está marrom-escura?

SIM → As fezes de seu filho estão mais pálidas do que o normal?

SIM → **POSSÍVEL CAUSA** *Hepatite* (ver p. 168) ou *icterícia neonatal* (ver p. 88).

NÃO

NÃO

A urina de seu filho está amarela ou alaranjada?

SIM → **POSSÍVEL CAUSA** Provavelmente a urina escureceu, pois ficou concentrada por causa da pouca ingestão de líquido ou da perda excessiva de líquidos ocasionada por febre, vômito e/ou diarreia, possivelmente em decorrência de *gastroenterite* (ver p. 168).
MEDIDA DOMÉSTICA Faça seu filho beber muito líquido, e a urina deverá voltar logo à sua cor normal.

NÃO

A urina de seu filho está verde ou azul?

SIM → **POSSÍVEL CAUSA** Cores artificiais em comidas, bebidas ou medicamentos são quase sempre a causa dessa mudança de cor. **Procure orientação médica** se a urina não voltar à sua cor normal dentro de alguns dias.

NÃO

Se você não puder identificar o problema de seu filho com a ajuda desta lista ou se estiver preocupado com ele, procure orientação médica.

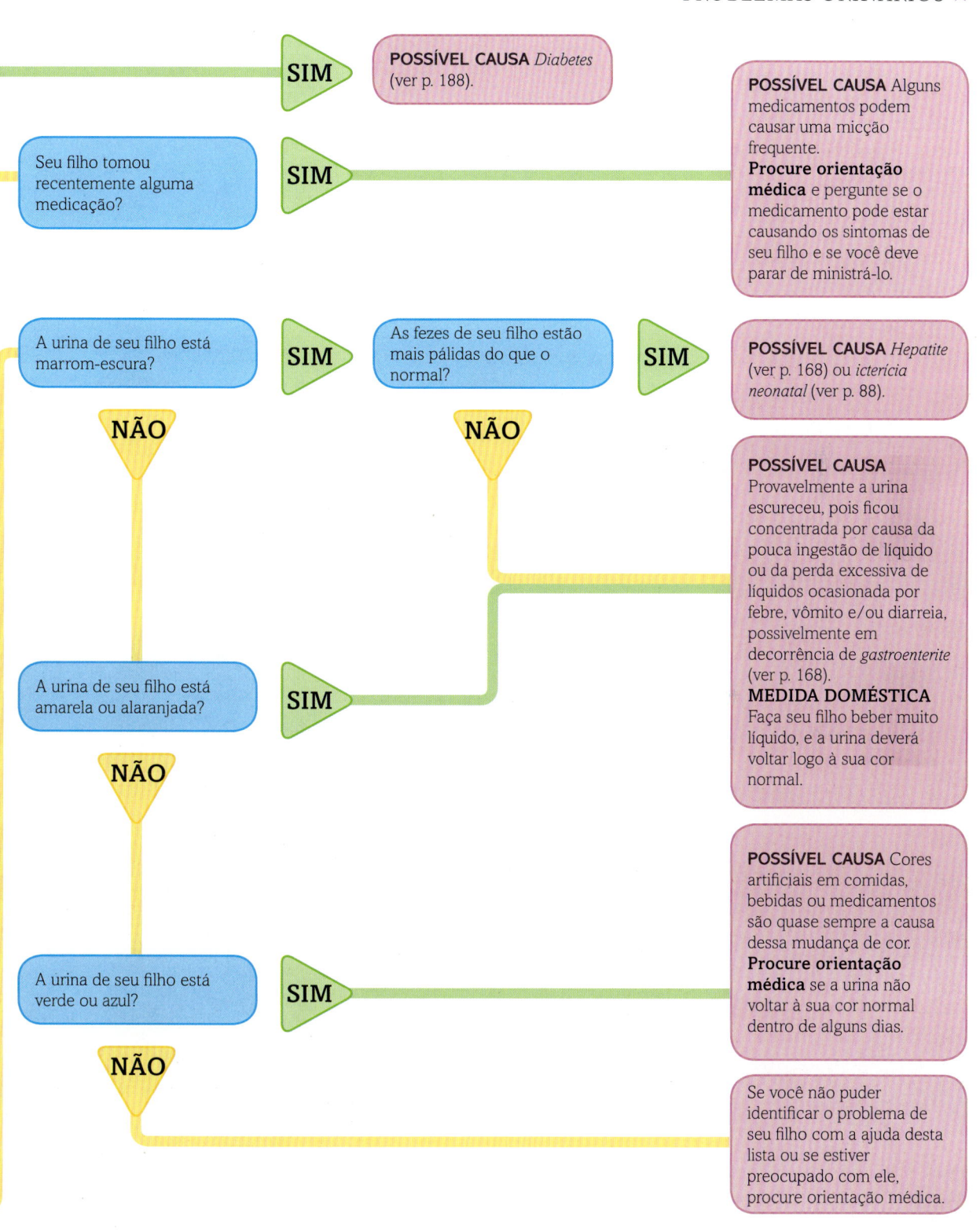

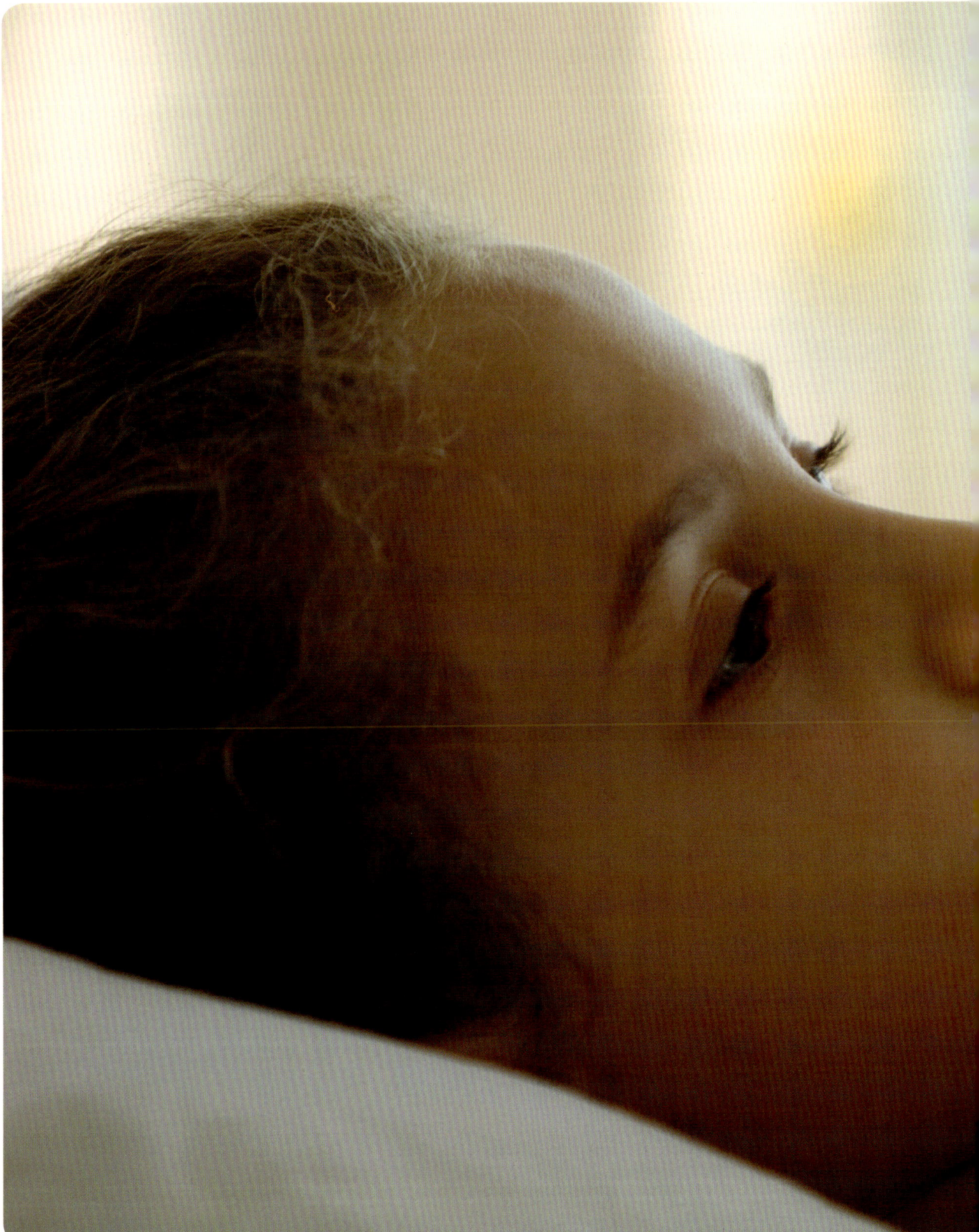

Doenças infantis

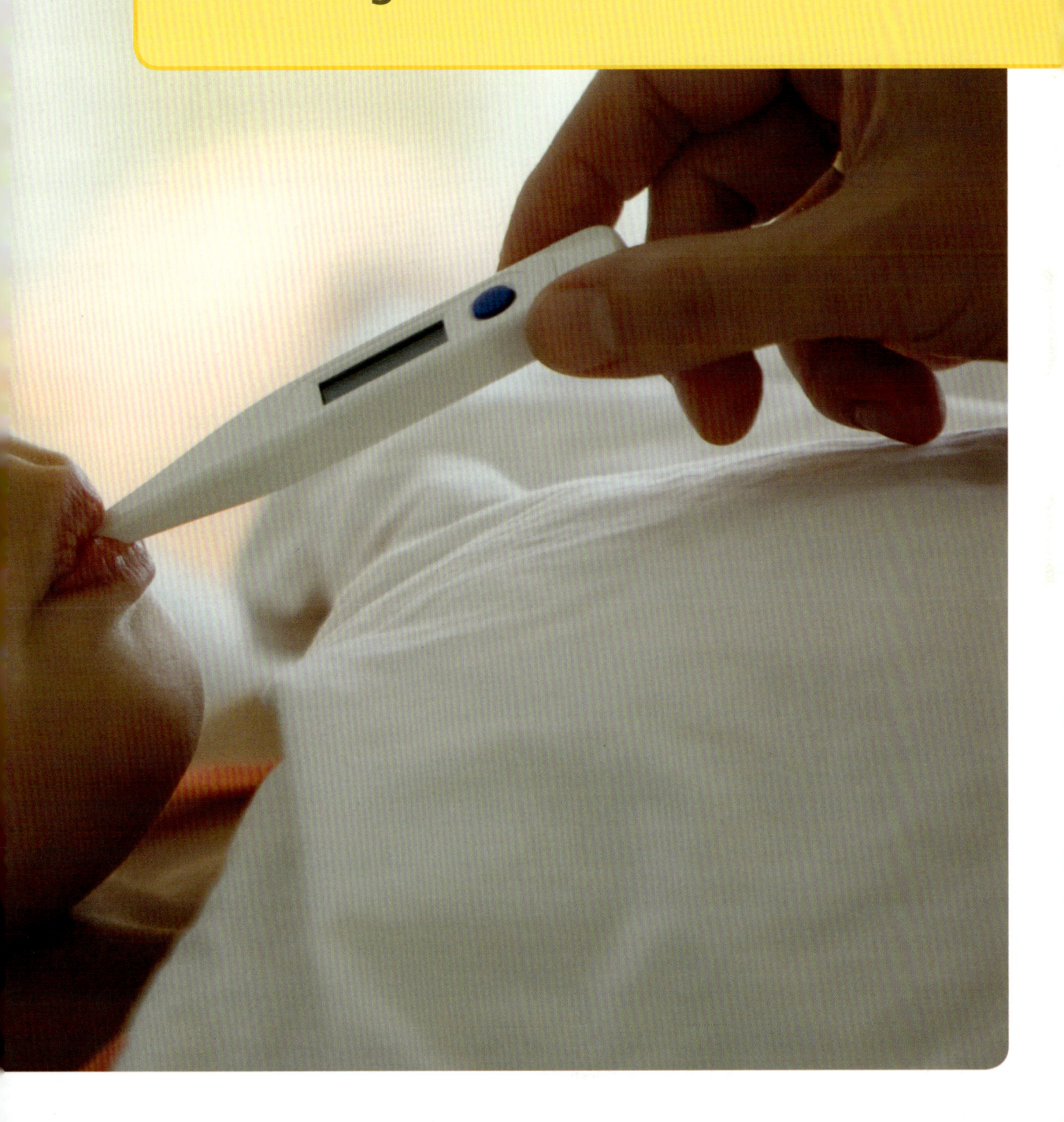

★ DOENÇAS INFANTIS

TUDO SOBRE DOENÇAS INFANTIS

Conheça as doenças mais comuns e importantes que podem afetar crianças desde o nascimento até os 10 anos de idade.

ORGANIZAÇÃO DESTA PARTE

São apresentadas as doenças e problemas os comuns de bebês, seguidos por doenças infecciosas. O conteúdo está dividido em seções de acordo com as partes ou sistemas do corpo afetados por um problema, como o sistema respiratório ou o sistema nervoso. Doenças que afetam olhos, orelhas, nariz e garganta são abordadas em conjunto. Cada seção traz capítulos referentes às doenças.

Algumas delas poderiam ser discutidas em várias seções do livro. Por exemplo, o resfriado – uma infecção viral de nariz e garganta – poderia estar nas seções sobre sistema respiratório, sobre olhos, orelhas, nariz e garganta ou, ainda, sobre doenças infecciosas, mas foi incluído na seção relativa ao sistema respiratório, para ficar perto da *influenza* (gripe), com a qual partilha sintomas e às vezes é confundido. A catapora poderia ficar entre as doenças infecciosas ou as doenças de pele (dermatoses), mas, como seus efeitos não ficam restritos à pele, foi incluída nas doenças infecciosas.

ENCONTRE O QUE VOCÊ PROCURA

A página inicial de cada seção elenca todas as doenças nela incluídas e indica suas páginas. Você também dispõe do índice remissivo no fim do livro para localizar doenças específicas e pode usar as listas de sintomas para identificar qual poderia ser o problema de seu filho e depois ler mais a respeito, no respectivo capítulo.

OBJETIVOS DESTA PARTE

O objetivo desta parte do livro é oferecer informações sobre cada doença: o que é, qual a causa (se conhecida), quais os sintomas, como é tratada e qual o prognóstico – ou seja, as perspectivas para o futuro. Há conselhos para o tratamento e para procedimentos que podem ser realizados em casa, como usar emolientes (hidratantes) para eczemas e outros casos de pele seca ou recorrer a incentivos, como um calendário, que apoiam o esforço de não fazer xixi na cama. Há também orientação sobre quando procurar ajuda médica. Nenhum livro pode substituir o contato pessoal com um médico. Por isso, caso esteja preocupado com seu filho, marque uma consulta com um pediatra.

OUTRAS DOENÇAS E PROBLEMAS

Após os capítulos sobre doenças infantis é apresentado um glossário que inclui doenças menos comuns e, em geral, mais sérias, para as quais geralmente é necessário tratamento médico.

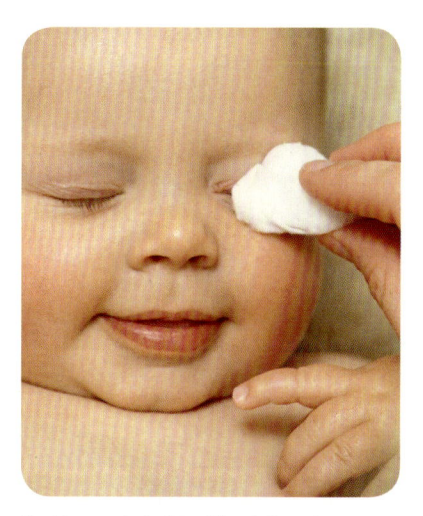

Problemas de bebês Olhos inflamados (conjuntivite neonatal) afetam principalmente bebês de até 1 ano. Tirar a secreção com algodão limpo ajuda. Crosta láctea (dermatite seborreica infantil), cólicas, dermatite de fralda, refluxo e flatulência são outros problemas comuns.

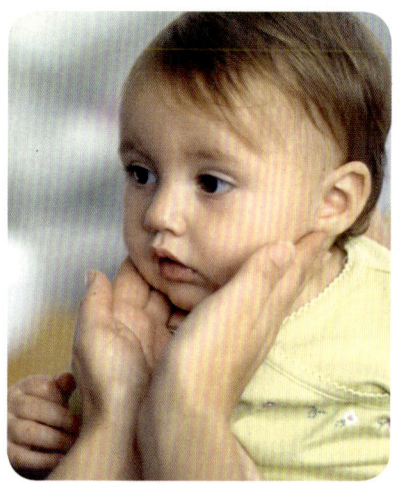

Doenças infecciosas Caxumba é uma doença infecciosa que afeta mais de um sistema ou parte do corpo. Um sintoma de caxumba são glândulas ampliadas que você pode sentir com os dedos. Catapora e rubéola também são doenças infecciosas.

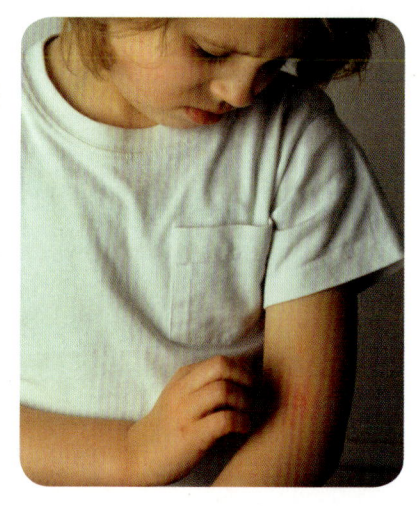

Doenças de pele (dermatoses) Um eczema – na foto, perto do cotovelo – é um problema comum que pode afetar a pele em qualquer parte do corpo. Outras doenças de pele (dermatoses), como herpes labial, tendem a afetar somente uma área.

Doenças e problemas comuns em bebês

Os problemas discutidos nesta seção afetam exclusiva ou principalmente bebês de até 1 ano de idade. Muitos desses problemas estão relacionados à imaturidade ou à necessidade de ajustes a um novo ambiente. Outras doenças que podem afetar bebês, mas que não são específicas deles, são discutidas nos capítulos relativos às partes ou aos sistemas do corpo que afetam. Doenças genéticas ou problemas sérios presentes desde o nascimento (doenças congênitas) estão incluídos no "Glossário de outros problemas de saúde" (ver pp. 203-207).

★ Problemas de cordão umbilical 88
★ Icterícia neonatal 88
★ Manchas e dermatites 89
★ Manchas congênitas e sinais 90
★ Crosta láctea (dermatite seborreica infantil) 91
★ Olhos inflamados (conjuntivite neonatal) 92
★ Assadura (dermatite de fralda) 93
★ Cólicas 94
★ Refluxo 96
★ Gases (flatulência) 97
★ Dentição 98
★ Afta bucal 99
★ Desenvolvimento atrasado 99
★ Hérnia inguinal 100
★ Hérnia umbilical 100

★ DOENÇAS E PROBLEMAS COMUNS EM BEBÊS

Problemas de cordão umbilical

Após o nascimento é cortado o cordão umbilical que conectava o bebê à placenta. Na maioria dos casos, o coto do cordão sara sem problemas, mas ele pode ficar infeccionar, ou pode se formar um conjunto de tecido cicatricial (chamado de granuloma).

QUAIS AS CAUSAS?
Depois de cortar e clampear o cordão umbilical, sobrará um coto de 2 cm a 3 cm. Ele secará e poderá ficar preto antes de cair. Depois disso, o umbigo do bebê poderá ficar vermelho e demorará mais uma semana para sarar plenamente. Até o coto do cordão curar por inteiro, poderá haver uma infecção, uma vez que a área úmida em torno dele pode abrigar bactérias potencialmente nocivas.

Não se sabe a causa exata de granulomas, mas eles podem ocorrer principalmente quando o coto demora mais do que o usual para sarar.

DEVO PROCURAR UM MÉDICO?
Se você acha que o coto do cordão está infeccionado, procure um médico que possa receitar um creme antibiótico. Mas geralmente não é necessário fazer nada, porque esse tipo de granuloma tende a desaparecer com o tempo. Se um granuloma persistir, procure orientação médica.

HÁ ALGUMA PREVENÇÃO?
É importante que você mantenha o coto do cordão limpo e seco até o umbigo sarar completamente. Dobre a parte superior da fralda do seu bebê para baixo, para que o coto fique fora da fralda e não tenha contato com urina ou fezes. Se urina ou fezes chegarem até o cordão, lave-o com água, usando um pedaço de gaze. Não use algodão seco, porque fios podem grudar no coto. Não é necessário aplicar álcool ou antisséptico. Não há nada a fazer para prevenir a formação de granuloma.

Possíveis sintomas

Infecção:
★ Área vermelha em torno da base do coto do umbigo
★ Secreção ou pus no coto
★ Febre, rejeição a alimentos ou irritabilidade

Granuloma:
★ Área vermelha/rosada, elevada e úmida onde estava o coto
★ Líquido amarelado saindo do coto

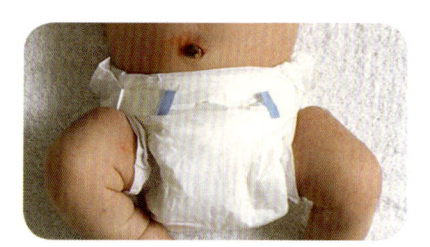

Cuidado com o coto do cordão Dobre a parte superior da fralda para baixo. Assim, o coto fica exposto ao ar e permanece seco.

Icterícia neonatal

Na icterícia, a pele e os olhos assumem um tom amarelado. É comum em recém-nascidos, afetando seis em cada dez bebês, e geralmente não é nada sério.

QUAIS AS CAUSAS?
A cor amarelada é o resultado de uma formação de bilirrubina no sangue. Bilirrubina é um resíduo formado pelo fígado quando são desfeitas células sanguíneas vermelhas. Há várias causas de icterícia em recém-nascidos. O tipo mais comum é conhecido como icterícia fisiológica. Ocorre porque recém-nascidos têm mais células sanguíneas vermelhas, e a remoção da bilirrubina do sangue é mais devagar do que em adultos, já que seus fígados são imaturos. Esse tipo se desenvolve nas primeiras semanas e geralmente melhora, sem tratamento, de dez a quatorze dias depois do nascimento.

Outras formas de icterícia podem ser mais sérias – por exemplo, se houver incompatibilidade entre o sangue da mãe e o do bebê, de modo que as células sanguíneas vermelhas são desfeitas rapidamente. O fenômeno aparece dentro de 24 horas após o nascimento e precisa de tratamento urgente. Icterícia que durar mais de duas semanas pode ser uma reação inofensiva a

Possíveis sintomas

★ Pele e parte branca dos olhos amareladas
★ Pele irritada
★ Sonolência ou rejeição a alimento

MANCHAS E DERMATITES

hormônios no leite materno, mas pode haver uma causa subjacente mais séria. Icterícia é mais comum em bebês prematuros e que mamam no peito.

DEVO PROCURAR UM MÉDICO?
Se você acha que seu filho tem icterícia, consulte o pediatra. Isso é especialmente importante se a icterícia durar mais de duas semanas, se começar apenas depois da primeira semana de vida ou se estiver piorando ou aparecer associada a fezes brancas como giz. Será feito um exame de sangue para testar os níveis de bilirrubina.

O tratamento mais comum para icterícia é a fototerapia, na qual o bebê é colocado debaixo de uma luz. Esse tratamento ajuda a quebrar a bilirrubina. Ainda que a icterícia fisiológica melhore muitas vezes sozinha, a fototerapia pode ser aplicada se os níveis de bilirrubina estiverem muito altos, porque pode danificar partes do cérebro. Uma transfusão de sangue pode ser necessária para tipos mais sérios de icterícia.

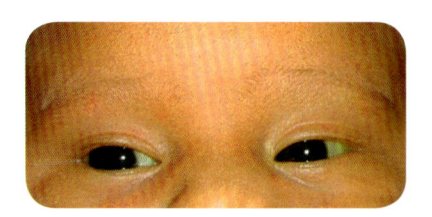

Olhos e pele amarelados Este bebê está com sinais típicos de icterícia. A coloração amarelada vem da formação de um resíduo no sangue.

Manchas e dermatites

A pele de recém-nascidos está suscetível a muitos tipos de manchas e erupções cutâneas (dermatites). A maioria não faz mal e desaparece com o tempo.

QUAIS OS TIPOS?
Aqui abordamos quatro problemas comuns de pele que afetam recém-nascidos (ver também "Manchas congênitas e sinais", na p. 90).

★ **Mília** Estes pequenos caroços macios afetam quatro ou cinco em cada dez recém-nascidos. Não estão presentes no nascimento, mas se desenvolvem algumas semanas depois, geralmente no rosto. São pequenos cistos na pele que se formam porque as glândulas de óleo ainda estão se desenvolvendo. Não precisam de tratamento e desaparecem espontaneamente em torno de quatro a seis semanas.

★ **Acne neonatal** Aparece geralmente de duas a quatro semanas depois do nascimento e se deve aos efeitos que hormônios maternos tiveram sobre o bebê em desenvolvimento no útero. Esses hormônios estimulam as glândulas de produção de óleo no rosto do bebê. Geralmente, a acne neonatal não precisa de tratamento, porque as espinhas desaparecem sozinhas depois de quatro a seis meses sem deixar cicatrizes. Se forem particularmente fortes ou não melhorarem, procure um médico, que pode indicar tratamentos de acne adequados para bebês.

★ **Eritema neonatal** É comum que recém-nascidos desenvolvam essa dermatite de manchas vermelhas elevadas no rosto e no corpo. Não se sabe por que ocorrem, mas tendem a melhorar em poucos dias sem tratamento.

★ **Brotoeja** Também chamada de miliária, esta dermatite vermelha e espinhenta pode se desenvolver quando o bebê está superaquecido. É causada pelo bloqueio de glândulas sudoríparas. Bebês são mais suscetíveis do que adultos porque suas glândulas têm poros menores. Diminua a temperatura do bebê, tirando alguma peça de roupa ou levando-o para um lugar menos quente.

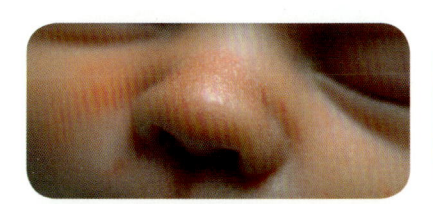

Mília Estes pequenos caroços brancos, vistos aqui no nariz, são comuns em bebês novos. Eles são inofensivos e desaparecem logo.

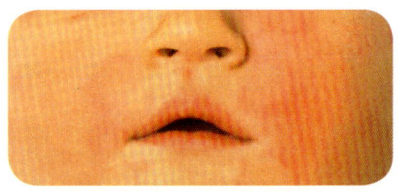

Eritema neonatal Esta dermatite vermelha elevada, aqui nas bochechas de um recém-nascido, geralmente desaparece em poucos dias.

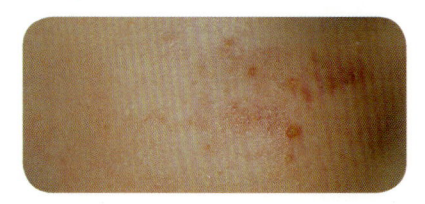

Acne neonatal Esta dermatite se parece com a acne de adolescentes. Pode aparecer em bochechas, testa e queixo.

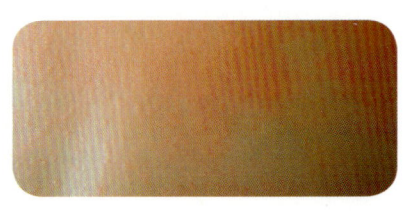

Brotoeja Aqui, os pequenos caroços vermelhos são brotoejas. Muitas vezes aparecem em áreas em que a roupa está muito justa.

★ DOENÇAS E PROBLEMAS COMUNS EM BEBÊS

Manchas congênitas e sinais

Manchas congênitas, sinais ou pintas podem estar presentes no nascimento ou surgir nas primeiras semanas de vida, desaparecendo com o tempo ou tornando-se permanentes.

QUAIS OS TIPOS?

Há dois tipos principais de sinais: os causados por vasos sanguíneos malformados na pele ou abaixo dela e os causados por aglomerados de células pigmentadas (que dão cor à pele). O primeiro inclui placas de Hutchinson, hemangiomas e manchas vinho do porto; o segundo, manchas mongólicas e nevos melanocíticos.

★ **Placas de Hutchinson** São áreas de cor rosada ou salmão que aparecem em olhos, testa e nuca e que podem escurecer quando o bebê chora. Tendem a desaparecer após 1 ano de idade, mas podem persistir mais.

★ **Hemangiomas** Estas placas elevadas de pele com cor diferente podem ser hemangiomas morango, que são avermelhados, ou hemangiomas cavernosos, que são roxos ou azulados. Podem estar presentes no nascimento ou se desenvolver nas primeiras semanas. Começam como uma área vermelha achatada que cresce rapidamente em alguns meses, formando um sinal elevado.

Frequentemente, os pais ficam preocupados com hemangiomas, já que podem ficar bem grandes, mas com aproximadamente 18 meses começam a diminuir e aos 7 anos geralmente desaparecem. Como melhoram sozinhos, só se costuma tratá-los se ficarem sobre o olho, causando problemas de visão, se estiverem em local que gere problemas na alimentação ou na respiração ou se sangrarem com frequência.

★ **Manchas mongólicas** Presentes desde o nascimento, são mais comuns em bebês de pele escura. Parecem uma área cinza-azulada e escura e ficam geralmente na parte inferior das costas ou nas nádegas do bebê. Não precisam de tratamento e tendem a desaparecer aos 4 anos.

★ **Mancha vinho do porto** É permanente e consiste em uma área achatada de cor vermelha ou roxa. Com o crescimento da criança, pode crescer também e ficar mais grosso. Pode ser tratado com terapia a *laser*.

★ **Nevos melanocíticos congênitos** São sinais de pigmentos escuros de tamanho variado que podem se tornar cancerígenos, especialmente se ficarem grandes, por isso precisam ser monitorados. Se um nevo crescer, inflamar, sangrar ou coçar, procure um médico.

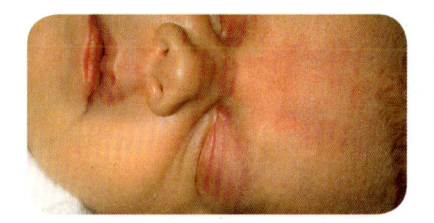

Placas de Hutchinson As áreas cor-de-rosa nas pálpebras e na testa são também conhecidas como "mordidas" de cegonha ou beijos de anjo.

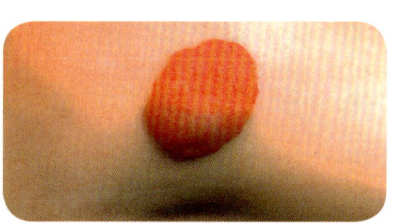

Hemangioma morango Este sinal parece um morango – daí seu nome. É causado por vasos sanguíneos malformados.

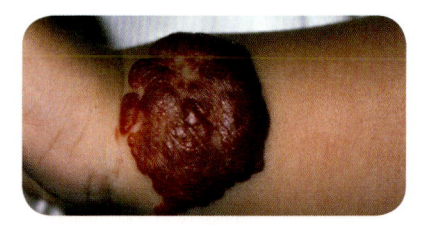

Hemangioma cavernoso Mais escuro que o hemangioma morango porque os vasos sanguíneos malformados são mais profundos.

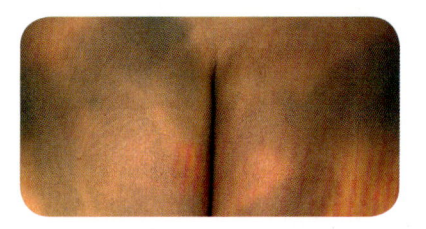

Manchas mongólicas São manchas de cor cinza-azulada e parecem hematomas. Aqui, aparecem nas nádegas de um bebê.

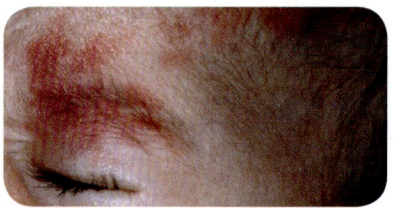

Mancha vinho do porto Já que aparece muitas vezes no rosto, seu tratamento pode ser desejável, embora não seja necessário.

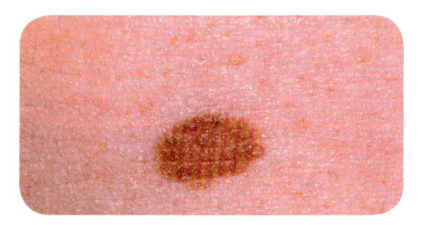

Nevo melanocítico congênito Este sinal marrom é uma mancha congênita causada pelo acúmulo de células cutâneas que geram pigmentos.

Crosta láctea (dermatite seborreica infantil)

Problema comum de pele que se desenvolve geralmente nos primeiros meses após o nascimento, a crosta láctea costuma afetar o couro cabeludo, mas às vezes pode atingir rosto, axilas e virilha.

Possíveis sintomas

★ Pele vermelha e escamosa no couro cabeludo

★ Crostas amarelas ou placas oleosas no couro cabeludo

★ Perda de cabelo na área afetada quando as placas oleosas secam e descascam

★ Placas de pele escamosas e manchadas em rosto, axilas ou virilha

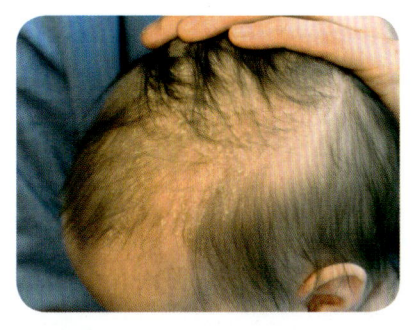

Crosta láctea As placas escamosas, amareladas e oleosas de pele que se formam na crosta láctea são desagradáveis, mas não fazem mal.

QUAL A CAUSA?

A causa de crosta láctea não é conhecida, mas pode estar ligada a efeitos dos hormônios maternos no útero que estimularam as glândulas sebáceas a ficarem hiperativas e a produzirem também muito sebo. No couro cabeludo, esta faz com que células cutâneas mortas grudem no couro cabeludo em vez de se soltar. A crosta láctea é mais comum em bebês com histórico familiar de eczemas. Não se forma por falta de higiene e não é contagiosa. Embora muitos pais considerem a crosta láctea desagradável, ela não causa problemas ou dor ao bebê e tende a desaparecer sozinha, geralmente em alguns meses.

DEVO PROCURAR UM MÉDICO?

Experimente as medidas apresentadas a seguir. Se elas não derem resultado, procure um médico que possa receitar um xampu específico para aliviar o couro cabeludo e remover as escamas. Você também deve procurar um médico se a dermatite seborreica aparecer em um outro lugar do corpo do bebê.

O que posso fazer para ajudar?

As escamas de crosta láctea podem ser tratadas aplicando óleo ao couro cabeludo, como azeite de oliva. Outra opção é um hidratante, como creme emulsificador ou vaselina.

Evite óleo de amendoim se houver alergia. Não tente tirar as escamas com as unhas, pois isso causa sangramento e feridas, que podem infeccionar.

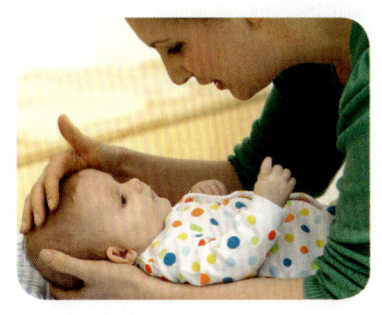

1 Gentilmente, passe óleo ou loção hidratante no couro cabeludo, para facilitar que as crostas e as escamas se soltem.

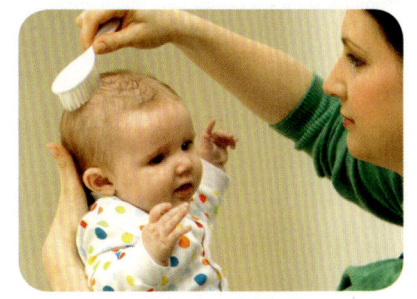

2 Escove o cabelo de seu bebê para remover crostas depois de deixar o óleo reagir por algumas horas ou durante a noite.

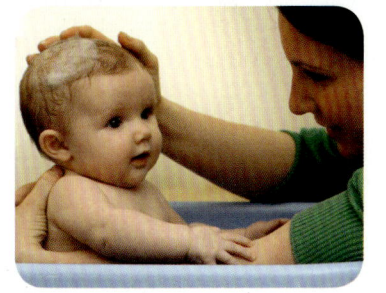

3 Lave o cabelo com xampu especial para bebês. Lavar o cabelo regularmente pode ajudar a impedir a formação de crostas.

★ DOENÇAS E PROBLEMAS COMUNS EM BEBÊS

Olhos inflamados (conjuntivite neonatal)

Muitos bebês têm pus ou secreção saindo de um olho ou de ambos, o que deixa os olhos pegajosos. A secreção costuma ficar mais evidente depois que a criança dorme, podendo inclusive formar crostas em torno dos olhos.

Possíveis sintomas

Bloqueio do duto lacrimal:
★ Água saindo do olho, mesmo quando o bebê não está chorando
★ Secreção pegajosa saindo do olho

Conjuntivite neonatal:
★ Vermelhidão no branco do olho
★ Secreção de água ou líquido parecido com sangue ou pus
★ Pálpebras inchadas e macias

QUAIS AS CAUSAS?

Olhos inflamados em bebês ocorrem muitas vezes por um bloqueio do duto nasolacrimal. Os olhos são umedecidos por lágrimas que então descem pelo duto nasolacrimal do olho para dentro do nariz. Cerca de um em cada cinco bebês não tem o duto plenamente desenvolvido, bloqueando a drenagem das lágrimas e gerando os sintomas.

Outra possível causa de olhos inflamados é a conjuntivite, ou seja, uma infecção da conjuntiva no olho (a membrana transparente que cobre o branco dos olhos e contorna as pálpebras). Caso ocorra nos primeiros 28 dias de vida (conjuntivite neonatal), a bactéria causadora da infecção pode ter vindo do canal de nascimento da mãe durante o parto.

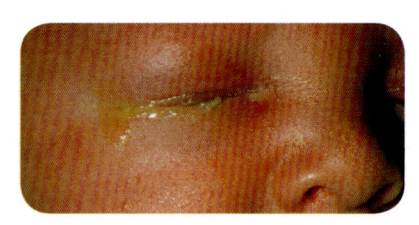

A **secreção amarelada** do olho deste bebê é decorrente de um bloqueio do duto lacrimal.

DEVO PROCURAR UM MÉDICO?

Caso o bebê ainda não tenha 28 dias, ele deve ser avaliado por um médico. Mesmo se tiver mais de 28 dias, você pode procurar um médico para confirmar o diagnóstico.

Um bebê acima de 28 dias diagnosticado com conjuntivite pode não precisar de tratamento; em alguns casos, são receitados cremes ou colírio para os olhos. Um bebê com menos de 28 dias que apresente conjuntivite neonatal será remetido a um especialista. Se a infecção for causada pela bactéria clamídia, o tratamento imediato é especialmente importante, porque essa bactéria pode causar pneumonia ou levar à cegueira.

Se o diagnóstico indicar um bloqueio de duto, você poderá tentar uma massagem para ajudar o duto a se desenvolver (ver quadro à esquerda). Contudo, caso o branco do olho ou o canto do olho fiquem vermelhos e doloridos, isso pode ser um sinal de infecção. Procure um médico.

QUAL A PREVISÃO?

Se a conjuntivite neonatal for tratada imediatamente, o prognóstico é bom, e muitas crianças se recuperam plenamente. Um bloqueio do duto lacrimal tende a melhorar com o tempo, embora os sintomas possam piorar de novo temporariamente durante um resfriado, quando o duto é bloqueado por muco. Na maioria dos casos, um duto bloqueado será aberto quando a criança fizer 1 ano de idade. Se isso não acontecer e ainda houver sintomas, você deverá procurar um especialista. O tratamento envolve o uso de uma sonda para abrir o duto nasolacrimal, um procedimento que é feito com anestesia.

O que posso fazer para ajudar?

Se seu bebê tiver um duto nasolacrimal bloqueado, uma massagem poderá ajudar a drenar lágrimas empoçadas e a desenvolver o duto. Primeiramente, lave suas mãos.

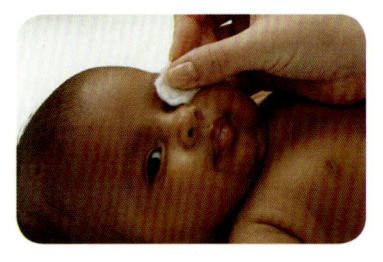

Limpe o olho Gentilmente, tire qualquer secreção do olho, usando algodão ou gaze umedecida. De preferência, use água fervida e esfriada para umedecer.

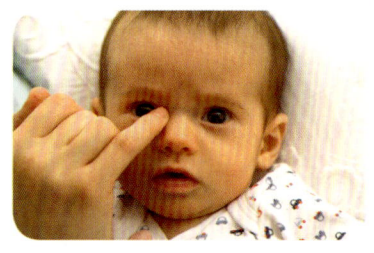

Massageie o duto Com um dedo e o polegar, aplique uma pressão suave ao canto interno do exterior do nariz, de três a quatro vezes por dia.

Assadura (dermatite de fralda)

A dermatite de fralda afeta grande parte dos bebês e crianças pequenas que usam fraldas. Na maioria das vezes, é causada pela irritação da pele oriunda da amônia na urina e nas fezes. Pode ser causada também por uma infecção fúngica.

DEVO PROCURAR UM MÉDICO?
Se as medidas domésticas descritas a seguir não ajudarem, leve seu filho ao médico. O médico pode receitar um creme ou uma loção. Se a dermatite não sarar com o tratamento, pode ser que haja uma infecção bacteriana, e o médico poderá prescrever um antibiótico.

HÁ ALGUMA PREVENÇÃO?
As orientações a seguir podem prevenir o desenvolvimento de dermatite de fralda.

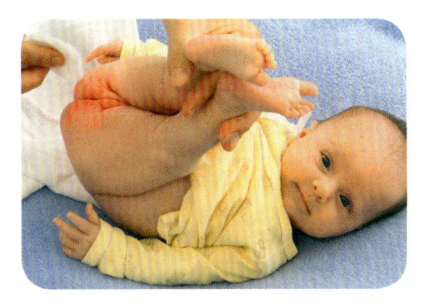

Dermatite amena A pele fica vermelha e inflamada em uma pequena parte da área coberta pela fralda.

Possíveis sintomas

Dermatite de fralda amena:

★ Manchas rosas ou vermelhas que podem emergir em placas, afetando uma pequena parte da área coberta pela fralda

★ Choro ao urinar ou defecar, mesmo que o bebê esteja bem

Dermatite de fralda severa:

★ Manchas vermelhas brilhantes e pele rachada, afetando uma parte maior da área coberta pela fralda

★ Bebê irritado e agitado

Dermatite de fralda fúngica:

★ Pele inflamada com manchas vermelhas em torno das beiras da dermatite, como satélites

★ Dobras da pele afetadas, o que não acontece em dermatites não fúngicas

O que posso fazer para ajudar?

As medidas aqui apresentadas ajudarão a tratar e a prevenir esse tipo de dermatite. Não deixe a fralda muito apertada e evite cuecas ou calcinhas de plástico sobre a fralda, porque causam umidade.

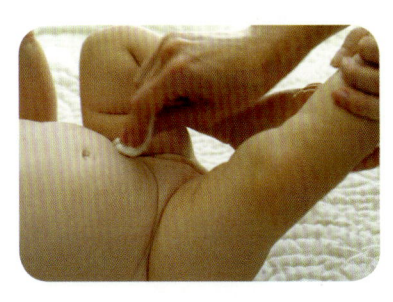

Evite sabonetes Lave seu bebê com água; evite sabonetes, para não causar irritação. Se usar lencinhos umedecidos, opte pela versão sem álcool, para não ressecar a pele. Enxugue a pele cuidadosamente, dando tapinhas em vez de esfregá-la se a área estiver inflamada.

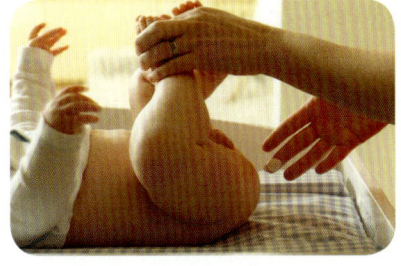

Use um creme de barreira Nas trocas, após a limpeza da área genital, aplique uma camada fina de creme de barreira – as conhecidas pomadas antiassaduras – sem exagerar, porque ele pode impedir a absorção pela fralda. Não use talco, pois pode irritar a pele ainda mais.

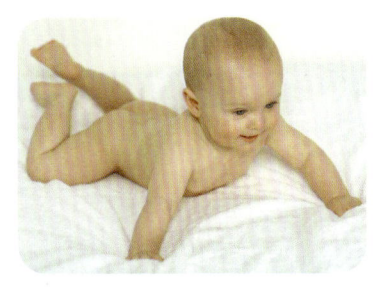

Tire a fralda de seu bebê Deixe seu bebê sem fralda o máximo possível. Coloque-o em uma toalha que deve ser trocada assim que ficar molhada. Se não for possível deixá-lo sem fralda, troque-a regularmente e assim que houver irritação de pele.

★ DOENÇAS E PROBLEMAS COMUNS EM BEBÊS

Cólicas

Enquanto todos os bebês choram por vários motivos, como sono ou fome, bebês com cólicas, que se desenvolvem normalmente e têm boa saúde, choram inconsolavelmente por motivos desconhecidos. As cólicas passam, e a maioria dos bebês fica melhor aos 4 meses de idade.

QUAL A CAUSA?

A causa das cólicas e até mesmo seu caráter exato não são conhecidos. Chorar por causa de cólicas parece não ser em razão de uma dor, ainda que os bebês possam estar com desconforto. Acredita-se que as cólicas possam ocorrer devido à flatulência presa ou à imaturidade do sistema digestório, já que desaparecem com o tempo. Também é possível que sejam causadas por uma sensibilidade temporária à lactose. As cólicas são extremamente comuns e afetam um em cada cinco bebês. Fumar durante a gravidez aumenta o risco de seu bebê desenvolver cólicas, e as cólicas ocorrem com maior frequência em bebês amamentados artificialmente (com mamadeira).

QUAL O TRATAMENTO?

Há uma ampla gama de medidas que você pode tentar para aliviar as cólicas do bebê (ver quadro na página seguinte). Se elas não ajudarem, o pediatra poderá prescrever gotas de simeticona, para reduzir o ar preso no estômago.

HÁ TERAPIAS COMPLEMENTARES?

Algo que você pode tentar é massagear a barriguinha de seu bebê ou movimentar as pernas como se ele estivesse pedalando (ver quadro na página seguinte).

DEVO PROCURAR UM MÉDICO?

Embora se pense que as cólicas sejam inofensivas, elas são capazes de provocar uma aflição extrema para pais e cuidadores, que podem ficar nervosos e chorar com o bebê ou se sentirem extremamente frustrados. Se você perceber que não está dando conta, marque uma consulta com um médico.

HÁ ALGUMA PREVENÇÃO?

Não fumar durante a gravidez significa menos risco de que seu bebê sofra de cólicas. Se você não tiver parado durante a gravidez, pare agora. Fumar perto de seu bebê recém-nascido pode afetar o sistema digestório dele e aumentar a chance de cólicas, bem como prejudicar a saúde dele de outra forma. É evidente que fumar também é extremamente prejudicial para a sua própria saúde.

Possíveis sintomas

Episódios intensos de choro, geralmente começando algumas semanas depois do nascimento. Seu bebê pode:

★ Chorar furiosa e inconsolavelmente; tudo que você faz tem pouco efeito

★ Arquear as costas ou encolher os joelhos

★ Ter flatulências

★ Chorar muitas vezes à noite depois de comer

★ Comer devagar ou ter o sono interrompido por episódios de choro

★ Do contrário, estar bem, comer e ganhar peso

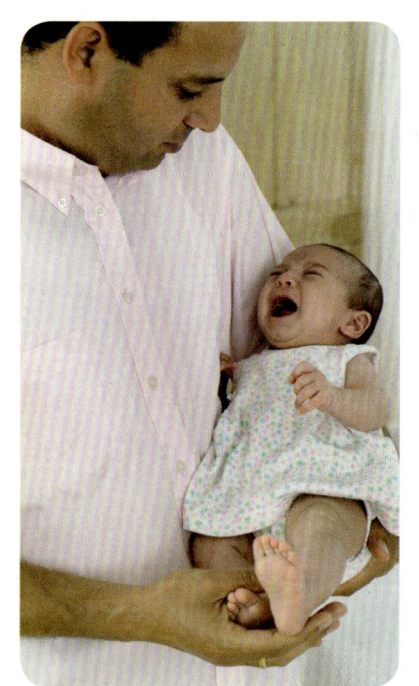

Choro inconsolável Um bebê com cólicas chora inconsolavelmente sem motivo aparente, ainda que esteja saudável e se desenvolva bem.

DICA

Um bebê com cólicas pode gerar estresse. Caso se sinta sob muita pressão, coloque o bebê no berço e faça uma pausa, ou peça que outra pessoa cuide dele por algum tempo.

CÓLICAS

O que posso fazer para ajudar?

Experimente os métodos descritos a seguir para aliviar as cólicas de um bebê. Alguns bebês gostam de um recinto calmo e escuro; outros podem se acalmar com algum ruído de fundo – como o de um aspirador ou o som estático de uma televisão. Superestimular um bebê ao continuamente levantá-lo e deitá-lo pode agravar o choro.

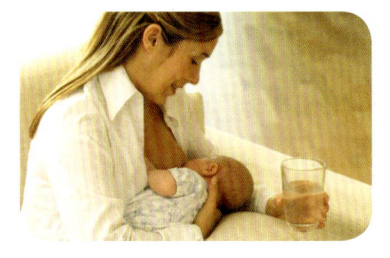

Se estiver amamentando Não tome muito chá preto, café ou outras bebidas com cafeína. Álcool e comida muito condimentada podem também piorar as cólicas.

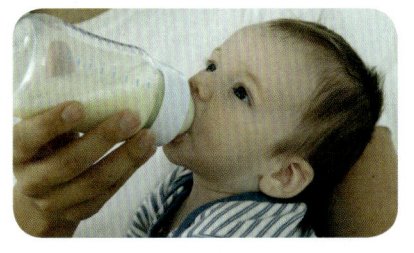

Bebê alimentado na mamadeira Deixe-o o mais ereto possível para tomar a mamadeira, evitando que engula ar. Experimente bicos ou buracos de bicos de diferentes tamanhos.

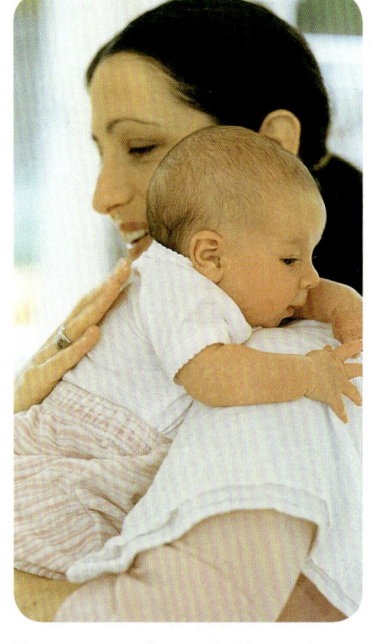

Segure seu bebê Quando o bebê chorar, segure-o. Alguns preferem ficar de bruços, outros, eretos; você vai descobrir a posição preferida do seu. Embalar o bebê ou caminhar com ele pode ajudar.

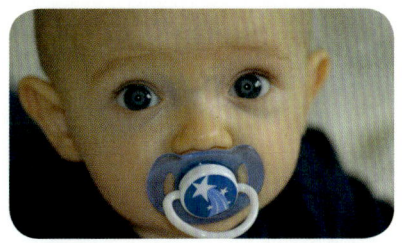

Ofereça uma chupeta Chupar ajuda a aliviar as cólicas. Você pode tentar lhe dar a chupeta e, se estiver amamentando, dar também o peito, mas assegurando de que o bebê o pegue bem, para que não engula ar.

Faça-o arrotar Segure o bebê na posição mostrada na foto ou coloque-o sentado sobre sua mão ou seu colo. Apoie com cuidado a cabeça e o pescoço e dê tapinhas ou massageie as costas e a barriguinha.

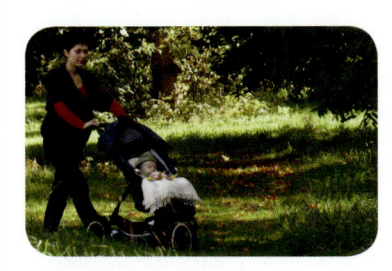

Movimente seu bebê Para bebês, movimentos acalmam. Por isso, empurre seu carrinho, leve-o de carro, ande com ele no braço ou carregue-o em um *sling* para que possa sentir seus movimentos.

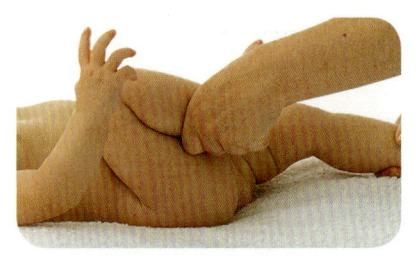

Faça movimento de "pedalar" Deite seu bebê de costas e dobre seus joelhos contra o peito e os endireite de novo. Massagear a barriguinha de seu bebê em movimentos circulares também pode surtir efeito.

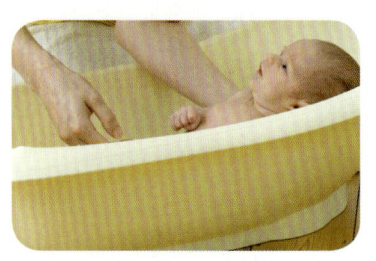

Dê um banho quente Muitos bebês com cólica parecem sentir alívio depois de um banho quente, que provavelmente os relaxa, ajudando a aliviar a dor. Durante o banho, massageie sua barriguinha gentilmente.

95

★ DOENÇAS E PROBLEMAS COMUNS EM BEBÊS

Refluxo

Refluxo, também conhecido como refluxo gastresofágico, ocorre quando o conteúdo do estômago volta para o esôfago ou para a boca. Geralmente tem início nos primeiros três meses de vida e, na maioria das vezes, desaparece sozinho.

Possíveis sintomas

★ Pequena quantidade de leite voltando depois de cada alimentação (regurgitação)

★ Vômito persistente

★ Choro ou aparente dor após a alimentação

★ Sufoco ou tosse regular

QUAL A CAUSA?

O problema, também conhecido como refluxo gastresofágico, deve-se à imaturidade do músculo (esfíncter) entre o esôfago e o estômago. Esse músculo não está forte o suficiente para impedir que líquidos ou comida subam do estômago (refluxo) quando este se contrai no início da digestão.

DEVO PROCURAR UM MÉDICO?

Se seu bebê estiver cuspindo pequenas quantidades de leite depois de ser alimentado, geralmente não há nada com que se preocupar. Contudo, se você estiver preocupado ou se os sintomas forem mais graves, procure um médico. Se seu bebê estiver ganhando peso, o conselho pode ser simplesmente acerca da posição dele depois de se alimentar e de alguma mudança no padrão da alimentação (ver quadro a seguir). Se isso não for suficiente ou se seu bebê parar de ganhar peso, o médico pode receitar algo para tratar o refluxo. Há muitos tipos de medicamentos; os seguintes são frequentemente usados:

★ Fórmulas infantis antirrefluxo – o leite produzido a partir delas se torna mais espesso no estômago do bebê. Líquidos mais grossos são menos propícios a serem regurgitados.

★ Antiácidos – podem ser usados para reduzir a quantidade de ácido que está sendo produzida no estômago.

QUAL A PREVISÃO?

À medida que o bebê crescer, o esfíncter ficará mais forte. Isso, junto ao fato de que a criança fica mais ereta (primeiro sentando e, depois, ficando em pé), significa que, na maioria dos bebês, o refluxo tende a desaparecer após o sexto mês de vida.

O que posso fazer para ajudar?

Muitas vezes você pode controlar o refluxo de seu bebê alimentando-o em uma posição tão ereta quanto possível e mantendo-o ereto depois também.

Se puder, amamente, porque o leite materno fica menos tempo no estômago e bebês amamentados geralmente tomam quantidades menores por vez.

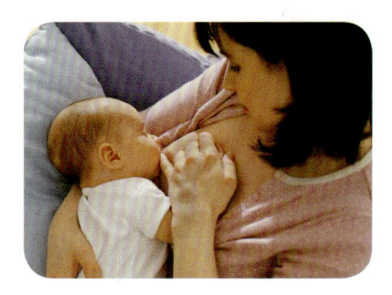

Pouco e muitas vezes Dar alimento em quantidade menor, porém com frequência maior, pode ajudar a reduzir refluxos.

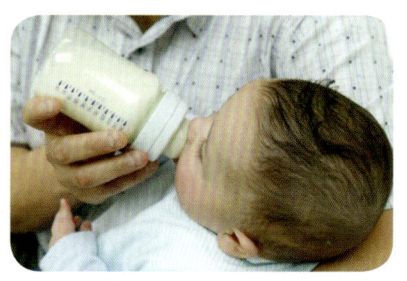

Alimente em posição quase ereta Esta posição ajuda a reduzir o refluxo, porque a gravidade inibe o alimento de subir.

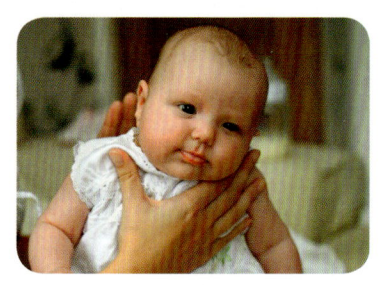

Faça-o arrotar Depois de cada alimentação, ajude seu bebê a arrotar, mantendo-o em uma posição ereta por cerca de trinta minutos.

Gases (flatulência)

Gases vêm do ar no sistema digestório de seu bebê, e parte desse ar é engolida quando ele se alimenta ou chora. A flatulência pode causar desconforto ou dor e fazer com que o bebê se sinta cheio e por isso não coma bem. Também pode causar vômito.

Possíveis sintomas

★ O bebê se contorce durante a alimentação ou depois; algumas vezes, chora, mas fica aliviado ao soltar arrotos ou gases

QUAL A CAUSA?
Alguns bebês têm mais gases do que outros. Contudo, a flatulência é menos comum em bebês que mamam no peito, porque eles têm maior controle sobre a quantidade de leite que ingerem e engolem menos ar do que bebês alimentados com a mamadeira.

QUAL O TRATAMENTO?
Se as medidas indicadas a seguir não ajudarem, existem alternativas naturais, como remédios de base não alcoólica e que contenham erva-doce, endro e gengibre para aliviar a barriguinha.

Gases melhoram à medida que os bebês crescem e podem se movimentar para encontrar uma posição confortável.

O que posso fazer para ajudar?

Experimente as medidas apresentadas a seguir para prevenir ou tratar flatulência. Ao estimular o arroto do bebê, use uma toalhinha para limpar as pequenas quantidades de leite que ele pode expelir. Se o bebê não arrotar, pode não estar com gases, mas, se ele ainda parecer sentir desconforto, espere alguns minutos e tente de novo.

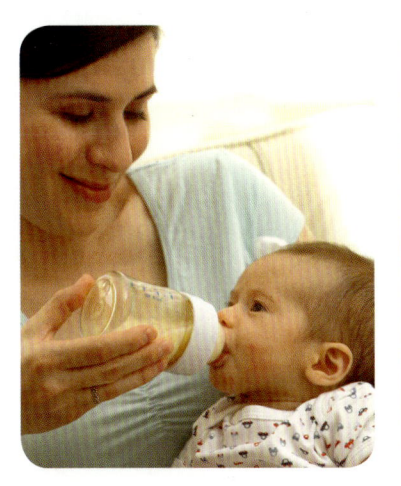

Alimente em posição quase ereta Se você alimentar o bebê com a mamadeira, mantenha-o o mais ereto possível e incline a mamadeira para encher todo o bico, prevenindo assim que ar seja engolido. O orifício do bico deve ser o menor possível.

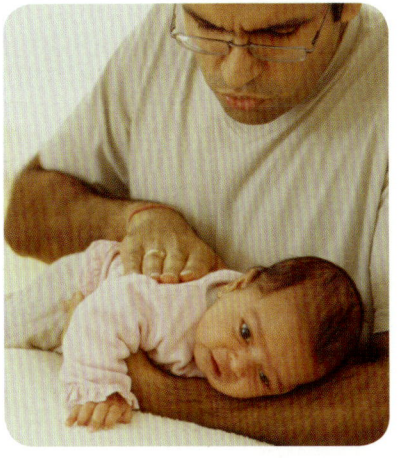

Faça-o arrotar Há várias posições que podem ajudar, como assentar o bebê no seu colo, apoiando o queixo com a mão, e segurá-lo ereto sobre seu ombro. Gentilmente massageie as costas ou dê tapinhas nelas para estimular a flatulência.

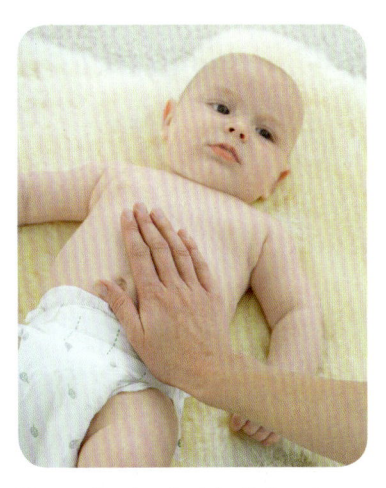

Massageie a barriguinha Deite-o de costas e faça leves movimentos circulares em torno de seu umbigo. Você também pode dobrar os joelhos do bebê contra o peito e endireitá-los de novo, reproduzindo um movimento de "pedalar".

★ DOENÇAS E PROBLEMAS COMUNS EM BEBÊS

Dentição

Durante a dentição, os dentes de leite rompem as gengivas. Nesse processo, muitos bebês experimentam algum grau de desconforto.

Possíveis sintomas

★ Bochechas e gengivas vermelhas
★ Baba excessiva
★ Mastigação excessiva – seu bebê pode querer pôr tudo na boca
★ Choro e irritabilidade; o bebê parece estar carente ou inquieto por causa da dor
★ Apetite reduzido por conta da dor provocada pela mastigação
★ Temperatura levemente elevada, até 38 °C, mas não acima

A dentição se inicia geralmente em torno de 6 a 9 meses. Os dois dentes inferiores centrais costumam nascer primeiro; depois, os dentes superiores da frente, seguidos pelos outros, com os molares por último, embora nem sempre a ordem seja essa. Em geral, todos os dentes de leite terão nascido quando a criança tiver cerca de 3 anos. Alguns bebês passam pela dentição sem qualquer desconforto perceptível, e você nota a dentição apenas quando os dentes aparecem. Outros podem sentir muita dor e apresentar sintomas por meses antes que nasça um dente. Os primeiros dentes que nascem geralmente são os piores.

O que posso fazer para ajudar?

Existem diversas medidas que podem ser tomadas para proporcionar conforto aos bebês nessa fase. Se ele estiver babando, limpe a baba de sua pele para prevenir o desenvolvimento de alguma dermatite. Há pais que usam remédios homeopáticos para dentição, embora haja poucas evidências de sua eficácia.

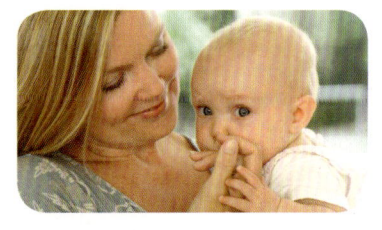

Mime seu bebê Segurá-lo abraçado para lhe dar conforto ou brincar com ele para distraí-lo pode ajudá-lo a lidar com a situação.

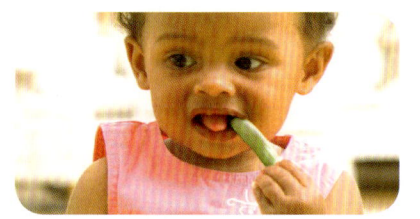

Dê opções saudáveis para mastigar Pepino, maçã ou uma banana congelada são lanches saudáveis que ajudam a aliviar a dor. Ou experimente uma bebida fria.

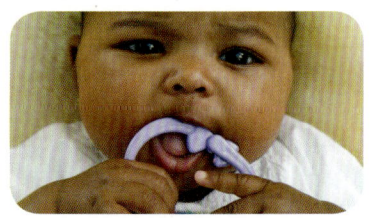

Tente um anel de dentição Alguns podem ser resfriados na geladeira (não no *freezer*) e ajudam a anestesiar as gengivas. Ou tente uma colher limpa resfriada.

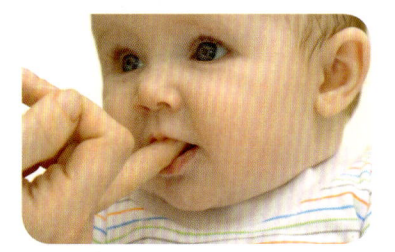

Consulte o médico sobre gel anestésico O uso é controverso; fale com o pediatra.

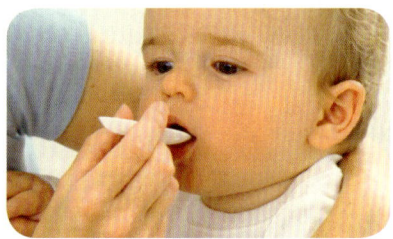

Com autorização do pediatra, dê medicamento contra a dor O médico informará a dosagem adequada.

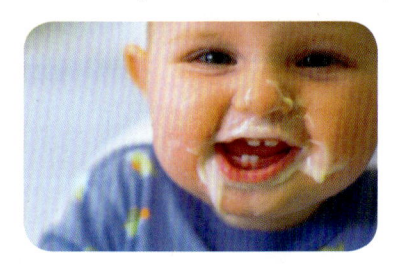

Dê comida macia Alimentos como iogurte ou purê de fruta podem ser mais atrativos se o apetite do bebê estiver reduzido.

DESENVOLVIMENTO ATRASADO ★

Afta bucal

Bebês podem desenvolver na boca uma infecção fúngica conhecida como afta bucal. O mesmo fungo, *Candida albicans*, pode afetar também a área da fralda e causar dermatite de fralda.

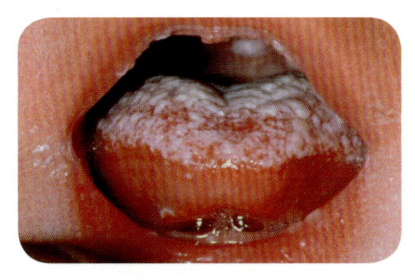

Possíveis sintomas

★ Manchas ou placas branqueadas na parte interna das bochechas, no céu da boca (palato), nas gengivas ou na língua

★ Manchas podem ser raspadas, deixando uma placa dolorida vermelha que pode sangrar

★ Baba ou alimentação difícil se as manchas forem doloridas

Manchas de afta bucal Neste caso, as manchas de afta bucal podem ser descritas como parecidas a queijo tipo *cottage*.

QUAL A CAUSA?
Todos nós temos *Candida* na boca, mas em alguns bebês há um excesso, ou o equilíbrio com outras bactérias se altera, causando a afta. Falta de higiene não é um fator. Afta bucal é muito comum em bebês de até 10 semanas, mas pode atingir também bebês mais velhos.

DEVO PROCURAR UM MÉDICO?
Leve seu bebê ao médico, que pode receitar gel ou gotas antifúngicas. Se você estiver amamentando, receberá uma pomada ou um creme antifúngico para os seios. Se os sintomas não melhorarem com uma semana de medicação, retorne ao médico. Mas retorne antes desse prazo se o bebê em algum momento parar de ingerir líquido, talvez porque a boca está dolorida. Se você estiver dando a mamadeira, esterilize ou substitua os bicos. Você deve também higienizar ou esterilizar brinquedos e chupetas.

Desenvolvimento atrasado

Esta é a expressão utilizada para descrever bebês ou crianças que não ganham peso e tamanho suficientes em comparação a outras crianças de sua idade.

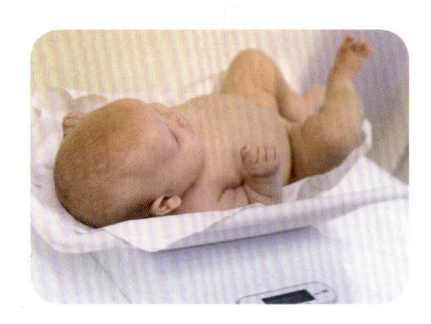

Pesar o bebê O peso e o crescimento de seu bebê são aferidos regularmente para verificar se ele está crescendo como deveria.

QUAL A CAUSA?
Há muitas causas possíveis para o desenvolvimento atrasado. Entre elas estão:
★ Não consumir leite suficiente – por exemplo, se o bebê tiver problemas para ficar no peito ou se não houver leite materno suficiente.
★ Problemas de saúde de longa duração (crônicos), como do coração ou do fígado.
★ Doenças do sistema digestório, como refluxo.
★ Qualquer problema que afete a capacidade de comer – por exemplo, um paladar fendido.
★ Doenças hormonais, como hipertireoidismo.
★ Causas sociais, como pobreza, ou seja, não ter dinheiro suficiente para comprar alimentos.

DEVO PROCURAR UM MÉDICO?
Se você receia que seu filho não esteja ganhando peso apropriadamente, consulte um pediatra. Caso tenha anotações com o histórico de peso e tamanho do bebê, leve-as para a consulta. O pediatra poderá pedir no mínimo duas medições no período de semanas ou meses para avaliar melhor a situação.

O tratamento dependerá do diagnóstico. Se o bebê não estiver consumindo leite suficiente, a solução poderá ser simplesmente uma ajuda para acertar a posição da amamentação ou dar de mamar mais regularmente (para aumentar a ingestão de leite). Qualquer doença subjacente precisará de tratamento. Se for diagnosticado desenvolvimento atrasado com uma causa tratável, bebês pequenos poderão recuperar o atraso e crescer e se desenvolver normalmente.

★ DOENÇAS E PROBLEMAS COMUNS EM BEBÊS

Hérnia inguinal

Na hérnia inguinal, uma fraqueza na parede abdominal faz com que uma parte do intestino seja empurrada para fora, causando um caroço na virilha. Na maioria dos casos, aparece durante o primeiro ano de vida.

QUAL A CAUSA?
A maioria das hérnias inguinais ocorre em meninos e afeta até um em cada cinquenta. São mais comuns em bebês prematuros. No útero, os testículos formam-se no abdômen do menino e se deslocam para o escroto por meio de uma estrutura chamada de canal inguinal. Quando esse canal não fecha bem atrás dos testículos, ocorre uma fraqueza e os intestinos podem ser empurrados através dele.

QUAL O TRATAMENTO?
Se seu filho apresentar um caroço ou uma protuberância na virilha, leve-o ao médico. Na maioria dos casos, recomenda-se cirurgia, prevenindo que se torne irredutível.

HÁ COMPLICAÇÕES?
Se uma hérnia inguinal não for tratada cirurgicamente, poderá se tornar irredutível, não podendo ser empurrada de volta. Sintomas de uma hérnia irredutível incluem dor (seu bebê chora), vermelhidão e suavidade do caroço. Se seu filho desenvolver esses sintomas, chame uma ambulância, pois será preciso fazer uma cirurgia urgente para devolver a parte intestinal de volta ao abdômen e corrigir o defeito nos tecidos da parede abdominal.

Possíveis sintomas

★ Caroço ou protuberância na virilha ou no escroto que pode se mover para dentro e para fora

★ A protuberância pode aparecer somente quando o bebê chora ou faz força para defecar

Hérnia umbilical

Na hérnia umbilical, parte do intestino é empurrada para fora por uma fraqueza no tecido em torno do umbigo, formando uma protuberância. A doença geralmente aparece semanas após o nascimento.

QUAL A CAUSA?
O umbigo é o local em que estava conectado o cordão umbilical. Durante o desenvolvimento no útero, há um período no qual algumas partes do intestino estão dentro do cordão umbilical, fora do abdômen. Normalmente, elas voltam ao abdômen e a parede abdominal se fecha antes do parto. Quando a área não fecha completamente, surgem lugares fracos, o que pode levar a uma hérnia. A hérnia umbilical é comum em bebês: uma em cada dez crianças é afetada.

QUAL O TRATAMENTO?
Na maioria dos casos, não há necessidade de tratamento, porque os músculos se fecham sozinhos e a hérnia desaparece quando a criança completa 1 ano de idade. Algumas hérnias persistem por mais tempo, mas, por volta dos 4 anos de idade, nove em cada dez hérnias já desapareceram. Se uma hérnia persistir após os 4 anos, o defeito na parede abdominal poderá ser corrigido por cirurgia. Em geral, as crianças se recuperam rapidamente da operação e podem retomar suas atividades normais dentro de algumas semanas.

HÁ COMPLICAÇÕES?
Raramente acontece de alguma parte do intestino ficar presa, o que é conhecido como hérnia estrangulada. Essa complicação causa dor e vômito, e a protuberância fica dura e não pode ser empurrada de volta ao abdômen. Se isso ocorrer, chame uma ambulância, pois será necessária uma cirurgia urgente para colocar a parte do intestino de volta e consertar os tecidos abdominais para prevenir danos permanentes.

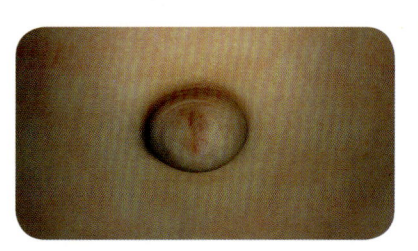

Hérnia umbilical Nesta foto, retrata-se um caso da doença. Algumas vezes, a hérnia aparece somente quando a criança faz força.

Possíveis sintomas

★ Caroço ou protuberância no umbigo
★ O caroço pode aumentar ou pode aparecer somente quando a criança está chorando ou fazendo força, como ao tossir ou chorar

Doenças infecciosas

As doenças apresentadas nesta seção do livro são causadas por infecções virais ou bacterianas. Estão incluídas aqui e não nas seções que abordam os sistemas do corpo porque seus efeitos são amplos e afetam mais que uma parte do corpo. Por exemplo, o vírus do sarampo afeta a pele, causando uma dermatite, mas pode infectar também nariz e garganta, causando entupimento e tosse. Infecções específicas de sistemas particulares do corpo são abordadas em seus devidos capítulos.

★ Meningite 102
★ Tétano 103
★ Escarlatina 103
★ Catapora (varicela) 104
★ Sarampo 106
★ Rubéola 107
★ Caxumba 108
★ Síndrome mão-pé-boca 109
★ Roséola ou exantema súbito 110
★ Eritema infeccioso (quinta doença) 110
★ Doença de Lyme 111
★ Coqueluche 112

★ DOENÇAS INFECCIOSAS

Meningite

Meningite é uma infecção das membranas (meninges) que envolvem o cérebro. Uma infecção com bactérias meningocócicas é muito séria, pois pode causar infecção generalizada (septicemia).

QUAIS AS CAUSAS?

Em crianças, a causa mais comum de infecção são as bactérias meningocócicas. Muitas pessoas têm essas bactérias no nariz ou na garganta sem que façam mal; mas, por motivos desconhecidos, algumas vezes elas infectam as meninges e podem entrar no sangue e causar infecção generalizada. Meningite e septicemia podem ocorrer juntas ou separadamente. Uma infecção bacteriana em outra parte do corpo também pode causar meningite. Muitos vírus que provocam outras doenças infecciosas, como catapora e *influenza* (gripe), podem infectar as meninges. Bebês e crianças pequenas correm um risco especialmente alto de meningite e septicemia.

DEVO PROCURAR UM MÉDICO?

Se você suspeita que seu filho possa ter meningite ou septicemia, procure urgentemente assistência médica. Esses problemas são emergências que exigem internação hospitalar. Serão feitos exames para confirmar o diagnóstico. O tratamento é feito com antibióticos intravenosos e, algumas vezes, com medicação antiviral. No Brasil, o médico, a clínica ou o hospital fazem a notificação desse tipo de doença ao posto de saúde mais próximo.

HÁ COMPLICAÇÕES?

Meningite e septicemia são doenças sérias que podem ser fatais. Mesmo se tratadas, a recuperação pode ser lenta, e há risco de complicações, como a perda da audição no caso da meningite, por isso crianças que tiveram a doença devem passar por testes de audição. Outras complicações incluem dificuldade de aprendizado, problemas de memória e de concentração, perda de visão e epilepsia. Pode haver efeitos psicológicos, como ansiedade, medo de médicos ou mudanças comportamentais, como acessos de fúria.

HÁ ALGUMA PREVENÇÃO?

Vacinas contra alguns dos organismos que causam meningite fazem parte do calendário nacional de vacinação. Se seu filho teve contato com uma criança que contraiu meningite bacteriana, antibióticos preventivos poderão ser receitados. Esse tratamento mata as bactérias meningocócicas e previne sua proliferação.

O teste do copo

O teste do copo é uma maneira de descobrir se seu filho tem uma erupção cutânea (dermatite) que é típica de septicemia. Verifique todo o corpo da criança, procurando por manchas: na pele mais escura pode ser mais difícil vê-las, mas elas se destacam mais em áreas pálidas, como as palmas das mãos.

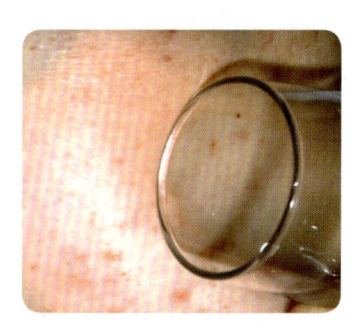

Verificar a erupção Aperte o lado de um copo firmemente contra a dermatite. Se as manchas não desaparecerem debaixo da pressão, chame uma ambulância.

Possíveis sintomas

Os sintomas podem ocorrer em qualquer ordem e nem todos precisam estar presentes.

Bebês e crianças pequenas:
★ Apetite reduzido/rejeição a comida
★ Gemido/respiração rápida
★ Mãos e pés frios
★ Pele pálida, manchada ou azulada
★ Irritabilidade ou choro excessivo, especialmente quando a criança é levantada ou movimentada (pode ser devido à dor em braços e pernas)
★ Moleza, apatia; a criança se mostra menos ativa e pode não reagir a estímulos
★ Choro ou gemido alto ou incomum
★ Fontanela (lugar macio na cabeça do bebê) protuberante ou tensa

Crianças mais velhas:
★ Fortes dores em músculos ou braços e pernas
★ Irritabilidade ou confusão
★ Dor de cabeça
★ Rigidez no pescoço
★ Aversão à luz forte (fotofobia)
★ Diarreia e/ou espasmos estomacais

Todas as idades:
★ Febre e vômito
★ Sonolência ou dificuldade de acordar
★ Erupção cutânea (dermatite) de manchas vermelhas ou roxas que não desaparecem debaixo de um copo (ver teste do copo, à esquerda). Pode começar com algumas manchas pequenas, mas depois ganhar o aspecto de pequenas equimoses.

NÃO espere aparecer uma dermatite, procure assistência médica antes disso.

Tétano

Tétano é uma séria infecção bacteriana capaz de levar a falência renal, asfixia, ataque cardíaco ou infecção generalizada (septicemia). Pode ser fatal se não for tratado. Não é comum, graças à vacinação.

QUAL A CAUSA?
O tétano é causado pela bactéria *Clostridium tetani*, encontrada em terras e estrumes. Pode entrar no corpo por meio de um corte, de uma fratura aberta (pele perfurada pelo osso fraturado) ou por outro tipo de ferida. As bactérias soltam uma toxina que causa os sintomas que aparecem entre 4 e 21 dias após a exposição.

DEVO PROCURAR UM MÉDICO?
Se seu filho desenvolver qualquer sintoma que possa indicar tétano, procure ajuda médica urgentemente.

HÁ ALGUMA PREVENÇÃO?
O tétano pode ser prevenido com a vacina antitetânica, que faz parte do calendário nacional de vacinação.

Mesmo se seu filho estiver com a vacina em dia, você deve sempre limpar cortes, arranhões ou outros machucados imediata e cuidadosamente. Se ele não tiver recebido a série completa de vacinas para tétano ou você não tiver certeza disso e estiver preocupado com algum ferimento, procure um médico. Uma injeção de anticorpos de tétano pode ser aplicada para proteção de curto prazo contra tétano. Se o tétano se desenvolver, será preciso tratamento hospitalar.

Possíveis sintomas

★ Espasmos e rigidez musculares
★ Dificuldade de respirar e engolir (por causa dos espasmos musculares)
★ Febre, dor de cabeça, garganta inflamada, diarreia, sangue nas fezes e transpiração

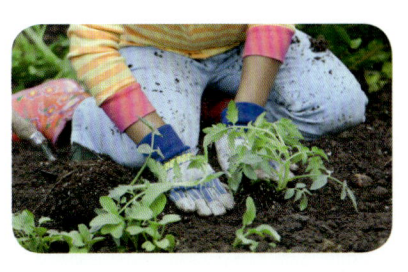

Usar luvas A terra pode conter bactérias de tétano. Se seu filho gostar de jardinagem, dê-lhe luvas protetoras.

Escarlatina

Esta infecção bacteriana que causa uma erupção escarlate não é mais comum, graças ao uso de antibióticos para infecções bacterianas.

QUAL A CAUSA?
A escarlatina é causada por bactérias estreptocócicas e pode ocorrer depois de uma inflamação de garganta ou, menos comumente, uma infecção estreptocócica de pele. Espalha-se pela aspiração de gotículas da tosse ou do espirro de uma pessoa infectada. Os sintomas aparecem entre um e quatro dias após a infecção.

DEVO PROCURAR UM MÉDICO?
Procure um médico se você suspeitar que seja escarlatina. De modo geral, a doença é amena, mas pode levar a complicações, inclusive pneumonia, infecção de orelha, febre reumática (que pode ocasionar danos cardíacos) e inflamação renal. Geralmente, receita-se um tratamento de dez dias com antibióticos, o que previne complicações. Dê muito líquido ao seu filho. Ele deve se ausentar da escola por cinco dias depois de começar com os antibióticos. A melhora deve vir em uma semana, mas ainda seis semanas após o desaparecimento da erupção a pele do corpo pode ficar descascando.

Possíveis sintomas

★ Febre e garganta inflamada (ou infecção de pele)
★ De 12 a 48 horas mais tarde: uma erupção cutânea (dermatite) começa com manchas vermelhas, muitas vezes no pescoço ou no peito, que depois se espalham pelo corpo, ficando vermelho-rosadas, e podem ter uma textura áspera, como papel de lixa
★ Bochechas coradas com uma área pálida em torno da boca
★ Língua pálida com pequenas manchas vermelhas que podem descascar, deixando a língua inchada e vermelha
★ Glândulas linfáticas inchadas no pescoço
★ Dor de cabeça

★ DOENÇAS INFECCIOSAS

Catapora (varicela)

Crianças entre 2 e 8 anos são especialmente propensas a contrair catapora, embora o contágio possa ocorrer em qualquer idade. Em crianças é geralmente uma doença amena, que causa uma forte erupção cutânea com manchas que coçam muito.

QUAL A CAUSA?
A catapora é causada pelo vírus *Varicella-zoster* e se espalha quando são inspiradas gotículas da tosse ou do espirro de uma pessoa infectada ou quando são tocadas as bolhas, sendo mais comum na primavera. Os sintomas desenvolvem-se de 10 a 21 dias após o contato com o vírus.

Seu filho está infeccioso desde dois ou três dias antes até cinco dias depois do aparecimento da erupção. Por isso, é recomendável que você o mantenha em casa até a última bolha formar uma crosta, ou seja, geralmente de cinco a sete dias depois do aparecimento da erupção.

É importante que tanto crianças quanto adultos com catapora evitem contato com gestantes, porque contrair catapora durante a gravidez pode prejudicar o desenvolvimento do feto, bem como causar complicações para a mulher.

HÁ COMPLICAÇÕES?
Na maioria dos casos, a doença é branda e não há complicações. Contudo:
★ Infecções da pele são provavelmente a complicação mais comum da catapora e atingem uma em cada dez crianças. A criança coça uma bolha e introduz uma bactéria na ferida. A pele em torno fica vermelha, inchada, quente e macia ao toque, muitas vezes com pus ou uma crosta amarelada, e a febre pode aumentar. Pode ser necessário tomar antibióticos.

Possíveis sintomas

Inicialmente, sintomas gerais de toda doença viral, que podem incluir mal-estar, apetite reduzido, dor de cabeça amena ou febre. Algumas horas depois, aparece uma erupção cutânea que consiste em:
★ Manchas vermelhas que coçam muito em qualquer parte do corpo, inclusive no rosto e dentro da boca, viram pequenas bolhas cheias de líquido dentro de 12 e 24 horas e depois de alguns dias formam crostas antes de sarar.
★ Grupos de manchas que podem estar em fases diferentes: enquanto uma placa de manchas se desenvolve, outra está formando bolhas, e ainda outra forma crostas ou já está sarando.

★ No local das manchas podem se desenvolver cicatrizes; impedir seu filho de coçar pode ajudar a preveni-las.
★ A infecção de orelha afeta uma em cada vinte crianças.
★ Pneumonia (ver p. 157) é uma complicação menos comum que pode ser considerada se a criança estiver com respiração difícil. Ela pode exigir tratamento com antibióticos.
★ Em casos extremamente raros, a catapora pode levar à meningite (ver p. 102), à encefalite (inflamação do cérebro) ou à miocardite (inflamação do coração).

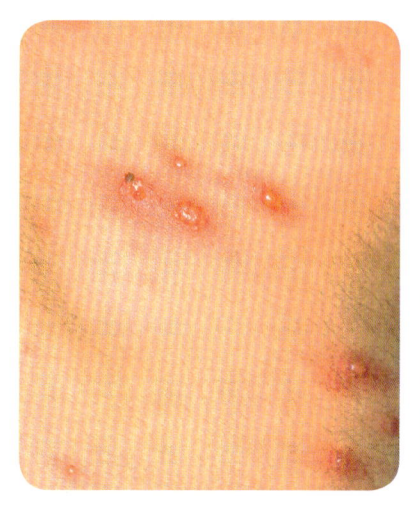

DEVO PROCURAR UM MÉDICO?
A catapora infantil geralmente não demanda cuidados de um médico. Porém, você deve procurar um médico se o seu filho:
★ Piorar.
★ Desenvolver complicações, como infecções da pele.
★ Tem menos de 1 mês de idade.
★ Tem um sistema imunológico enfraquecido (por exemplo, em decorrência de uma quimioterapia ou de esteroides orais) e teve contato com alguém com catapora, mesmo se não houver sintomas. Essas crianças correm um maior risco de complicação e podem receber uma injeção de anticorpos para combater o vírus.

Erupção inicial de catapora As manchas iniciais vermelhas e irritadas da catapora logo se tornam bolhas cheias de líquido.

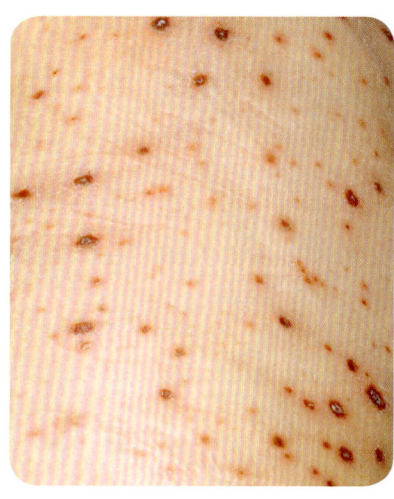

Depois Manchas que se formaram primeiro já estão com crosta, mas há novas manchas vermelhas, algumas com bolhas.

CATAPORA (VARICELA) ★

★ Adultos afetados devem procurar um médico, já que tendem a ser afetados de forma mais severa do que crianças e são mais propensos a desenvolverem complicações. Medicações antivirais podem ser receitadas.

HÁ TERAPIAS COMPLEMENTARES?
Existem indicações de gel de aloe vera (babosa), para ajudar a esfriar a pele, aliviar a coceira e acelerar a cura, e de loção de calamina. No caso da babosa, não há evidências claras de sua eficácia.

QUAL A PREVISÃO?
Geralmente, crianças se recuperam da catapora completamente de sete a dez dias após o primeiro aparecimento de sintomas. É muito raro contrair catapora uma segunda vez, porque o corpo desenvolve imunidade ao vírus. No entanto, o vírus permanece inativo em uma parte do sistema nervoso e, se for reativado mais tarde, causa herpes-zóster, que provoca uma erupção dolorida.

O que posso fazer para ajudar?

Há várias medidas que você pode tomar para ajudar a aliviar os sintomas da catapora. Particularmente, a coceira pode ser uma aflição, e seu tratamento é importante não só para deixar seu filho mais confortável como também para reduzir a tentação de coçar e o risco de infecção que pode deixar cicatrizes.

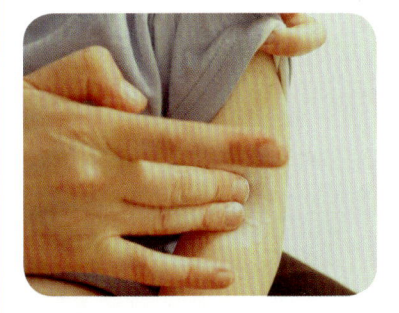

Aplique loção de calamina Isso pode ser eficaz para aliviar a coceira, mas não use calamina no rosto, especialmente próximo aos olhos.

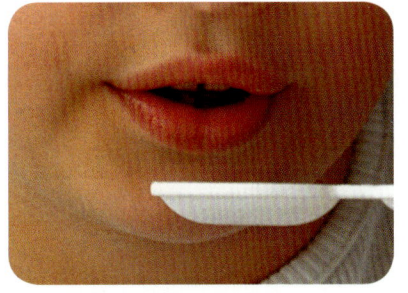

Dê medicamento contra a dor Com autorização do pediatra, paracetamol ou ibuprofeno são indicados para abaixar a febre e aliviar dores.

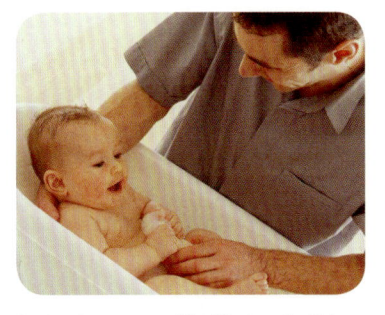

Dê banho em seu filho Você pode aliviar a irritação da pele com um banho de água fria e adicionar à água um punhado de farinha de aveia ou fermento químico.

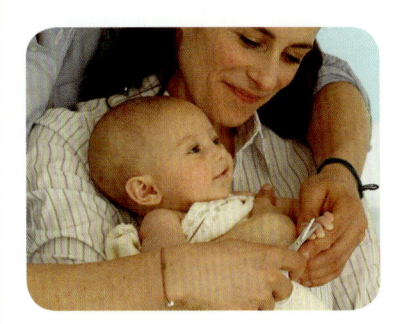

Mantenha as unhas curtas Corte as unhas de seu filho regularmente e o impeça de coçar as manchas, pois isso pode introduzir bactérias na pele, causando infecção.

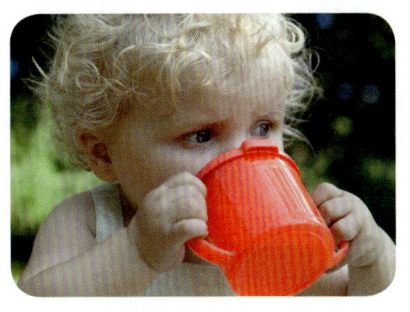

Dê muito líquido É importante que ele tome muito líquido quando está com temperatura elevada, para evitar a possibilidade de desidratação.

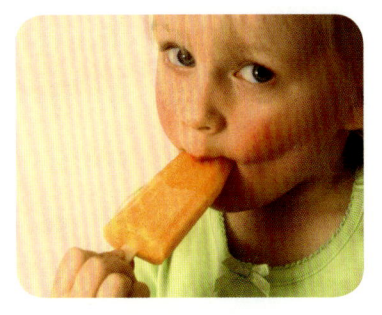

Ofereça um picolé sem açúcar Ele pode aliviar uma eventual dor na boca. Evite alimentos salgados ou muito ácidos, como o suco de frutas.

★ DOENÇAS INFECCIOSAS

Sarampo

Embora tenha sido considerada uma doença erradicada, o sarampo voltou. Essa infecção viral pode ser extremamente séria e até mesmo fatal. É muito comum em crianças pequenas de até 4 anos, mas pode afetar pessoas não vacinadas de qualquer idade.

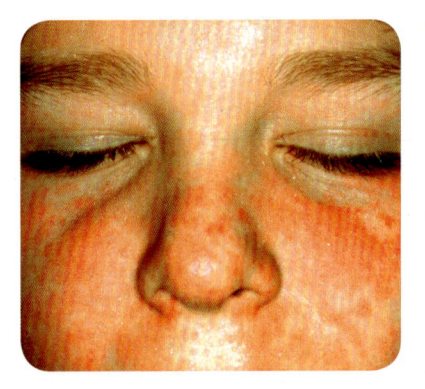

Erupção de sarampo Muitas vezes, as manchas de sarampo ficam juntas, criando placas vermelhas. A erupção espalha-se sobre o rosto e o corpo.

QUAL A CAUSA?
O vírus que causa sarampo é espalhado por gotículas de saliva na tosse ou no espirro de pessoas infectadas que são inspiradas por outras pessoas. O vírus pode viver fora do corpo por algumas horas, ou seja, pode ser contraído pelo contato com superfícies infectadas, por exemplo, puxadores de portas ou brinquedos. Os sintomas aparecem de uma a duas semanas após a exposição ao vírus. O período infeccioso é de dois dias antes da erupção até cinco dias depois.

DEVO PROCURAR UM MÉDICO?
Se você suspeita que seu filho possa ter sarampo, ele deve ser levado a um pediatra. Se o diagnóstico for confirmado, você poderá tratá-lo em casa (ver quadro), mas procure o médico de novo se a febre não abaixar com os medicamentos receitados, se ele não estiver comendo, bebendo ou brincando como sempre, ou se parece piorar ou desenvolver sintomas adicionais, como dor na orelha ou vômito. Chame uma ambulância se a respiração de seu filho ficar anormalmente rápida, se ele ficar sonolento, tiver uma convulsão ou desenvolver uma forte dor de cabeça. Isso pode indicar uma complicação séria, por exemplo, pneumonia, meningite ou, mais raramente, encefalite, uma infecção do cérebro que é capaz de causar convulsões ou danos cerebrais, além de poder ser fatal.

QUAL A PREVISÃO?
A maioria das crianças se recupera dentro de dez dias após o aparecimento dos sintomas, embora a tosse possa persistir um pouco mais. Aproximadamente uma em cada dez crianças com sarampo precisa ser internada por causa de uma complicação.

Depois de ter sarampo uma vez, seu filho estará imune a novos ataques. O sarampo pode ser prevenido pela vacina SCR, que faz parte do calendário nacional de vacinação. SCR vem das iniciais de sarampo, caxumba e rubéola. Essa vacina também é conhecida como tríplice viral.

Possíveis sintomas

★ Inicialmente: febre, tosse, sintomas de resfriado e vermelhão no branco dos olhos (conjuntivite)

★ Manchas brancas chamadas de manchas de Koplik podem aparecer na boca, no interior das bochechas na frente dos incisivos (sua presença sempre indica sarampo)

★ Poucos dias depois aparece uma dermatite de pequenas manchas finas e vermelhas, que podem ficar juntas, iniciando geralmente atrás das orelhas e depois se espalhando sobre o rosto e o corpo

★ A pele pode descascar depois do desaparecimento da erupção, geralmente dentro de três ou quatro dias

O que posso fazer para ajudar?

Não há um tratamento específico para sarampo, mas a criança deve ficar fora da escola por cinco dias após o início da erupção.

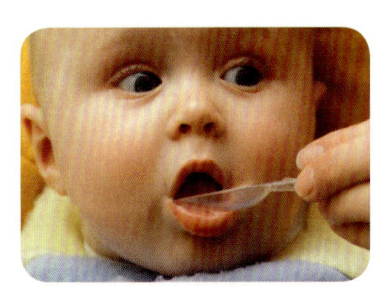

Dê medicamento contra a dor Com autorização do pediatra, paracetamol ou ibuprofeno e aliviarão o desconforto.

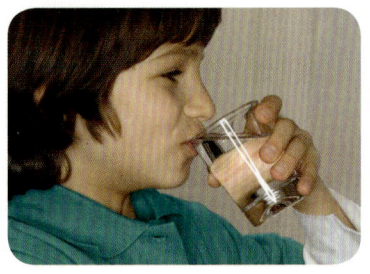

Ofereça muito líquido Durante uma febre, o corpo perde líquidos por meio do suor, e eles precisam ser repostos.

Rubéola

Conhecida como sarampo alemão, a rubéola é uma infecção viral que pode causar dermatite e glândulas inchadas no pescoço. Embora muitas vezes seja uma doença branda, é capaz de gerar problemas graves em bebês se a mãe contrair rubéola na gravidez.

QUAL A CAUSA?
O vírus da rubéola é contraído ao serem inspiradas gotículas da tosse ou do espirro de outras pessoas. Os sintomas aparecem apenas duas ou três semanas após a exposição ao vírus.

A rubéola é infecciosa de sete dias antes do aparecimento da erupção até quatro dias depois.

DEVO PROCURAR UM MÉDICO?
Geralmente, a rubéola não precisa ser tratada por um médico, mas a doença deve ser notificada às autoridades. Portanto, se você suspeita que seu filho possa ter rubéola, precisa procurar o pediatra, porque ele, além de orientar sobre as medidas a serem tomadas, fará a notificação.

HÁ COMPLICAÇÕES?
Potenciais complicações são:
★ Diarreia e vômito
★ Infecção de orelha
★ Raramente, pneumonia, encefalite (infecção cerebral), miocardite (inflamação cardíaca) e problemas com células sanguíneas envolvidas na coagulação.

Quando uma gestante contrai rubéola, existe risco de aborto ou de o bebê ser afetado com surdez, cataratas, problemas cardíacos ou danos cerebrais. Se você suspeita que seu filho possa ter rubéola, mantenha-o longe de mulheres que estão ou podem estar grávidas por pelo menos uma semana após o desenvolvimento da erupção.

QUAL A PREVISÃO?
A erupção e quaisquer sintomas, de modo geral, desaparecem após oito ou dez dias.

Possíveis sintomas

Sintomas iniciais são:
★ Mal-estar
★ Garganta inflamada
★ Nariz entupido ou coriza, dor de cabeça
★ Febre

Depois se desenvolvem os sintomas principais:
★ Inchaço das glândulas linfáticas no pescoço, que pode estar dolorido
★ Dermatite vermelho-rosada que começa três ou quatro dias após os sintomas iniciais, muitas vezes atrás das orelhas, antes de se espalhar pelo corpo inteiro, e que pode causar coceira
★ Juntas doloridas (sintoma raro em crianças)

Depois de ter rubéola uma vez, seu filho provavelmente não a contrairá de novo. A prevenção da doença é feita pela vacina SCR, também conhecida como tríplice viral.

O que posso fazer para ajudar?

Como no caso de sarampo, não há tratamento específico para rubéola. Contudo, seu filho precisará ficar em casa por cinco dias após o aparecimento da erupção para evitar que contagie outras pessoas.

Típica erupção de rubéola A erupção consiste em pequenas manchas rosadas ou vermelho--claras, que podem formar placas de cor uniforme, por todo o corpo.

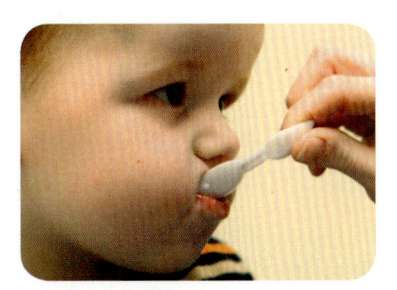

Dê medicamento contra a dor Com autorização do pediatra, paracetamol ou ibuprofeno tratarão a febre e a dor.

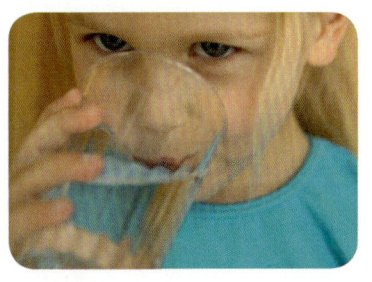

Ofereça muito líquido Seu filho deve beber muito líquido para evitar a desidratação durante a doença.

★ DOENÇAS INFECCIOSAS

Caxumba

Caxumba é uma infecção viral que causa inchaço das glândulas salivares nas bochechas. Ocorre geralmente em crianças pequenas, embora possa afetar qualquer pessoa não vacinada contra o vírus.

QUAL A CAUSA?
A caxumba é causada por um paramixovírus e é contraída quando são inspiradas gotículas da tosse ou do espirro de uma pessoa infectada. Os sintomas aparecem duas ou três semanas após a infecção pelo vírus.

Para evitar que a infecção se espalhe a outras pessoas, faça seu filho lavar as mãos e tossir ou respirar cobrindo a boca com um lencinho, que deve ser descartado no lixo. Mantenha-o em casa por cinco dias após o aparecimento dos primeiros sintomas, evitando contato com mulheres grávidas não imunes à caxumba, uma vez que a doença aumenta o risco de aborto.

DEVO PROCURAR UM MÉDICO?
Se você suspeita que seu filho possa ter caxumba, procure um médico, que irá notificar as autoridades. Não há tratamento específico para a doença.

HÁ COMPLICAÇÕES?
★ A meningite viral (inflamação das membranas que cobrem o cérebro) pode ocorrer uma semana após a infecção inicial. Afeta até uma em cada dez crianças com caxumba e pode exigir internação hospitalar.

★ A inflamação do pâncreas afeta aproximadamente uma em cada vinte crianças; geralmente causa dor na parte superior da barriga e pode exigir uma internação hospitalar.

★ Uma inflamação dos testículos ou ovários pode ocorrer se a caxumba for contraída depois da puberdade. A inflamação testicular pode levar a uma produção reduzida de esperma, que em raros casos causa infertilidade. A infertilidade por causa de ovários inflamados é extremamente rara.

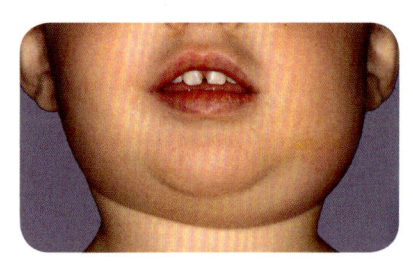

Possíveis sintomas

★ Inicialmente: febre, dor de cabeça, cansaço/sono ou dor na orelha

★ Um ou dois dias mais tarde, inchaço das glândulas salivares ao lado do rosto, abaixo das orelhas, que pode ser desigual, deixando um lado do rosto mais inchado que o outro

★ Dor ou dificuldade de engolir ou mastigar

HÁ ALGUMA PREVENÇÃO?
A caxumba pode ser prevenida com a vacina SCR, também chamada de tríplice viral.

O que posso fazer para ajudar?

Uma compressa fria nas glândulas inchadas pode aliviar o desconforto e reduzir o inchaço. Veja também abaixo outras medidas. Seu filho não deve consumir gomas de mascar, uma vez que isso aumenta a produção de saliva, piorando a dor.

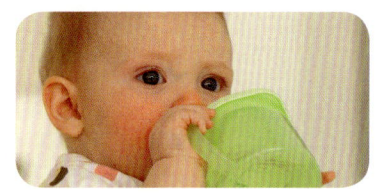

Ofereça muito líquido Dê-lhe de beber com frequência. Evite bebidas ácidas, como suco de frutas, que podem intensificar a dor.

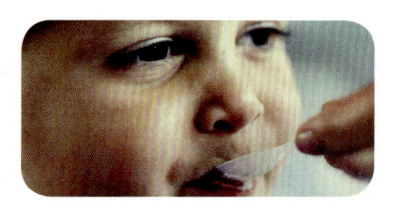

Rosto inchado O inchaço das glândulas salivares nas bochechas pode deixar uma criança com caxumba parecida a um *hamster*.

Medique contra a dor Com autorização do pediatra, use paracetamol ou ibupofreno.

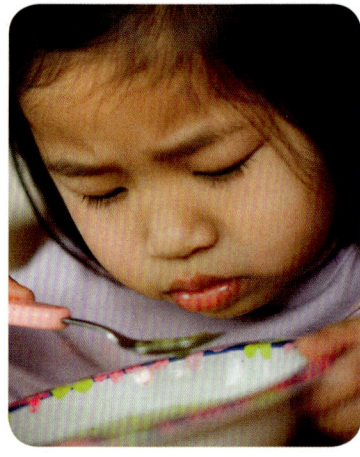

Dê comida "molinha" Mingau, sopas, purê de batata ou outros alimentos de fácil deglutição serão melhores para seu filho, se engolir estiver difícil ou causar dor.

Síndrome mão-pé-boca

Esta infecção viral amena, muito comum, dura cerca de uma semana e provoca pequenas úlceras dentro da boca.

A síndrome mão-pé-boca é contraída ao se inspirar gotículas que contenham o vírus. Os sintomas aparecem de três a seis dias após a exposição e geralmente desaparecem entre sete e dez dias.

Incentive seu filho a tomar muito líquido, mas, se ele não quiser, leve-o ao pediatra, pois pode desidratar. Se algumas manchas ficarem infectadas (a criança coçou, por exemplo), você deve também procurar o médico.

Seu filho pode voltar à escola quando se sentir melhor, embora possa ficar infeccioso por algumas semanas.

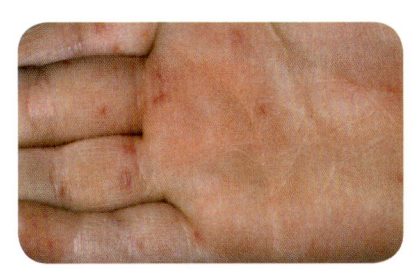

Pequenas bolhas Crianças com síndrome mão-pé-boca muitas vezes desenvolvem pequenas bolhas nessas partes do corpo.

Possíveis sintomas

★ Febre

★ Mal-estar

★ Garganta inflamada

★ Manchas vermelhas dentro da boca que, após um ou dois dias, formam úlceras dolorosas

★ Manchas pequenas e vermelhas, às vezes macias, em mãos e pés, ocasionalmente em outras áreas, como nádegas e pernas, que aparecem um ou dois dias após as úlceras bucais e podem virar pequenas bolhas (afeta três em cada quatro crianças)

O que posso fazer para ajudar?

As úlceras bucais podem ser doloridas, por isso evite comida muito quente, salgada ou ácida. Chupar um picolé ou cubo de gelo pode ajudar a aliviar a dor, mas esteja sempre por perto, supervisionando.

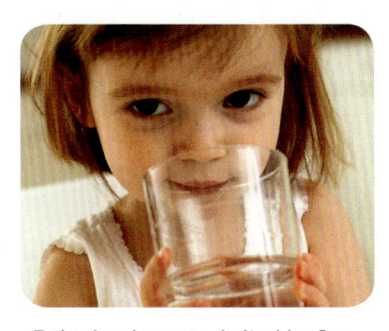

Estimule a ingestão de líquidos Seu filho pode não querer beber por sentir dor, mas é importante evitar a desidratação.

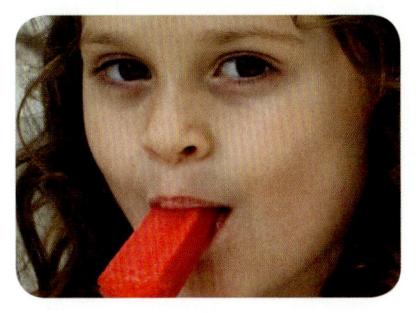

Ofereça um picolé sem açúcar Chupar um picolé ou cubo de gelo ajuda a entorpecer a boca dolorida e fornece mais líquido.

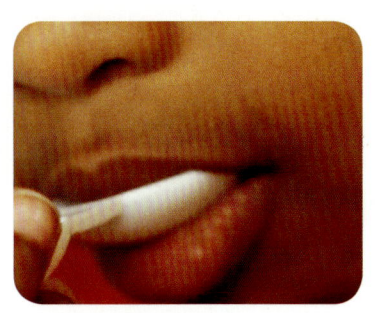

Dê medicamento contra a dor Com autorização do pediatra, paracetamol ou ibuprofeno aliviarão a febre e a dor.

★ DOENÇAS INFECCIOSAS

Roséola ou exantema súbito

Esta doença viral afeta geralmente crianças entre 3 meses e 3 anos. É contraída pela respiração de gotículas de uma criança infectada, e os sintomas começam entre cinco e quinze dias após a infecção.

QUAL O TRATAMENTO?
Não há tratamento específico para a roséola. Com autorização do pediatra, podem ser dados paracetamol ou ibuprofeno para abaixar a febre, além de muito líquido. Assim que a temperatura voltar ao normal e ele se sentir melhor, não haverá necessidade de afastá-lo da escola.

HÁ COMPLICAÇÕES?
A roséola é geralmente amena, e a maioria das crianças se recupera muito rapidamente.
Raras complicações, que costumam ocorrer só em crianças que têm um sistema imunológico enfraquecido, incluem meningite, encefalite e pneumonia.

Possíveis sintomas

★ Febre, durante uns três dias, que pode começar repentinamente e ser alta

★ Glândulas linfáticas inchadas no pescoço, garganta inflamada ou dor na orelha

★ Depois de a febre abaixar aparece uma dermatite, geralmente sem coceira, com pequenas manchas pálidas cor-de-rosa ou vermelhas, começando no tronco (abdômen, peito e costas) e espalhando-se sobre o restante do corpo

Eritema infeccioso (quinta doença)

O eritema infeccioso, também conhecido como quinta doença, é uma infecção viral que causa uma forte dermatite vermelha em ambas as bochechas. Geralmente é uma doença amena e breve.

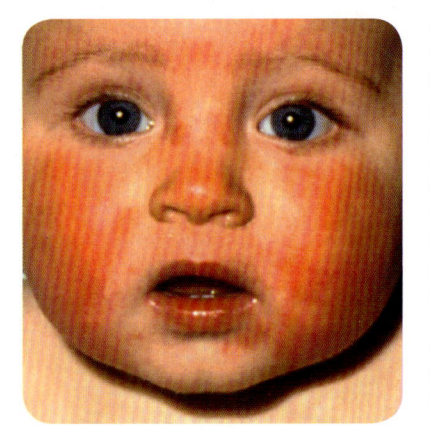

Erupção nas bochechas Uma forte erupção vermelha nas duas bochechas é a característica dessa doença.

QUAL A CAUSA?
O parvovírus B19, causador do eritema infeccioso, espalha-se quando são inspiradas gotículas da tosse ou do espirro de pessoas infectadas. A doença é extremamente comum, e pensa-se que até oito em cada dez adultos são imunes ao vírus porque foram expostos a ele quando crianças. Embora geralmente uma infecção amena, pode causar problemas se mulheres grávidas que não são imunes contraírem o vírus.
Os sintomas aparecem de quatro a quatorze dias após a infecção, e crianças são mais infecciosas durante as primeiras fases da doença, antes do aparecimento da dermatite.

QUAL O TRATAMENTO?
Com autorização do médico, a febre pode ser reduzida com paracetamol ou ibuprofeno, mas não há tratamento específico para o eritema infeccioso. Ofereça a seu filho muito líquido e faça-o espirrar e tossir em um lencinho, além de cuidar da higiene das mãos.

QUAL A PREVISÃO?
Quando a erupção aparecer no corpo de seu filho, ele já deverá se sentir melhor e poderá ir à escola, pois é improvável que esteja contagioso. A erupção pode voltar meses depois, quando a criança for exposta a calor ou luz solar.
Uma vez que seu filho tiver contraído a quinta doença, provavelmente não a pegará de novo.

Possíveis sintomas

★ Febre alta, garganta inflamada, cansaço/sono, mal-estar

★ De três a sete dias depois aparece uma forte erupção vermelha nas duas bochechas

★ De um a quatro dias depois, a erupção se espalha pelo restante do corpo, fica elevada, parece um "rendado" e pode coçar ou incomodar

Doença de Lyme

Esta infecção bacteriana é transmitida por picadas de carrapato, pequeno inseto que pica seres humanos e outros mamíferos, e vive em animais. Se for tratada cedo, a doença de Lyme torna-se geralmente branda, mas sem tratamento pode ficar séria.

QUAL A CAUSA?
A doença de Lyme é causada por uma infecção com a bactéria *Borrelia burgdorferi*, que é transmitida por carrapatos. Embora não seja comum em muitos países, há sempre um risco em áreas de bosques e pastos onde vivem animais com carrapatos.

DEVO PROCURAR UM MÉDICO?
Se seu filho desenvolver qualquer sintoma da doença de Lyme, leve-o ao pediatra, pois o tratamento imediato é essencial para prevenir que a infecção se espalhe a outras partes do corpo, como articulações e o sistema nervoso, nos quais pode causar problemas sérios. Se seu filho tiver passado em algum local onde possa ter levado uma picada de carrapato, lembre-se de mencionar isso ao médico, porque tornará o diagnóstico mais fácil. Geralmente, o pediatra pode fazer o diagnóstico com base nos sintomas de seu filho, mas, em alguns casos, é necessário exame de sangue. A doença de Lyme é tratada com antibióticos.

QUAL A PREVISÃO?
Com o tratamento antibiótico, seu filho estará completamente restabelecido em poucos dias, a erupção desaparecerá dentro de uma ou duas semanas, e não haverá consequências de longa duração. Mesmo se sintomas mais sérios se desenvolverem, eles podem ser tratados com sucesso, embora uma segunda série de antibióticos possa ser necessária. Não existe vacina contra a doença de Lyme.

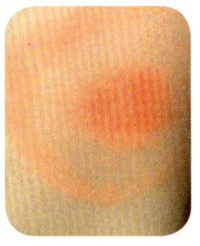

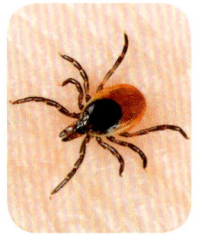

Erupção da doença de Lyme (à esquerda) A dermatite se parece com um alvo. **Carrapato (à direita)** Ele pode transmitir a doença de Lyme a humanos.

Possíveis sintomas

Primeiros sintomas, desenvolvendo-se entre três e trinta dias depois da picada:

★ Erupção cutânea que parece o centro de uma tábua de tiro ao alvo: um pequeno ponto vermelho no centro, cercado por uma área mais pálida e um anel exterior vermelho

★ Dor de cabeça, dores nas articulações e cansaço podem acompanhar a erupção

Se o problema não for tratado, outros sintomas podem se desenvolver depois de semanas ou meses. Estão entre eles:

★ Dor, rigidez e inchaço nas articulações

★ Problemas de memória e concentração

★ Mãos ou pés entorpecidos

O que posso fazer para ajudar?

Um carrapato fica afixado por algumas horas. Verifique a pele de seu filho no fim do dia, e, se você encontrar um carrapato, tire-o cuidadosa mas firmemente com uma pinça. Não esmague o carrapato e descarte-o imediatamente. Limpe o local em que ele estava, a pinça e suas mãos.

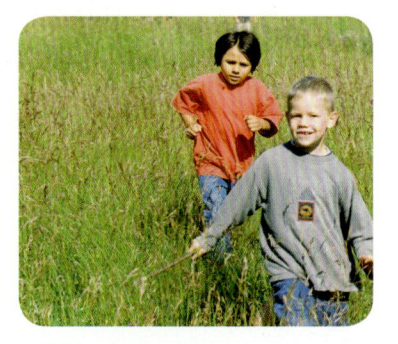

Proteção contra picadas Crianças devem usar mangas e calças compridas, e repelente. No fim do dia, verifique se há carrapatos nas roupas e no pelo de animais de estimação.

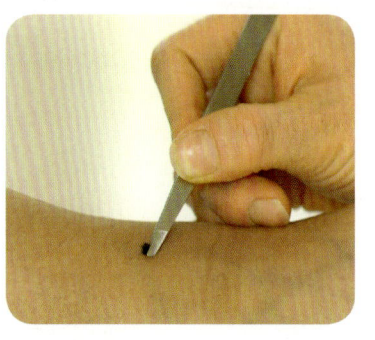

Remover um carrapato Segure a pinça o mais próximo possível da pele e puxe firmemente até o carrapato sair. Não gire a pinça.

★ DOENÇAS INFECCIOSAS

Coqueluche

Também chamada de tosse convulsiva, a coqueluche é uma infecção bacteriana pulmonar que causa intensos ataques de tosse que podem terminar em um som convulsivo. É uma doença séria, mas muito menos comum do que antigamente, em virtude da vacinação.

QUAL A CAUSA?
A coqueluche é causada pela bactéria *Bordetella pertussis*. É extremamente infecciosa e se espalha pela inspiração de gotículas da tosse ou do espirro de uma pessoa infectada. Os sintomas aparecem de sete a dez dias mais tarde.

DEVO PROCURAR UM MÉDICO?
Se você suspeita que seu filho tem coqueluche, deve consultar um médico, que pode usar um cotonete para coletar uma amostra de muco da garganta dele para exame. A coqueluche é tratada com antibióticos, embora crianças pequenas possam precisar de internação hospitalar para auxiliar a respiração. Seu filho deve ficar em casa por cinco dias depois de começar a tomar os antibióticos ou por três semanas (21 dias) depois do início da doença se não tomar antibióticos.

HÁ COMPLICAÇÕES?
Complicações são incomuns, mas podem incluir pneumonia, dificuldades de respiração, convulsões ou, muito raramente, danos cerebrais por causa da falta de oxigênio. Complicações são mais comuns em bebês de até 6 meses de idade, casos em que o tratamento imediato é especialmente importante.

QUAL A PREVISÃO?
Os sintomas duram geralmente no mínimo duas semanas, mas às vezes continuam por dois ou três meses, mesmo com tratamento. A coqueluche pode ser prevenida com a vacina que faz parte do calendário nacional de vacinação e é dada aos 2, 4 e 6 meses, com reforço aos 15 meses e aos 4 anos.

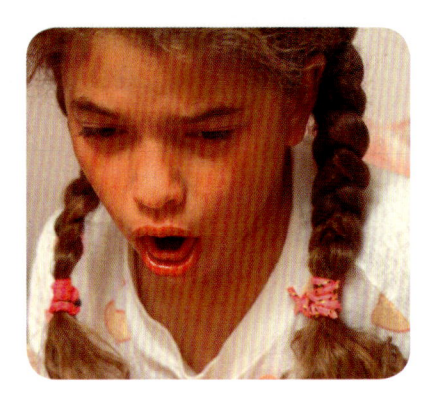

Tosse intensa Ataques de tosse podem continuar por vários minutos e ocorrer doze ou mais vezes por dia, deixando a criança exausta.

Possíveis sintomas
Os primeiros sintomas duram de uma a duas semanas (parecidos aos de um resfriado) e são:
★ Febre
★ Nariz entupido, coriza, espirros
★ Mal-estar
★ Tosse seca
★ Garganta inflamada

Sintomas da segunda fase, também conhecida como fase paroxística, incluem:

★ Ataques ou paroxismos de tosse intensa, geralmente com doze ataques por dia, que podem produzir catarro (embora crianças pequenas costumem engoli-lo)
★ Som convulsivo no fim do ataque, principalmente em crianças mais velhas
★ Vômito causado pela tosse
★ Rosto vermelho após a tosse
★ Cansaço/sono

O que posso fazer para ajudar?
Elimine itens irritantes em casa que podem desencadear tosse, como *sprays* de aerossol ou fumaça.

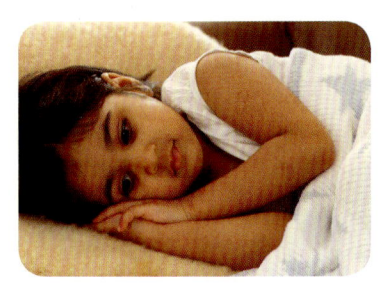

Deixe seu filho descansar Tosse constante causa extremo cansaço. Incentive o descanso até seu filho se recuperar.

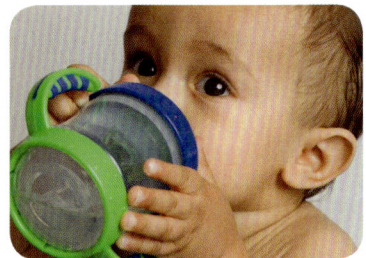

Dê muito líquido A desidratação pode ocorrer, especialmente se houver vômito após a tosse. Assim, ofereça muito líquido.

Doenças de pele

As doenças de pele (dermatoses) podem afetar crianças de diversas maneiras. Os dois primeiros problemas abordados nesta seção do livro – eczema e psoríase – tendem a atingir várias áreas do corpo. Suas causas não são claras, embora haja provavelmente um componente hereditário. As doenças abordadas na sequência são causadas por infecções e ficam em geral mais localizadas. Estão agrupadas de acordo com o tipo da causa, ou seja, infecções bacterianas, virais, fúngicas ou parasíticas. Já os problemas apresentados no final desta seção têm como causa ferimentos físicos.

★ Eczema 114
★ Psoríase 116
★ Celulite 117
★ Furúnculo 117
★ Impetigo 118
★ Herpes labial 119
★ Molusco contagioso 119
★ Verruga 120
★ Micose 121
★ Micose de unha 121
★ Pé de atleta 122
★ Pitiríase rósea 123
★ Pitiríase alba 123
★ Sarna 124
★ Piolho 124
★ Picada de inseto 126
★ Urticária 127
★ Cortes e arranhões 127
★ Equimoses 128
★ Estilhaços 128
★ Bolhas 129
★ Queimaduras amenas 129
★ Queimaduras de sol 130

★ DOENÇAS DE PELE

Eczema

Este problema dermatológico deixa a pele seca e irritada. O eczema atópico é o tipo mais comum em crianças, e uma em cada cinco crianças o desenvolve. "Atópico" refere-se a uma sensibilidade a alérgenos, e crianças com eczema podem também ter alergias.

QUAL A CAUSA?
Embora a causa exata de eczemas atópicos não seja conhecida, pode haver um componente hereditário, já que tendem a afetar crianças de famílias nas quais eczemas, alergias e febre do feno são comuns.

Em algumas crianças, o eczema piora por vários motivos, por exemplo, alergias a ácaros de poeira doméstica ou a pelos de animais (pele morta e escamas) ou, ainda, por uma sensibilidade a produtos de lavar roupa. Em aproximadamente uma em cada dez crianças afetadas, eczemas pioram ou são provocados por uma alergia alimentar, comumente laticínios ou ovos.

DEVO PROCURAR UM MÉDICO?
Manter a pele de seu filho bem hidratada com emolientes pode ajudar a controlar o eczema (ver quadro na página ao lado), mas, se isso não for suficiente ou se houver algum sinal de infecção (ver abaixo), procure um pediatra. Para reduzir a inflamação durante a erupção, ele provavelmente receitará um creme ou loção com uma dose baixa de esteroide. O esteroide é geralmente aplicado ao primeiro sinal de uma erupção, até a pele recuperar sua aparência normal. Se a pele estiver infectada, poderão ser receitados esteroides e antibióticos.

Se esteroides de baixa dosagem não fizerem efeito, o pediatra poderá aumentar a dose ou encaminhar seu filho a um dermatologista. Também podem ser usados cremes ou loções que contêm outros medicamentos, medicação oral, bandagens (medicações e compressas úmidas aplicadas à pele) ou terapia de luz ultravioleta.

Você deve procurar um médico também se os sintomas parecerem ser provocados por certos alimentos – manter um diário de comida e sintomas pode ajudar a identificar quais podem ser. Não exclua um grupo de alimentos sem consulta médica, já que isso precisa ser feito sob orientação de um nutricionista. Crianças precisam de uma ampla variedade de alimentos para satisfazerem suas necessidades alimentares.

HÁ COMPLICAÇÕES?
★ Infecção – a pele seca e rachada do eczema é muito propensa a infecções. Se a pele ficar vermelha, quente, inchada, formar crostas, ou se o eczema não reagir ao tratamento, pode haver uma infecção.

★ Problemas para dormir – a coceira do eczema pode perturbar o sono de seu filho, o que, por sua vez, pode afetar seu humor, seu comportamento e o desempenho escolar. Tratar adequadamente o eczema ajuda a prevenir esses efeitos colaterais indesejados.

★ Baixa autoestima – seu filho pode ter baixa autoestima ou autoconfiança afetada devido ao aspecto da pele ou pode sofrer *bullying* na escola. Se você estiver preocupado com isso, fale com um médico e com os professores.

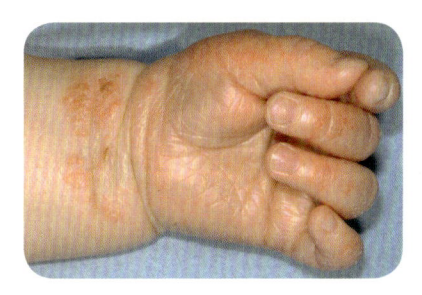

Possíveis sintomas
Os sintomas variam em gravidade e frequência de erupção. Em crianças de até 4 anos, o eczema costuma começar no rosto; em crianças mais velhas, geralmente ocorre nos vincos de cotovelos e joelhos, pulsos e pescoço. Entre os sintomas podem estar:

★ Placas de pele vermelhas, escamosas, irritadas e secas

★ Pele engrossada que pode desenvolver gradativamente rachaduras doloridas quando coçada

★ Pele áspera e úmida onde foi coçada

★ Pequenos caroços elevados em partes da pele

Eczema coçado Uma erupção de eczema consiste às vezes em caroços elevados que podem abrir quando a criança os coça.

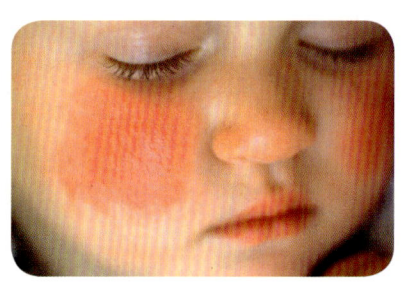

Eczema nas bochechas Em crianças pequenas, uma erupção de eczema muitas vezes começa nas bochechas, deixando a pele vermelha e seca.

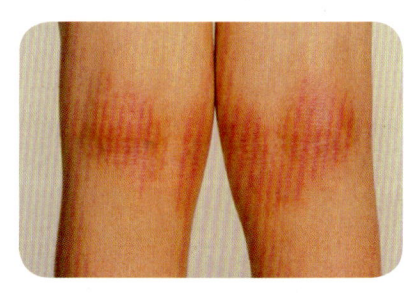

Eczema atrás dos joelhos Em crianças mais velhas, o eczema ocorre com frequência atrás de joelhos e cotovelos.

ECZEMA ★

HÁ TERAPIAS COMPLEMENTARES?
Muitos pais têm dúvidas sobre o uso de esteroides ou outras medicações para o eczema de seu filho e, por isso, voltam-se para cremes à base de ervas ou remédios homeopáticos. Embora possam fazer efeito em alguns casos, há poucas evidências para sua eficácia, e certos remédios podem ter efeitos colaterais extremamente sérios.

QUAL A PREVISÃO?
O progresso do eczema é muito variável, e muitas crianças melhoram com o tempo. Em mais da metade das crianças, o eczema atópico desaparece na idade de 11 anos.

O que posso fazer para ajudar?

O objetivo do tratamento de eczemas é hidratar a pele para evitar que resseque. Esse tratamento deve ser constante e visa prevenir erupções.

Hidratantes (emolientes) vêm na forma de pomadas, cremes ou loções e substitutos de sabonetes. São disponibilizados com ou sem receita.

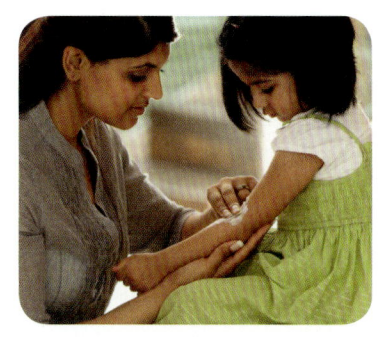

Aplique emolientes Aplique uma pomada, creme ou loção emoliente pelo menos duas vezes ao dia e após o banho. Use o bastante para que a pele de seu filho fique lisa e brilhante. Já que a pele absorve o emoliente, ela pode parecer seca de novo, então você pode aplicar mais.

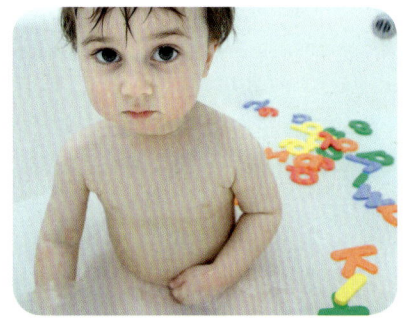

Substitua sabonetes Manter a pele limpa ajuda a prevenir infecções. Contudo, sabonetes podem ressecar a pele fortemente e não devem ser usados. Em vez deles, use um substituto, como um creme aquoso que tem o mesmo efeito higiênico que sabonete, sem causar ressecamento.

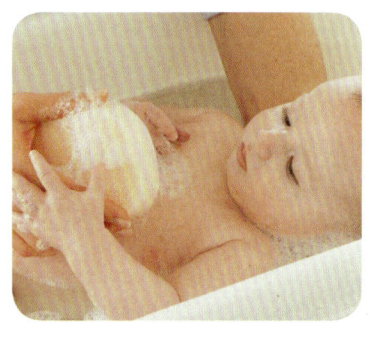

Use produtos para o banho Crianças com eczema devem ser banhadas uma vez por dia. Não adicione espuma ou óleo para banho, pois ressecam a pele. Depois do banho, enxugue a criança com leves tapinhas e aplique creme ou loção emoliente.

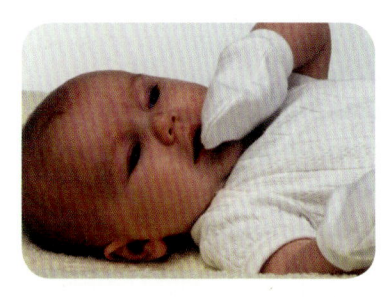

Evite que a criança coce Mantenha as unhas do bebê sempre cortadas e o vista com roupa solta de algodão. Para crianças mais velhas, o pediatra poderá receitar algum medicamento anti-histamínico para antes de dormir.

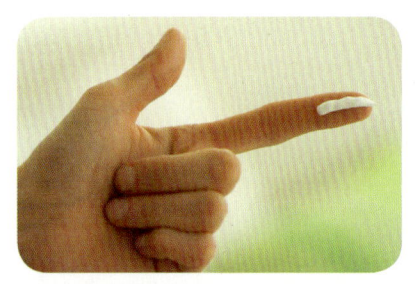

Use a quantidade certa Para saber a quantidade do esteroide receitado que você deve usar, esprema um filete de creme em seu dedo, da ponta do dedo até a primeira articulação. Essa quantidade tratará uma área duas vezes maior que sua mão inteira (incluindo os dedos).

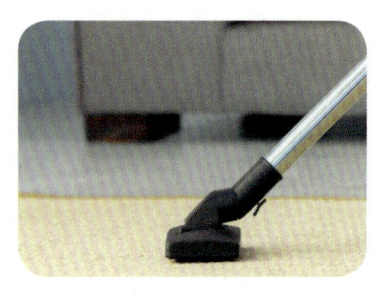

Reduza ácaros de poeira doméstica Se seu filho for alérgico a ácaros, tome medidas para reduzi-los, como aspirar regularmente o pó, pisos de madeira, novos colchões e almofadas, coberturas protetoras de colchões, etc. Lave tapetes frequentemente.

★ DOENÇAS DE PELE

Psoríase

A psoríase causa placas de pele escamosas e é uma condição crônica (de longa duração), mas pode ocorrer temporariamente em crianças depois de uma infecção. Uma em cada dez pessoas com a forma crônica desenvolve-a antes dos 10 anos de idade.

QUAL A CAUSA?
Na psoríase, o processo de soltar células cutâneas velhas e substituí-las por novas é muito mais rápido do que o normal. As células cutâneas costumam levar aproximadamente de três a quatro semanas para serem produzidas e atravessam as camadas da pele até a camada superior antes de morrerem e se soltarem. Na psoríase, isso leva apenas de dois a seis dias. Não se sabe exatamente por que a psoríase ocorre, mas ela passa por famílias, e pensa-se que possa ter relação com o sistema imunológico. Não é contagiosa nem relacionada com a falta de higiene.

A forma mais comum de psoríase em crianças e adultos chama-se psoríase vulgar. Nela, desenvolvem-se placas de pele elevadas e vermelhas. Provavelmente haja um fator que ative o desenvolvimento do problema, mas ele ainda não foi identificado.

A psoríase gutata (na forma de gotas de chuva ou de lágrimas) é uma forma específica da psoríase que ocorre principalmente em crianças. Desenvolve-se entre duas e três semanas após uma infecção, geralmente como uma infecção de garganta causada por bactérias estreptocócicas. Provoca uma dermatite mais generalizada de pequenas manchas na forma de gotas de chuva.

O que posso fazer?
Hidrate a pele de seu filho com emolientes (pomadas, cremes ou loções) pelo menos duas a três vezes ao dia e depois do banho. Faça seu filho usar roupa de algodão e mantenha suas unhas curtas, para prevenir que ele coce.

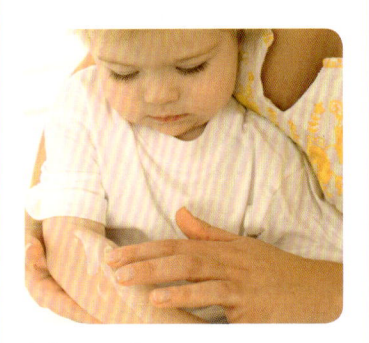

Aplique emolientes generosamente Use bastante para deixar a pele de seu filho lisa e brilhante. Já que a pele absorve o emoliente, ela pode parecer seca de novo, então você pode aplicar mais.

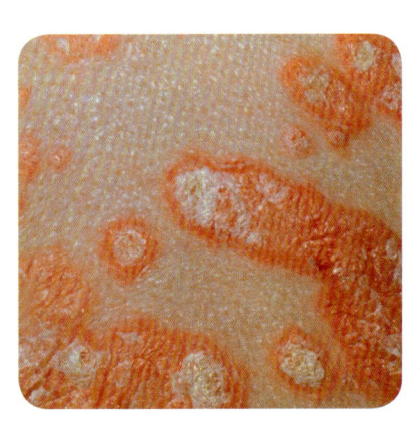

Placas de psoríase Placas de pele elevadas e vermelhas, cobertas com uma casca prateada, são típicas de psoríase crônica.

Possíveis sintomas

Psoríase vulgar:

★ Partes de pele (chamadas de placas) elevadas e vermelhas, cobertas com uma casca prateada, com beiras bem definidas

★ As placas encontram-se comumente por trás dos cotovelos, na frente dos joelhos, no couro cabeludo e na parte inferior das costas, mas podem ocorrer em qualquer local e inclusive afetar as unhas

★ Coceira ou inflamação

Psoríase gutata:

★ Dermatite de manchas pequenas (com diâmetro de 0,5 cm a 1 cm) de cor salmão, em formato de gotas de lágrimas

★ Manchas podem ocorrer em todo o corpo, exceto nas palmas das mãos e nas plantas dos pés

DEVO PROCURAR UM MÉDICO?
Os tratamentos iniciais de psoríase são semelhantes aos de eczemas, com o objetivo de manter a pele bem hidratada (ver p. 115). Algumas crianças não precisam mais do que isso, mas, se for necessário, um médico poderá receitar outros tratamentos localizados com produtos específicos. Algumas pomadas receitadas, por exemplo, as que contêm alcatrão de carvão, têm um forte cheiro e podem manchar roupas e lençóis. Por isso, tome cuidado ao aplicá-las. Outras abordagens podem incluir terapia com luz ultravioleta ou medicações orais.

QUAL A PREVISÃO?
A psoríase vulgar ficará provavelmente para toda a vida, mas os ataques podem ser controlados. Isso é importante porque a aparência das placas pode causar autoestima baixa ou *bullying*. Fique atento a qualquer sinal desses problemas em razão do aspecto da pele da criança. Na maioria dos casos, a psoríase gutata melhora depois de alguns meses, embora possa se tornar crônica.

Celulite

Na celulite,* as bactérias que normalmente vivem inofensivamente na pele entram em camadas mais profundas, causando infecção. A celulite precisa ser tratada para prevenir a proliferação da infecção.

QUAL O TRATAMENTO?
Se você suspeita que seu filho possa ter celulite, leve-o ao pediatra, que pode fazer o diagnóstico ao examinar a área afetada. O tratamento com antibióticos é necessário para prevenir que bactérias proliferem e infectem uma área maior. Os sintomas melhoram depois de poucos dias de tratamento, mas é importante que a medicação seja dada corretamente ao seu filho.

Como em todas as infecções, ele deve tomar muito líquido. Com autorização do médico, paracetamol ou ibuprofeno podem ajudar a aliviar o desconforto.

HÁ ALGUMA PREVENÇÃO?
Você pode reduzir o risco de infecção ao limpar bem feridas e arranhões com água e mantê-los cobertos com um curativo ou uma faixa para que a criança não coce e evitar que as bactérias entrem no ferimento. Se o curativo ficar molhado ou sujo, mude-o. Crianças com problemas dermatológicos, como eczema, em que a pele pode ficar seca, rachada e irritada, provocando coceira, estão mais suscetíveis a infecções.

Possíveis sintomas

★ Calor, inchaço, dor e maciez na área afetada

★ Glândulas inchadas próximas ao local da infecção

★ Febre, mal-estar geral e náusea

* N. do T: Não confundir com o problema estético que acomete principalmente as mulheres.

Furúnculo

Bactérias que vivem na nossa pele não fazem mal na maior parte do tempo, mas, ao entrar por uma ferida ou um folículo de cabelo, podem causar furúnculo, que aparece em axilas, virilhas, nádegas, pescoço e rosto.

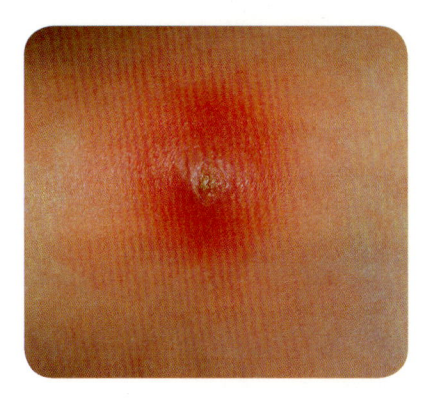

Furúnculo Ao crescer, o furúnculo enche-se de pus e desenvolve um "pico" amarelo ou branco. A área em torno fica vermelha e macia ao toque.

COMO POSSO TRATAR UM FURÚNCULO?
Muitos furúnculos abrem sozinhos, permitindo a saída do pus. Depois, o furúnculo sara sem precisar de outro tratamento médico, embora, falando com o médico, paracetamol ou ibuprofeno possam aliviar o desconforto. A maioria dos furúnculos sara sem deixar cicatrizes. Para ajudar na cura, você pode tentar uma compressa quente: aplique uma flanela ou gaze limpa embebida em água morna ou quente (mas não quente demais) por aproximadamente dez minutos, três ou quatro vezes ao dia. Lave suas mãos depois de tratar o furúnculo. Não tente espremer um furúnculo, porque isso pode espalhar a infecção.

Lavar bem as mãos e limpar arranhões ou feridas completamente pode ajudar a prevenir a formação de furúnculos.

Possíveis sintomas

★ Caroço vermelho dolorido; ao crescer, assume a forma de uma cúpula

★ Ponta ou cabeça (pico) amarela ou branca no centro do furúnculo que contém pus

★ Quando um furúnculo abre, sai pus, e a dor diminui

DEVO PROCURAR UM MÉDICO?
Se o furúnculo estiver muito grande ou dolorido, durar mais de duas semanas ou aparecer no rosto, procure um médico. Uma série semanal de antibióticos pode ser receitada. Uma alternativa é que o médico abra o furúnculo com uma pequena agulha para permitir a saída do pus. Você mesmo não deve tentar abri-lo em casa; isso deve ser feito somente por um profissional de saúde que usará um equipamento esterilizado. Se seu filho sofrer regularmente de furúnculos, o médico fará exames, como de sangue, para verificar problemas subjacentes, por exemplo, diabetes.

★ DOENÇAS DE PELE

Impetigo

Infecção bacteriana da pele extremamente contagiosa, é comum em crianças pequenas. Aparece geralmente em torno de nariz, boca e orelhas.

Possíveis sintomas

★ Pequenas bolhas vermelhas formam-se primeiro

★ As bolhas logo abrem, ficam duras e cheias de cascas com uma crosta grossa cor de mel

★ As crostas depois secam, deixando uma marca vermelha que geralmente sara sem causar cicatrizes

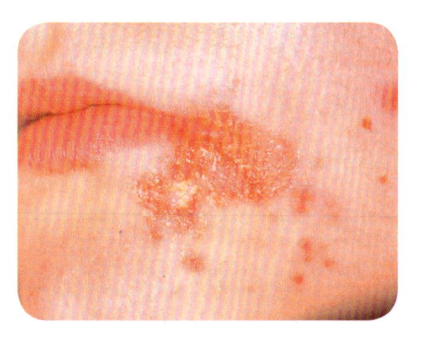

Infecção de impetigo Placas de pele vermelhas, cheias de cascas com crostas cor de mel, frequentemente aparecem em torno da boca.

QUAL A CAUSA?
As bactérias que causam impetigo entram por feridas, picadas ou pele coçada. Por isso, crianças com problemas dermatológicos que causam coceira são mais vulneráveis. Os sintomas começam de quatro a dez dias após a exposição às bactérias.

DEVO PROCURAR UM MÉDICO?
Você deve procurar um médico se acha que seu filho tem impetigo, que geralmente é tratado com um creme antibiótico. Sem tratamento, pode levá-lo a desenvolver celulite. Sem melhora após sete dias de tratamento com creme antibiótico, seu filho poderá precisar de antibióticos orais.

HÁ ALGUMA PREVENÇÃO?
Impetigo é altamente contagioso, mas manter quaisquer feridas limpas e evitar usar toalhas com pessoas infectadas pode ajudar a prevenir a infecção. Tratar um problema dermatológico, como eczema, e manter a pele bem hidratada para diminuir coceira também ajudará.

O que posso fazer para ajudar?

Para tratar impetigo, aplique um creme antibiótico, como receitado pelo médico. É importante prevenir o contágio de outras partes do corpo da criança ou de outras pessoas. Mantenha seu filho fora da escola ou creche até que as áreas afetadas tenham sarado ou estejam com crostas. Ele também precisa evitar o contato com bebês recém-nascidos pelo mesmo período, já que a infecção pode ser perigosa para eles.

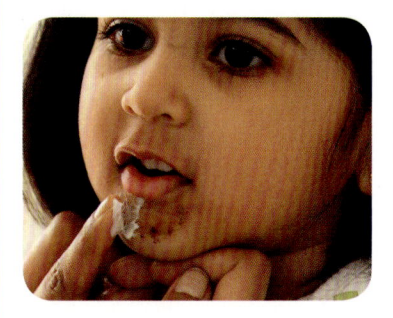

Aplique creme antibiótico Aplique o creme nas áreas afetadas por impetigo segundo a indicação do médico. Lave suas mãos antes e depois da aplicação para evitar a proliferação da infecção.

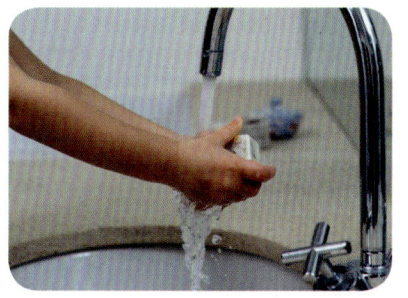

Ensine medidas preventivas Ensine seu filho a lavar as mãos regularmente e sempre que tocar uma área afetada. Embora possa ser difícil, tente impedi-lo de não tocar a pele infectada.

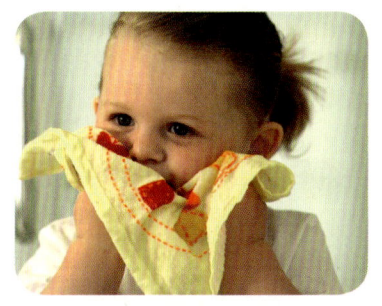

Mantenha toalhas separadas Dê-lhe suas próprias toalhas e toalhinhas e as mantenha separadas das do resto da família. Lave suas toalhas, roupas de cama e roupas em temperatura alta depois do uso.

Herpes labial

Altamente contagioso e de fácil proliferação, consiste em pequenas bolhas que se desenvolvem nos lábios e em torno deles, geralmente sarando em uma a duas semanas, sem deixar cicatrizes.

QUAL A CAUSA?
Herpes labial é causado pela infecção com o vírus *Herpes simplex*, que se espalha por contato direto, por exemplo, por beijos. A maioria das pessoas já foi exposta ao vírus, mas a infecção inicial geralmente não causa sintomas. O vírus fica dentro do corpo no sistema nervoso e pode ser reativado por certos fatores, como estresse, cansaço/sono, outra infecção ou condições ambientais, por exemplo, forte luz do sol ou vento.

Algumas pessoas expostas ao vírus nunca desenvolvem herpes labial, outras o têm somente uma vez, enquanto algumas pessoas o desenvolvem com frequência.

QUAL O TRATAMENTO?
Cremes antivirais podem prevenir que o herpes labial passe da fase de formigamento. Alguns cremes não são adequados para crianças de até 12 anos de idade, portanto é imprescindível consultar o médico antes de iniciar qualquer medicamento.

O tratamento com o creme deve começar assim que o formigamento for sentido. O creme é aplicado várias vezes por dia (o médico receitará), por um período de cinco a dez dias. Mesmo se o herpes labial aparecer, o creme poderá abreviar a duração e a severidade do ataque. Lave suas mãos antes e depois de aplicar o creme.

Possíveis sintomas

★ Sensação de formigamento ou coceira em torno dos lábios algumas horas antes da formação do herpes labial

★ Depois aparecem, muitas vezes nas beiras dos lábios, bolhas cheias de líquido ou inflamadas, que podem doer ou coçar

★ Bolhas formam crostas em torno de 48 horas após o início da sensação de formigamento e saram

HÁ ALGUMA PREVENÇÃO?
Se a luz solar desencadeia o herpes labial de seu filho, aplique um protetor solar de fator alto nos seus lábios antes de ele sair. Não o deixe tocar o herpes labial; se ele tocar, lave as mãos dele logo depois, para evitar a proliferação do vírus. Se ele nunca teve herpes labial, deve evitar contato direto com pessoas que o tem.

Molusco contagioso

Esta infecção viral faz manchas brilhantes elevadas aparecerem na pele. Comumente, afeta crianças pequenas e prolifera facilmente na creche e na escola.

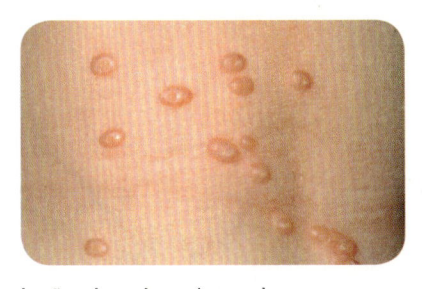

Lesões de molusco As manchas pequenas e elevadas têm a forma de cúpula, com uma covinha no centro, aparecendo em aglomerados.

QUAL A CAUSA?
Molusco contagioso é causado por vírus e se espalha por contato direto com a pele de uma pessoa infectada ou ao usar as mesmas toalhas ou brinquedos.

QUAL O TRATAMENTO?
Normalmente, não há necessidade de tratamento, porque as lesões tendem a desaparecer sozinhas, mas você deve procurar um médico para confirmar se as manchas são molusco.

Pode levar em torno de dezoito meses ou mais para sarar, mas não deixa cicatrizes. Você não precisa afastar seu filho da escola ou da natação, embora ele não deva compartilhar toalhas, lençóis ou roupas, para evitar que a infecção se prolifere para outras pessoas. Se seu filho sentir coceira, estimule-o a não coçar, já que isso pode espalhar a infecção para outras partes do corpo.

Possíveis sintomas

As lesões de molusco podem aparecer em qualquer lugar do corpo e formar aglomerados. Suas características são:

★ Pequenas, firmes e na forma de cúpula, com uma covinha no meio

★ Da cor da pele ou de pérolas brancas

★ Geralmente sem coceira

★ DOENÇAS DE PELE

Verruga

Crianças podem desenvolver verrugas, formações inofensivas na pele. Há dois tipos principais: verrugas comuns, que aparecem em qualquer parte do corpo (com maior frequência nas mãos), e verrugas plantares, na planta dos pés.

QUAL A CAUSA?
As verrugas são causadas por infecção com o papilomavírus humano. O vírus se encontra dentro das células cutâneas da verruga e passa por contato direto ou indireto, como ao compartilhar calçados, toalhas ou toalhinhas ou andar sobre pisos, como de piscinas, por onde passou alguém infectado pelo vírus. Caso seu filho tenha algum problema dermatológico que cause pele rachada (por exemplo, eczema), é provável a ocorrência de verrugas.

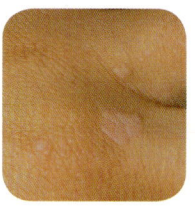

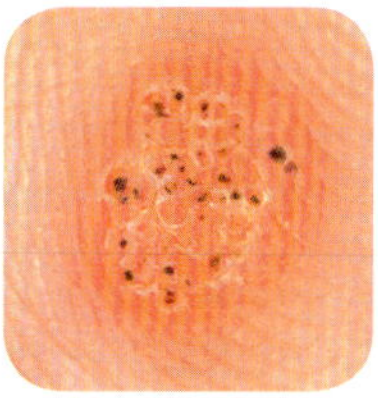

QUAL O TRATAMENTO?
As verrugas podem desaparecer sozinhas, mas isso pode levar muito tempo – às vezes, anos. São difíceis de tratar, e nenhum tratamento tem efeito garantido. Você pode tentar um dos tratamentos feitos em casa (ver quadro a seguir). Se não fizer efeito em três meses, procure um especialista. Um tratamento médico comum é a crioterapia, na qual a verruga é tirada congelada com nitrogênio líquido. O procedimento dura alguns minutos e, embora possa doer, é muito rápido. Uma bolha ou escama pode aparecer na área tratada antes de ela voltar ao normal.

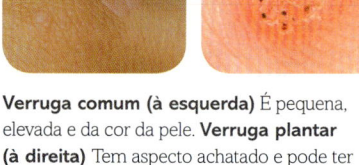

Verruga comum (à esquerda) É pequena, elevada e da cor da pele. **Verruga plantar (à direita)** Tem aspecto achatado e pode ter pontinhos pretos.

Possíveis sintomas
Verrugas comuns:
★ Caroços pequenos, firmes e cor da pele, com superfície áspera, geralmente com menos de 1 cm de diâmetro
★ Ocorrem sozinhas ou em aglomerados de até vinte verrugas
★ Geralmente sem dor ou coceira

Verrugas plantares:
★ Achatadas, muitas vezes com pontinhos pretos no centro e cercadas por pele dura
★ Podem causar desconforto
★ Uma ou muitas podem aparecer ao mesmo tempo

HÁ ALGUMA PREVENÇÃO?
Seu filho não deve compartilhar toalhas com pessoas com verrugas comuns, ou calçado e meias com alguém que tenha uma verruga plantar. Também não deve tocar as verrugas de outras pessoas.

O que posso fazer para ajudar?

Peça orientação médica para tentar um medicamento que contenha ácido salicílico. O medicamento deve ser aplicado após o banho ou na verruga amolecida em água quente por 5 minutos antes. Lave suas mãos depois de tratar a verruga.

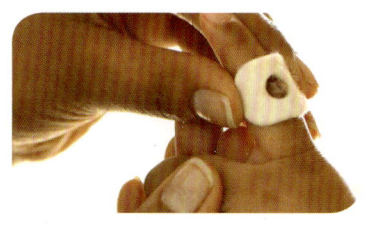

1 Proteja a pele em torno da verruga com um curativo especial ou vaselina, uma vez que ácido salicílico é prejudicial para a pele sadia.

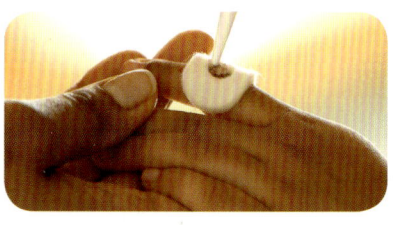

2 Aplique o medicamento à verruga, deixe-o secar e depois remova o curativo se tiver usado um. Repita o tratamento diariamente.

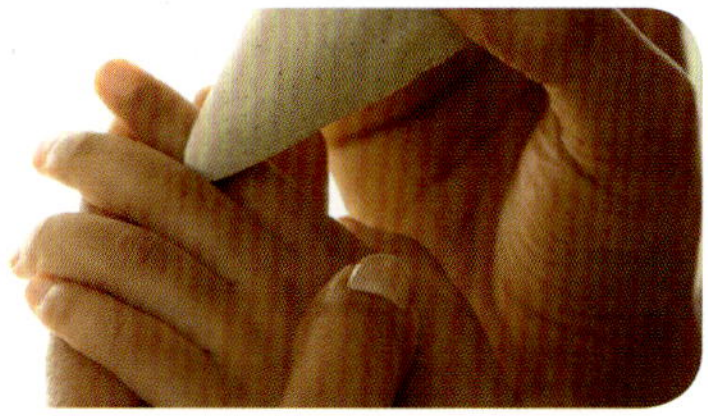

3 Uma vez por semana, remova a pele morta com pedra-pomes ou lixa. Se a verruga não desaparecer após três meses, procure um médico.

Micose

Micose é uma infecção fúngica que pode afetar a pele do corpo e/ou o couro cabeludo. Produz na pele uma erupção cutânea em forma anelar.

QUAL A CAUSA?
Infecções fúngicas da pele são comuns e se espalham facilmente entre as pessoas por contato direto. Podem se espalhar também por animais e por contato indireto, bem como pelos esporos fúngicos encontrados em toalhas e lençóis.

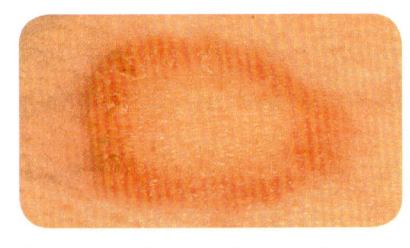

Dermatite em forma anelar A erupção cutânea da micose de corpo tem um anel externo vermelho e escamoso que cerca uma área interna na qual a pele parece quase normal.

QUAL O TRATAMENTO?
Um dermatologista poderá prescrever cremes antifúngicos para tratar a micose de corpo. É fundamental que sejam adequados à idade de seu filho. Aplique o creme seguindo a bula. Se não fizer efeito, volte a procurar o médico, pois é possível que outros cremes sejam necessários ou que a dermatite não seja por causa da micose. Outros problemas de pele, por exemplo, um tipo de eczema, produzem um tipo semelhante de dermatite, mas exigem tratamento diferente.

A micose de couro cabeludo não pode ser tratada com cremes e precisa de medicação antifúngica oral. Poderá ser necessário tomar a medicação receitada por cerca de quatro a doze semanas.

Qualquer animal de estimação que poderia ser a fonte da infecção fúngica poderá precisar de tratamento, portanto consulte um veterinário.

Possíveis sintomas

Micose de corpo:
★ Placas anelares no corpo, com um anel externo que pode ser áspero ou escamoso e elevado
★ Coceira, em alguns casos

Micose de couro cabeludo:
★ Placas de pele escamosa no couro cabeludo
★ Queda de cabelo dentro das placas
★ Coceira, em alguns casos

HÁ ALGUMA PREVENÇÃO?
Não compartilhe toalhas, toalhinhas ou roupas de cama de alguém com micose de corpo, ou pentes, grampos, lacinhos de cabelo, etc., de alguém com micose de couro cabeludo. Não deixe seu filho tocar ou coçar placas de micose, para prevenir a proliferação a outras partes do corpo dele ou de outras pessoas. Enquanto uma criança está sendo tratada com medicação oral para micose de couro cabeludo, lavar seu cabelo duas vezes por semana com um xampu antifúngico não curará a infecção, mas pode ajudar a evitar a proliferação para outras pessoas.

Micose de unha

Embora muito mais comuns em adultos, micoses de unhas podem afetar também crianças. Têm um aspecto desagradável e devem ser tratadas, já que crianças podem sofrer *bullying* por causa delas.

As unhas dos pés são mais afetadas do que as das mãos. A causa é uma infecção que se espalhou do pé de atleta (ver p. 122).

Se você suspeitar de uma micose de unha, leve seu filho ao médico para uma avaliação – outros problemas, por exemplo, psoríase, também podem afetar as unhas. O médico pode mandar pedacinhos das unhas a um laboratório para descobrir se a causa é um fungo. Micoses de unhas podem ser tratadas com cremes e esmaltes antifúngicos e também com medicamentos por via oral.

Boa higiene dos pés, tratar o pé de atleta e manter as unhas limpas ajudam a evitar o desenvolvimento da micose de unha.

Possíveis sintomas

★ Unhas engrossadas de cor diferente – frequentemente amarelas, verdes ou marrons

★ DOENÇAS DE PELE

Pé de atleta

Esta infecção fúngica, que afeta a pele entre os dedos, é particularmente comum durante o verão. Embora costume ser branda, pode ser extremamente irritante. Boa higiene dos pés é importante para o tratamento e a prevenção.

Possíveis sintomas

★ Pele vermelha e escamosa entre os dedos que pode ficar rachada e dolorida
★ Coceira

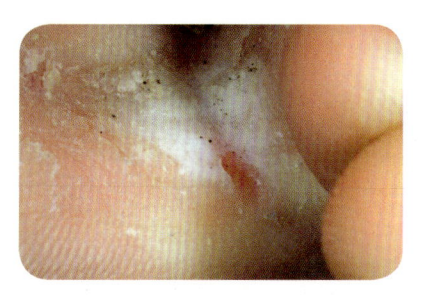

Pele rachada Pé de atleta geralmente afeta as áreas entre os dedos, causando pele rachada e dolorida que pode coçar.

QUAL A CAUSA?
Os fungos que causam pé de atleta são chamados de dermatófitos e crescem facilmente no ambiente escuro e úmido dentro do calçado. Deixar que os pés fiquem suados e não trocar regularmente as meias tornam uma infecção mais provável. A infecção se espalha facilmente de pessoa para pessoa e é muitas vezes contraída quando elas andam descalças em vestiários ou áreas próximas a piscinas. O pé de atleta às vezes passa para as unhas dos pés, causando micose (ver p. 121).

QUAL A PREVISÃO?
Aplicar um creme antifúngico e manter boa higiene dos pés (ver abaixo) devem melhorar o problema em cerca de uma semana. Você pode ser aconselhado a continuar usando o creme por uma ou duas semanas após o desaparecimento dos sintomas, para ter certeza de que a infecção foi tratada completamente.

Para prevenir a reincidência de pé de atleta, seu filho deve continuar com boas medidas de higiene. Entre elas, usar chinelos ou sandálias de plástico em vestiários coletivos.

O que posso fazer para ajudar?

O médico pode orientá-lo a utilizar cremes antifúngicos. Manter os pés limpos, trocar as meias diariamente (mais vezes se os pés suarem depois de exercícios) e usar meias em sapatos e tênis é também importante. Faça seu filho usar sempre calçados bem ajustados.

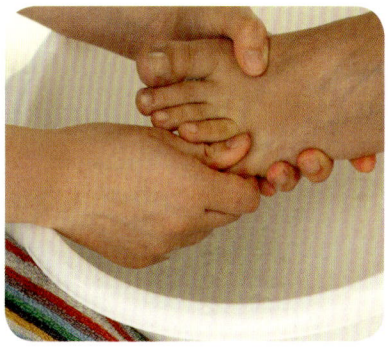

1 **Lave os pés de seu filho diariamente,** com especial atenção para a área entre seus dedos (uma criança mais velha pode fazê-lo sozinha, mas com sua supervisão).

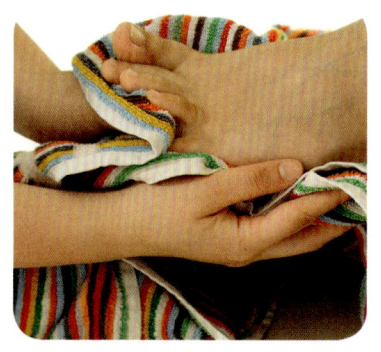

2 **Enxugue os pés completamente** depois de lavá-los, com especial cuidado em enxugar bem entre todos os dedos.

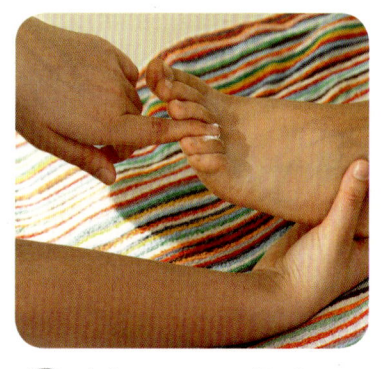

3 **Aplique creme antifúngico** na área afetada e na pele próxima que parece saudável. Lave suas mãos antes e depois de aplicar o creme.

Pitiríase rósea

Esta erupção cutânea, que consiste em placas ovais rosadas, é muito comum em crianças de 10 anos ou mais, mas ocorre também em crianças mais novas.

QUAL A CAUSA?
A causa exata de pitiríase rósea não é conhecida. Possivelmente é relacionada a um vírus, mas parece não ser infecciosa.

QUAL O TRATAMENTO?
Você não precisa fazer nada, já que essa dermatite desaparece sozinha em cerca de oito semanas, embora possa durar de três a seis meses. Se a pele estiver irritada, uma loção hidratante pode aliviar. Também pode ser útil evitar fatores irritantes, por exemplo, sabonetes duros, e optar por roupas soltas de tecidos naturais. Oriente seu filho a não coçar as áreas afetadas.

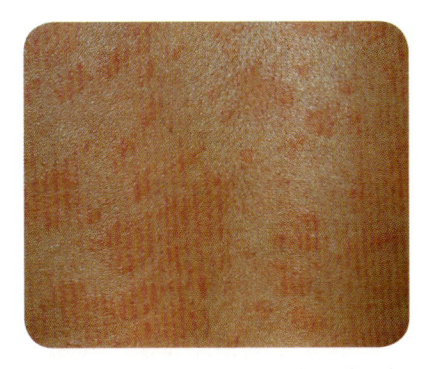

Erupção de pitiríase rósea As placas de pele rosadas têm um anel externo escamoso.

Possíveis sintomas

★ Primeiro sinal de alerta: uma placa de pele vermelha com um anel externo escamoso de 2 cm a 5 cm em peito, abdômen ou costas. Nem sempre é percebida e às vezes é confundida com micose

★ Poucos dias depois aparecem placas menores ovais e rosadas, com um anel externo de escamas. Podem continuar a se desenvolver por seis semanas

★ Coceira (às vezes)

Pitiríase alba

Na pitiríase alba desenvolvem-se placas de pele mais clara, muitas vezes no rosto. Ela geralmente afeta crianças de 6 a 12 anos e desaparece sozinha.

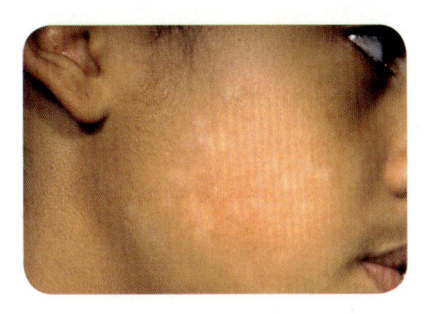

Erupção de pitiríase alba Placas de pele mais clara aparecem, frequentemente no rosto, e são mais evidentes na pele escura.

QUAL A CAUSA?
A causa da pitiríase alba não é conhecida, mas essa dermatite parece ficar pior quando a pele está ressecada.

QUAL O TRATAMENTO?
Não há necessidade de tratamento, porque a pitiríase alba melhora sozinha, ainda que leve muitos meses. Se seu filho estiver preocupado com a aparência, explique-lhe que a pele voltará ao normal. Usar hidratantes pode ajudar a aliviar a secura. Às vezes, pais ficam preocupados com que uma criança com pitiríase alba tenha vitiligo, um problema dermatológico permanente em áreas de pele que perderam seus pigmentos. Vitiligo geralmente não ocorre antes dos 20 anos de idade, e as duas situações têm aspectos bem diferentes: na pitiríase alba, não há uma linha nítida entre as placas mais claras e a pele normal, enquanto no caso de vitiligo há placas com uma linha muito nítida entre a pele normal e a pele mais clara. Contudo, se você estiver preocupado, procure um médico que poderá tirar suas dúvidas.

Possíveis sintomas

★ Placas de pele de cor mais clara que podem ser secas e escamosas

★ São mais perceptíveis em crianças com pele escura ou bronzeada

★ DOENÇAS DE PELE

Sarna

Sarna é uma infestação da pele por pequenos ácaros chamados *Sarcoptes scabiei* que não podem ser vistos a olho nu. Os ácaros entocam-se debaixo da pele para pôr seus ovos, causando coceira intensa.

Possíveis sintomas

Sintomas começam de duas a seis semanas após a infecção se você nunca teve sarna, mas muito mais cedo se for uma reinfecção.

★ Coceira intensa que muitas vezes piora à noite ou após um banho quente

★ Pequenas linhas e placas na pele, em qualquer lugar do corpo

COMO SE ESPALHA?

Ácaros de sarna se espalham por contato físico estreito e podem proliferar também por toalhas e roupas de cama, já que só conseguem viver por breves períodos sem um hospedeiro vivo.

QUAL O TRATAMENTO?

Se você suspeita que seu filho possa ter sarna, procure um médico para confirmar o diagnóstico, já que se trata de uma dermatite facilmente confundida com outros problemas de pele. A sarna é tratada com cremes ou loções. Alguns dos tratamentos não são adequados para crianças pequenas, portanto é fundamental a orientação de um médico.

Todos os membros da família devem ser tratados. As loções devem ser aplicadas sobre o corpo inteiro, duas vezes, com sete dias de intervalo, mas nunca após um banho quente. Lave todas as roupas, lençóis e toalhas a uma temperatura de pelo menos 50 °C no dia em que você aplicar o tratamento. Se certos itens não puderem ser lavados, como um bichinho de pelúcia (embora muitos possam ser lavados), coloque-os em um saco de plástico bem fechado por 72 horas. Geralmente, isso é tempo suficiente para matar os ácaros. Seu filho pode voltar à escola após a primeira aplicação do tratamento.

Piolho

Piolhos são insetos sem asas que vivem no couro cabeludo e picam a pele para se alimentar do sangue, causando forte coceira. São pequenos – medem em torno de 2 mm a 4 mm de comprimento –, portanto pode ser difícil detectá-los.

Possíveis sintomas

★ Coceira (devido à picada) que pode levar a criança a coçar a cabeça

★ Pequenas manchas vermelhas no couro cabeludo, frequentemente atrás das orelhas ou na nuca, lugares comuns de infestação

★ Pode não haver sintoma algum

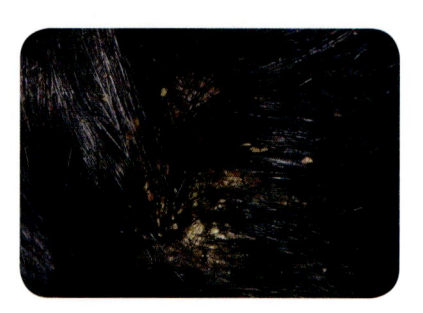

Sacos de ovos de piolhos Os sacos que contêm os ovos aparecem aqui como pontos marrom-claros, firmemente grudados aos cabelos.

COMO SE ESPALHAM?

Os piolhos não têm asas, por isso não podem voar. Em vez disso, espalham-se por contato próximo, literalmente escalando de um couro cabeludo para outro. Por isso, embora qualquer pessoa possa ter piolhos, são mais comuns em crianças que passam muito tempo perto uma da outra, brincando ou estudando.

MEU FILHO TEM PIOLHOS?

O melhor método para detectar piolhos é pentear o cabelo molhado, separando porções do cabelo e passando nelas um pente-fino (vendido em farmácias), verificando em cada passagem se há piolhos. Essa técnica é também usada como um método de tratar piolhos e está descrita no quadro da página ao lado.

Passar o pente pelo cabelo gradualmente é um processo demorado, mas é importante que seja feito completamente para detectar qualquer piolho. De acordo com o cabelo, seu comprimento e densidade, pode durar até uma hora para passar o pente por toda a cabeça. Ver um piolho vivo no pente significa que seu filho tem piolhos.

PIOLHO

Ver sacos de ovos (lêndeas), que são de cor marrom-clara, ou sacos vazios que parecem pontos brancos brilhantes, não significa necessariamente que seu filho esteja infestado. Eles podem ficar na raiz do cabelo até mesmo após o tratamento dos piolhos. Se você não descobrir piolhos, mas o couro cabeludo dele estiver coçando, procure seu médico, pois vários problemas dermatológicos podem causar esse sintoma.

Você pode passar um pente-fino regularmente para verificar se seu filho tem piolhos. Se encontrá-los, verifique outros membros da família e informe a escola, mas saiba que seu filho não precisa ficar em casa. Faça um tratamento nos membros da família se piolhos forem encontrados. Os piolhos podem viver somente em humanos; por isso, não é preciso lavar lençóis ou roupas.

QUAL O TRATAMENTO?

Há vários tratamentos diferentes, mas nenhum garante sucesso, e também não protegem contra reinfecção com piolhos. O médico deve ser consultado, porque é necessário verificar se o produto é adequado a crianças.

★ Inseticidas – vêm à base de água ou de álcool e contêm uma substância que mata os piolhos. Já que álcool é inflamável, produtos à base de água são mais seguros e podem ser menos irritantes para a pele (ver quadro abaixo).

★ Dimeticona – não é um inseticida, mas um produto com base de silicone que parece matar piolhos ao impedi-los de excretar água. Não tem cheiro e é aplicado como os inseticidas, mas precisa ficar no couro cabeludo por oito horas antes de ser removido com água. É necessário fazer uma segunda aplicação após sete dias.

★ Passar um pente-fino no cabelo molhado – é a mesma técnica usada para detectar piolhos, na qual o pente revelará qualquer piolho, mas para o tratamento você precisa repeti-la a cada quatro dias até que desapareçam por completo (ver quadro abaixo).

HÁ ALGUMA PREVENÇÃO?

Ter piolhos não é um sinal de falta de higiene: eles não preferem cabelos sujos. Para evitar pegar piolhos, seu filho não deve compartilhar escovas ou pentes com uma pessoa afetada. Amarrar cabelos compridos pode também ajudar a reduzir a probabilidade de contato com outra criança. O único método seguro para prevenir a proliferação de piolhos é verificar regularmente os cabelos de sua família como descrito anteriormente e tratar piolhos assim que você os encontrar.

O que posso fazer para ajudar?

Os métodos para tratar piolhos são passar um pente-fino no cabelo molhado (também usado para detectar piolhos) e loções que matam piolhos (inseticidas ou dimeticona). Passar o pente-fino remove os piolhos, mas não os ovos. Por isso, você precisa repetir o tratamento até chegar a três sessões separadas – com quatro dias de intervalo – em que não tenham aparecido piolhos.

1 Para retirar piolhos no cabelo molhado, lave os cabelos de seu filho, aplique muito condicionador e deixe fazer efeito. Desembarace emaranhados, depois separe o cabelo em pequenas porções e passe um pente-fino, do couro cabeludo até as pontas dos cabelos.

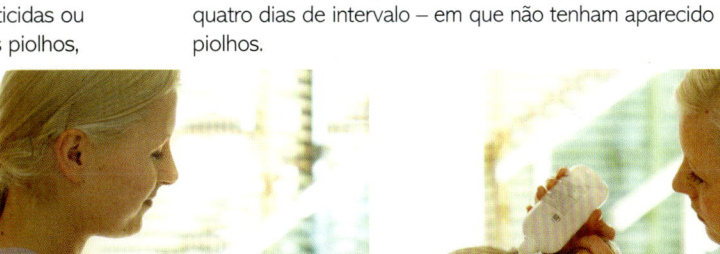

2 Verifique se há piolhos no pente cada vez que você o passa. Depois de passar o pente pelo cabelo inteiro, enxágue os cabelos para tirar o condicionador. Cada sessão pode durar em torno de uma hora para ser feita cuidadosamente. No final, lave o pente em água fervente.

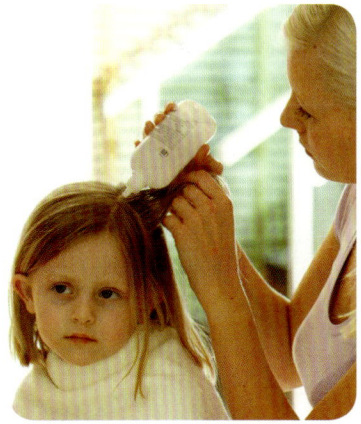

3 Loções contra piolhos Aplicadas geralmente sobre o cabelo seco. Separe porções de cabelo para saturar as raízes. Deixe a loção fazer efeito por oito a doze horas antes de lavar os cabelos. Passe uma segunda aplicação sete dias depois.

★ DOENÇAS DE PELE

Picada de inseto

A maioria das picadas de insetos é amena e melhora em dois ou três dias. Contudo, algumas crianças podem ter uma reação alérgica séria a uma picada, chamada choque anafilático.

Possíveis sintomas

★ Vermelhidão e inchaço em torno da picada ou pequeno caroço vermelho com um pequeno buraco (a ferida no lugar da picada)

★ Dor e às vezes coceira (muitas vezes intensa)

★ Se seu filho for alérgico a picadas, a reação pode ser mais grave, com uma área elevada vermelha ou rosada em torno do caroço ou inchaço que se formou em torno da picada; urticária (ver página seguinte) ou, em casos muito severos, choque anafilático (ver p. 218)

QUAIS AS CAUSAS?
Picadas de insetos podem ser causadas por vários insetos, como pernilongos, pulgas, percevejos e mosquitos. Quando um inseto perfura a pele, sua saliva causa uma irritação nela. Um inseto que pica injeta substância tóxica à pele, como mecanismo de defesa.

DEVO PROCURAR UM MÉDICO?
Chame uma ambulância se seu filho desenvolver um dos seguintes sintomas, que são sinais de choque anafilático: arquejar ou apresentar respiração difícil, dermatite de manchas em uma área ampla do corpo, tontura, náusea ou inchaço no rosto ou na boca.

Também procure um médico se uma picada não começar a melhorar dentro de 48 horas ou se houver sinais de infecção, por exemplo, vermelhidão crescente e inflamação/dor, glândulas inchadas ou sintomas parecidos aos da gripe.

HÁ ALGUMA PREVENÇÃO?
★ Usar calças compridas e camisas/blusas de mangas compridas, especialmente no início do dia e no fim da tarde (quando insetos são mais ativos), reduz a quantidade de pele exposta a insetos.

★ Use repelente para insetos – repelentes que contêm a substância DEET são considerados os mais efetivos, mas antes de comprar um repelente verifique se é adequado para crianças e a dosagem correta do seu uso.

★ Se você viajar a uma área com alto risco de malária, verifique com um médico remédios profiláticos para malária; quando você estiver em uma área com malária, use mosquiteiros sobre camas e redes e siga outras precauções para evitar picadas de insetos até mesmo se estiver tomando medicamentos – é melhor evitar qualquer picada.

★ Não perturbe ninhos de insetos.

★ Mantenha comida e bebida que estejam ao ar livre cobertas, porque insetos são atraídos por elas, especialmente por doce.

★ Evite sabonetes, xampus e outros produtos com fortes perfumes, já que atraem insetos.

★ Ensine seu filho a ir embora lenta e calmamente se uma abelha ou um marimbondo se aproximar e a não gesticular com os braços. Esses insetos picam para se defender, portanto movimentos bruscos podem provocá-los.

O que posso fazer para ajudar?

Você pode aplicar um paninho frio para aliviar a coceira. Com orientação médica, paracetamol pode ajudar com o desconforto. O ferrão de abelha precisa ser removido antes de qualquer outro tratamento. Mantenha as unhas de seu filho curtas para reduzir o risco de infecção ao coçar.

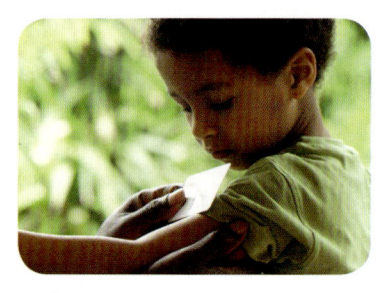

1 **Picada de abelha:** raspe o local com um cartão de banco ou com sua unha para tirar o ferrão. Não use pinça, para não levar veneno à picada.

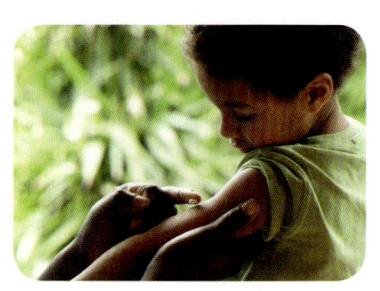

2 **Aplique creme anti-histamínico** se o médico recomendar, depois de lavar e enxugar a área. Oriente seu filho a não coçar para prevenir infecção.

Urticária

A urticária é uma erupção cutânea (dermatite) que gera coceira e pode vir acompanhada de um problema sério chamado angioedema, que causa inchaço.

QUAIS AS CAUSAS?
Nem sempre a urticária tem uma causa identificável, mas muitas vezes surge por causa de reação alérgica a um alimento ou a uma picada de inseto. Também pode ser reação a fatores irritantes de urtigas, medicamentos ou até mesmo a mudanças no ambiente, como calor ou frio. Essa dermatite é geralmente breve e dura apenas um dia; raramente pode se tornar crônica (de longa duração). Os sintomas devem-se à liberação da histamina química das células que causa a saída de líquidos dos vasos sanguíneos para a pele. Em algumas pessoas com urticária, o líquido passa para camadas mais profundas – é o angioedema.

QUAL O TRATAMENTO?
Se a urticária for amena, provavelmente não precisará de tratamento. Como no caso de picadas de insetos, você pode tratar os sintomas com cremes anti-histamínicos com orientação médica (ver quadro na página anterior).

Possíveis sintomas

Urticária:
★ Áreas elevadas vermelhas ou rosadas (vergões) que variam em tamanho
★ Coceira intensa, na maioria dos casos
★ Cada vergão dura algumas horas; enquanto certos vergões desaparecem, outros aparecem em áreas diferentes

Angioedema:
★ Inchaço no rosto ou na boca
★ Respiração difícil

Procure evitar a exposição de seu filho a qualquer fator identificável que possa provocar o problema. Se seu filho desenvolver sintomas de angioedema, procure atendimento médico urgentemente.

Cortes e arranhões

Crianças ativas caem e se machucam, então cortes e arranhões são muito comuns! O corte perfura a pele, enquanto a escoriação, ou arranhão, significa que camadas de pele são raspadas. A maioria deles não deixa cicatrizes.

COMO TRATAR CORTES E ARRANHÕES?
★ Primeiro, um abraço ajuda muito a melhorar a situação!
★ Lave o corte ou arranhão completamente. Não é preciso lavá-lo com um antisséptico.
★ Se estiver sangrando, aplique um pouco de pressão com um pano limpo ou curativo para estancá-lo.
★ Cubra com um curativo ou *band-aid* para manter o local limpo e seco.
★ Troque o curativo se ficar sujo ou molhado (você pode usar curativos impermeáveis para ajudar a prevenir isso).

HÁ ALGUMA PREVENÇÃO?
Não há como evitar cada corte ou arranhão, já que crianças adoram correr por toda parte e explorar seu mundo. Mas elas devem evitar riscos desnecessários, usar capacetes na bicicleta e também outro equipamento protetor, por exemplo, joelheiras para atividades como andar de *skate*. Mantenha seu *kit* de primeiros socorros em dia para tratar cortes e arranhões. Se você tiver tratado um corte ou arranhão e depois notar crescente vermelhidão, inchaço ou pus, procure um médico, pois pode ter ocorrido uma infecção.

Possíveis sintomas

★ Sangramento e dor, seguidos por uma crosta que sai alguns dias mais tarde

DEVO PROCURAR UM MÉDICO?
Você deve procurar orientação médica se o corte não parar de sangrar (ver também *Hemorragia séria*, na p. 216), se parece estar muito profundo, se você não conseguir limpá-lo, se não puder ser coberto com um curativo ou se for em um lugar em que uma cicatriz seria muito desagradável, como no rosto. Certos cortes precisam de tratamento médico, por exemplo, pontos ou técnicas mais modernas como tiras ou colas que fecham a pele. Feridas sujas correm grande risco de tétano, portanto verifique se seu filho está com a vacina em dia.

★ DOENÇAS DE PELE

Equimoses

Equimoses surgem em consequência de hemorragias em vasos sanguíneos muito pequenos que se rompem ou são danificados quando há uma queda, por exemplo. Ocorrem na pele ou em órgãos internos.

Possíveis sintomas

★ Dor ou sensibilidade, inicialmente
★ Pele roxa ou vermelha que pode mudar de cor para marrom, amarela ou verde

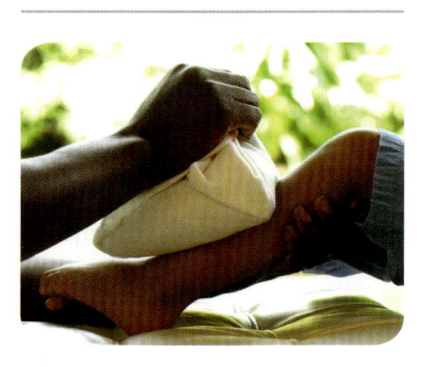

Todas as crianças sofrem, em algum momento, equimoses em sua pele, e geralmente elas são pequenas e saram sozinhas. Colocar gelo pode reduzir o sangramento em uma equimose (ver à direita). Com orientação médica, ibuprofeno ou paracetamol podem aliviar a dor. Medicamento homeopático ou herbal de arnica, disponível em comprimidos ou em creme, muitas vezes é usado para tratar equimoses, embora sua eficácia seja objeto de controvérsias.

Procure um médico se seu filho tiver levado uma pancada ou queda e você estiver preocupado com a possibilidade de equimoses internas. Equimoses internas não mudam a cor da pele, mas a criança pode se queixar de dores e você pode ver um inchaço. Se seu filho sofrer frequentemente equimoses, sem causa óbvia, procure um médico.

Compressa fria Aplique uma compressa fria – por exemplo, um saquinho com gelo embrulhado em uma pequena toalha – à equimose por uns 20 minutos. Isso pode ajudar a reduzir o sangramento.

Estilhaços

Crianças exploram o mundo e tocam tudo. Assim, é comum que corpos estranhos (estilhaços, lascas) entrem debaixo da pele, como são lascas de madeira ou pedaços de vidro, metal ou plástico.

Possíveis sintomas

★ Dor ou sensibilidade
★ Estilhaço visível ou uma linha debaixo da pele
★ Às vezes, um pequeno ponto vermelho (o local em que o estilhaço entrou)

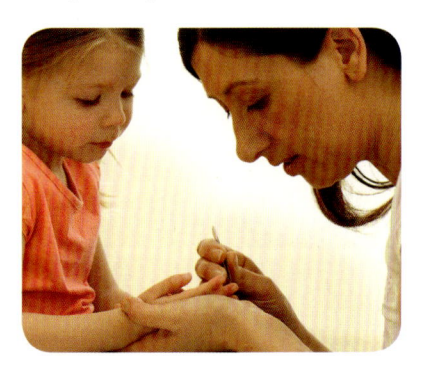

Remover um estilhaço Com uma pinça, pegue-o o mais próximo possível à pele e o retire em linha reta, no mesmo ângulo em que entrou.

COMO FAÇO PARA REMOVER UM ESTILHAÇO?
Você deve tentar remover estilhaços para prevenir o desenvolvimento de uma infecção. Lave suas mãos antes de começar.
★ É possível que você consiga tirar o estilhaço ao simplesmente apertar um dos lados e abaixo dele para que saia.
★ Esterilize uma pinça, colocando-a em água fervente; se você puder ver a ponta do estilhaço, tire-o com cuidado (ver à esquerda).
★ Se você não conseguir enxergar a ponta do estilhaço, tente tirar a pele sobre a ponta, raspando-a, para poder pegá-lo com a pinça.
★ Depois de tirar o estilhaço, lave a área.

★ Se você não conseguir tirar o estilhaço, o corpo tentará naturalmente expeli-lo com o tempo, mas fique atento a sinais de infecção: vermelhidão, inchaço, calor e maciez. Se esses sintomas se desenvolverem (com estilhaço removido ou não), leve seu filho a um médico.

HÁ ALGUMA PREVENÇÃO?
Seu filho não deve andar descalço fora de casa e deve ter cuidado quando tocar superfícies ásperas. Se quebrar um copo, tire os cacos pequenos com o aspirador.

Bolhas

Uma bolha é um inchaço na pele cheio de líquido. Muitas vezes, bolhas se desenvolvem por causa de alguma fricção, por exemplo, de calçado mal ajustado ou do cabo de uma raquete nova. Também se desenvolvem depois de uma queimadura.

Possíveis sintomas

★ Inchaço na superfície da pele que parece estar cheio de líquido
★ Pode ser macia ou sem dor

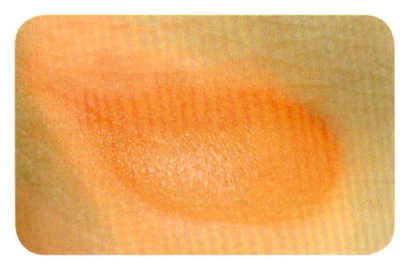

Bolhas formam-se na pele machucada como uma maneira de forrar e assim proteger a pele mais profunda não atingida. Podem ser macias ou sem dor, e geralmente estão cheias de um líquido claro (soro), mas também podem se encher de sangue.

A maioria das bolhas sara sozinha sem deixar cicatrizes. Você pode aplicar um *band-aid* sobre elas ou usar um curativo forrado se o contato doer. A pele debaixo das bolhas estará em recuperação e protegida de infecção pela própria bolha. Por isso, não a estoure nem tire pedacinhos de pele se ela estourar sozinha.

Apenas a mantenha limpa e seca. Se uma bolha ficar infectada, a pele em torno pode se apresentar vermelha, ela doerá e poderá se encher de pus. Isso pode demandar tratamento com antibióticos, portanto procure um médico.

Para prevenir bolhas de fricção, os pés de seu filho devem ser medidos regularmente e seu calçado deve ser verificado por um profissional. Para um passeio longo ou uma caminhada, ele deve usar calçado que já usou antes, e sempre estar de meias.

Para prevenir bolhas de queimadura de sol, siga as medidas da p. 130.

Uma bolha Bolhas estão geralmente cheias de um líquido claro, portanto têm a cor normal da pele.

Queimaduras amenas

Queimaduras e escaldaduras que machucaram somente as camadas superficiais da pele podem ser tratadas em casa. Queimaduras mais severas (ver p. 216) exigem atenção médica.

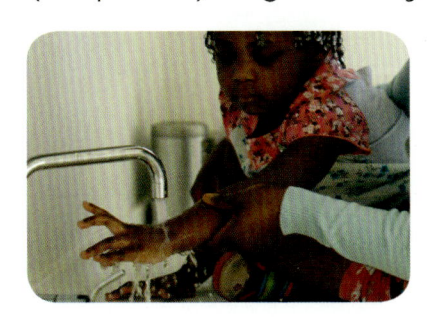

Possíveis sintomas

★ Pele avermelhada
★ Dor na área queimada
★ Mais tarde, bolhas e pele que descasca

Esfrie a pele Passe, na área queimada, água morna ou fria, por exemplo, mantendo-a debaixo da torneira aberta, por pelo menos 10 minutos.

COMO TRATAR QUEIMADURAS?
Queimaduras e escaldaduras pequenas e superficiais podem ser tratadas em casa.
★ Pare o processo de queimação, tirando o calor; em geral, as pessoas fazem isso afastando-se, por exemplo, tirando a mão de um ferro quente.
★ Esfrie a pele com água morna ou fria por pelo menos 10 minutos.
★ Não cubra o local com algo que tenha fiapos, como algodão, ou com algo que possa grudar, como um curativo.
★ Não use gelo ou água gelada, pois isso pode causar mais danos à pele.

★ Não aplique manteiga, ovos ou qualquer outra substância gordurosa.
★ Se uma bolha se formar, não a estoure.
★ Com orientação médica, paracetamol ou ibuprofeno podem aliviar a dor.
★ Procure assistência médica se a queimadura for grande, profunda ou afetar o rosto, ou desenvolver sinais de infecção: vermelhidão, inchaço ou pus.

HÁ ALGUMA PREVENÇÃO?
Mantenha líquidos quentes e produtos químicos fora do alcance de crianças e lhes ensine que o fogão está quente e não deve ser tocado.

★ DOENÇAS DE PELE

Queimaduras de sol

A pele das crianças é facilmente queimada pela radiação ultravioleta do sol, o que causa danos e pode aumentar o risco de câncer de pele futuramente.

Possíveis sintomas

Os sintomas podem não aparecer até algumas horas depois de se queimar.

★ Pele vermelha e dolorida que está quente, mesmo na sombra

★ A pele pode descascar depois de alguns dias

★ Bolhas podem se formar em casos mais graves

★ Quando a queimadura sara, a pele pode voltar à sua cor original ou ficar bronzeada

Protetor solar

Para proteger a pele de seu filho é importante usar um protetor solar de fator alto.

Compre um protetor solar de FPS (fator de proteção solar) 15 ou maior, que proteja tanto contra raios UVA quanto contra raios UVB (chamado de filtros de amplo espectro). Aplique uma camada generosa 30 minutos antes que seu filho saia ao sol e reaplique regularmente e depois de seu filho ter entrado na água.

QUAL A CAUSA?

Uma pele bronzeada é o mecanismo de defesa natural do corpo contra os efeitos do sol. Quando exposta ao sol, a pele produz mais do pigmento melanina, que a deixa mais escura. Por isso, uma pele mais escura queima menos facilmente ao sol. Contudo, mesmo uma pele escura que contêm muita melanina não protege uma pessoa de efeitos de longa duração da exposição ao sol, como o câncer. Pele mais pálida, por sua vez, corre mais risco de uma queimadura de sol.

COMO DEVO TRATAR UMA QUEIMADURA DE SOL?

Prevenção é a melhor cura para queimaduras de sol, mas, se seu filho se queimar, leve-o a uma sombra e o mantenha resfriado. Dê muito líquido a ele. Você pode aplicar uma pomada emoliente ou uma loção pós-sol para hidratar e resfriar a pele. Com orientação médica, paracetamol ou ibuprofeno podem aliviar a dor. Se a pele descascar, continue a usar hidratantes até que sare. Se a queimadura for grave e você desconfiar que ficou infectada, procure orientação médica.

O que posso fazer para ajudar?

Seu filho não deve ficar ao sol quando este estiver no auge, ou seja, das 11 horas às 15 horas. Enquanto estiver exposto ao sol, ele deve se proteger e usar protetor solar. Para evitar exaustão de calor (ver p. 217), não deixe as crianças brincarem demais sob o sol, observando períodos de descanso.

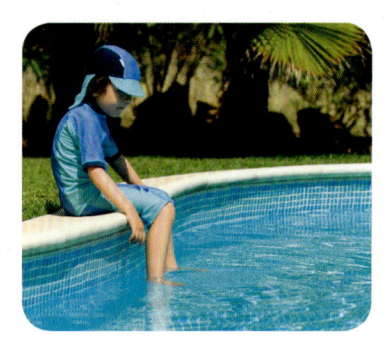

Proteja o corpo Sob o sol, seu filho deve usar roupa com mangas e um boné que deixe o rosto na sombra.

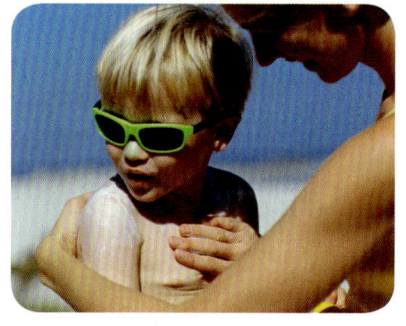

Proteja pele e olhos Aplique protetor solar generosa e regularmente. Óculos escuros de boa qualidade podem ser uma alternativa.

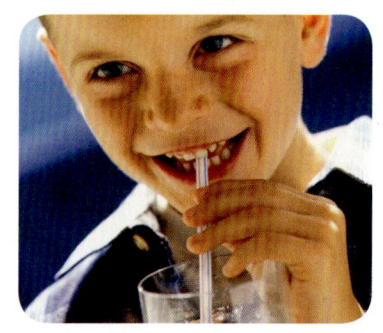

Reponha líquidos Quando faz calor, é essencial tomar muito líquido para repor o que foi perdido ao suar.

Doenças de olho, orelha, nariz e garganta

Olhos, orelhas e nariz são órgãos de sentido. Estão agrupados aqui com a garganta porque, anatomicamente, orelhas, nariz e garganta estão estreitamente interligados: a trompa de Eustáquio, que mantém a pressão igual nos dois lados do tímpano, conecta a orelha média ao fundo do nariz e à garganta. Isso significa que problemas em uma área podem afetar outras, e este é o motivo pelo qual há especialistas em problemas de orelha, nariz e garganta (otorrinolaringologistas). O resfriado, uma infecção viral de nariz e garganta, está incluído na seção "Doenças do sistema respiratório".

★ Estrabismo 132
★ Problemas de visão 133
★ Conjuntivite 134
★ Calázio 135
★ Terçol (hordéolo) 136
★ Corpos estranhos 137
★ Inflamação do canal auditivo 138
★ Otite interna 139
★ Entupimento com cerume 140
★ Otite média secretora 140
★ Barotrauma 142
★ Hemorragia nasal 143
★ Rinite alérgica 144
★ Adenoides aumentadas 146
★ Epiglotite 146
★ Infecção de garganta 147
★ Apneia obstrutiva do sono 148

★ DOENÇAS DE OLHO, ORELHA, NARIZ E GARGANTA

Estrabismo

Em uma criança com estrabismo, quando um olho mira para a frente, o outro olha para uma direção diferente. Aproximadamente uma em cada vinte crianças tem estrabismo.

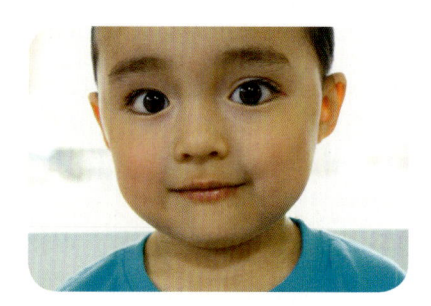

Estrabismo afetando o olho direito Neste caso, o olho direito olha para dentro em vez de olhar para a frente, acompanhando o olho esquerdo.

QUAIS AS CAUSAS?
O estrabismo é causado por um desequilíbrio dos músculos oculares que controlam a direção do movimento dos olhos. Nem sempre se sabe por que o estrabismo ocorre, embora casos de estrabismo possam ser hereditários. Miopia ou hipermetropia podem causar estrabismo.

DEVO PROCURAR UM MÉDICO?
O estrabismo é extremamente comum em bebês, mas deve desaparecer com cerca de 3 meses de idade. Se você perceber que os olhos de seu filho ainda olham em direções diferentes ou não se movem juntos depois dessa idade, procure um oftalmologista.

Às vezes, pode parecer que uma criança ou um bebê esteja vesgueando por causa da forma do seu rosto ou dos olhos, enquanto na realidade não há estrabismo. O fenômeno se chama pseudoestrabismo e não é motivo de preocupação. Contudo, se você estiver preocupado, leve seu filho ao médico.

É importante que o estrabismo seja detectado e tratado cedo, para prevenir problemas de visão no futuro. Se os olhos não olham na mesma direção, o cérebro recebe duas imagens separadas, o que resulta em visão dupla e leva o cérebro a suprimir a imagem do olho mais fraco. Se o estrabismo não for corrigido, o olho mais fraco ficará preguiçoso e limitado (um problema chamado ambliopia). Assim, a criança não terá uma visão binocular, pois, para tê-la, ambos os olhos precisam fazer efeito juntos a fim de permitir que se perceba a dimensão da profundidade. A ambliopia não pode ser corrigida pelo uso de óculos. No entanto, se a ambliopia ocorrer, pode ainda ser tratada, desde que isso aconteça antes dos 6 ou 7 anos de idade, quando a visão da criança ainda está se desenvolvendo. Depois dessa idade, torna-se irreversível.

QUAL O TRATAMENTO?
Os testes dependem da idade da criança e podem incluir dirigir uma luz aos olhos e pedir que a criança olhe para diferentes objetos.

Possíveis sintomas

★ Um olho olha para dentro, para fora, para cima ou para baixo quando o outro está olhando para a frente

★ Pode ser constante ou somente às vezes (intermitente); se for pouco, pode ser difícil percebê-lo

★ Os olhos podem não se mover juntos quando estiverem seguindo um objeto

Um colírio pode ser colocado nos olhos para outros exames.

O tratamento depende da causa do estrabismo e inclui usar óculos para corrigir hipermetropia ou miopia, tapa-olho (ver quadro abaixo), exercícios dos olhos e ocasionalmente um colírio para ofuscar o olho bom e obrigar o outro a trabalhar. Se isso não fizer efeito, o médico poderá indicar injeção de toxina botulínica no músculo de um olho, sob anestesia, ou uma cirurgia oftalmológica.

O que posso fazer para ajudar?

Se for recomendado um tapa-olho, ele deve ser usado sobre o olho bom, para assim obrigar o olho afetado a fazer força e melhorar. A duração do período que seu filho precisa usá-lo varia.

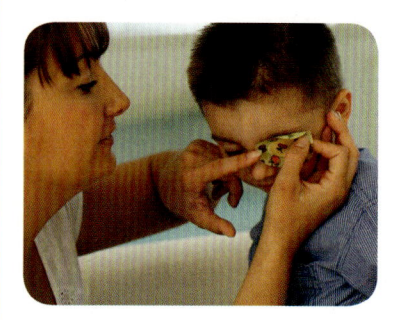

Coloque um tapa-olho O verso dele é adesivo. Você precisa colocar um novo tapa-olho de tempos em tempos.

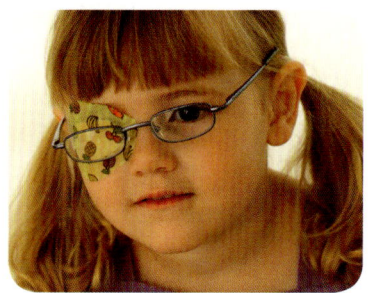

Use óculos Se seu filho tiver miopia ou hipermetropia, precisará usar óculos além do tapa-olho.

Problemas de visão

Há três principais tipos de problemas de visão, também conhecidos como erros refrativos: hipermetropia, miopia e astigmatismo. Todos podem causar algum grau de vista borrada.

Possíveis sintomas

Sinais de que seu filho pode ter um problema de visão incluem:

★ Ficar muito perto da lousa na escola

★ Sempre franzir a testa ou fazer força para olhar

★ Queixar-se de dor de cabeça ou olhos cansados

QUAIS AS CAUSAS?

Para ver bem, raios de luz que entram no olho precisam ser focados na retina, a membrana sensível à luz no fundo do olho. Na miopia, a visão é clara para objetos próximos, mas a visão distante é borrada. O globo ocular é geralmente muito comprido ou a córnea é muito curvada, de modo que os raios de luz são focados na frente da retina em vez de na retina, causando uma visão borrada. A miopia muitas vezes é hereditária. Na hipermetropia, a visão é clara para objetos distantes, mas borrada para objetos próximos. Aqui, o globo ocular é muito curto ou a córnea é muito achatada, de modo que os raios de luz são focados atrás da retina. Muitos bebês nascem com hipermetropia amena que melhora com o tempo. No astigmatismo, a frente do olho não é uma curva regular, mas levemente irregular, de modo que não são todas as partes de um objeto que estão em foco simultaneamente. Pode ser parcialmente genético.

DEVO PROCURAR UM MÉDICO?

Os olhos de seu filho serão examinados no nascimento. Depois disso, se a visão dele estiver normal, recomenda-se que você o leve para um exame de vista a cada dois anos. Se algum problema de visão for encontrado, será recomendado fazer exame de vista mais regularmente.

Mesmo se seu filho fizer o exame a cada dois anos, procure um oftalmologista se estiver preocupado com seus olhos. As crianças nem sempre percebem que não estão enxergando bem: uma criança pode achar normal ser capaz de ver na escola os livros na sua mesa, mas não a lousa. O professor pode notar esse tipo de problema.

QUAL O TRATAMENTO?

Problemas de visão são tratados com o uso de óculos. O formato da lente dos óculos modifica os raios para compensar o erro da imagem. As crianças podem usar lentes de contato, mas precisam ser capazes de colocá-las e tirá-las sozinhas. Por isso, geralmente não são indicadas para crianças pequenas. Cirurgias a *laser* não são adequadas para crianças, já que seus olhos ainda estão crescendo e mudando de forma.

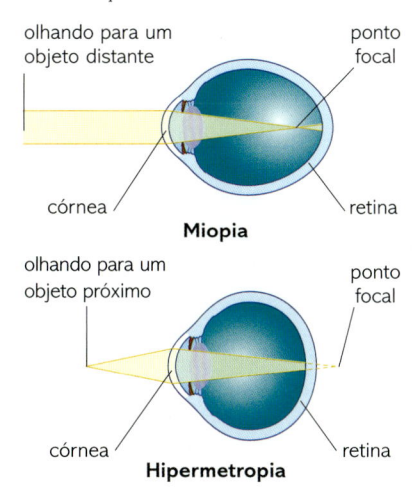

Problemas para focar Os raios de luz precisam focar na retina para permitir uma visão nítida. Na miopia, focam na frente da retina; na hipermetropia, atrás dela.

O que posso fazer?

Se seu filho tiver que usar óculos, mostre-lhe como limpá-los e lhe ensine que é importante não deixar outras crianças usá-los. Se ele sofrer *bullying* na creche ou na escola por causa dos óculos, você precisa estar preparado para dar apoio emocional para que ele consiga lidar com a situação.

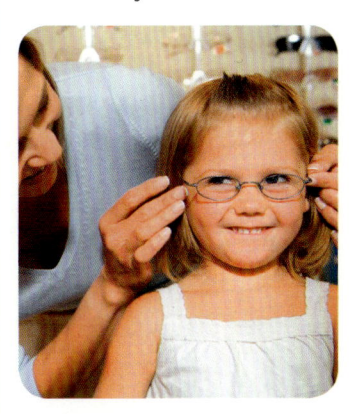

Escolha os óculos Ajude seu filho a escolher óculos de que realmente gosta – assim é mais provável que ele os use quando precisar.

★ DOENÇAS DE OLHO, ORELHA, NARIZ E GARGANTA

Conjuntivite

Conjuntivite é uma inflamação da conjuntiva, a membrana transparente que cobre a parte branca do olho e o interior das pálpebras. De acordo com a causa, pode afetar um olho ou ambos.

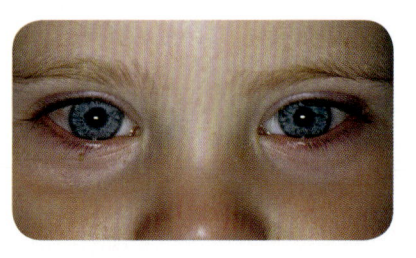

Conjuntivite Olhos vermelhos e lacrimejando são típicos para todos os tipos de conjuntivite (por infecção, alergia ou irritação).

QUAIS OS TIPOS?
A conjuntivite pode ser causada por uma infecção, uma alergia ou um fator irritante, por exemplo, cloro.
★ **Conjuntivite infecciosa** Vários tipos de bactérias e vírus podem infectar os olhos, causando conjuntivite.

Os bebês às vezes desenvolvem conjuntivite bacteriana como resultado de uma infecção contraída da mãe, ao passar através do canal de nascimento [Ver "Olhos inflamados (conjuntivite neonatal)", na p. 92].

Possíveis sintomas

Conjuntivite infecciosa:

★ Olho vermelho que pode lacrimejar ou estar dolorido ou irritado

★ Secreção pegajosa, amarela ou verde, saindo do olho; pode ser mais evidente de manhã, quando os cílios parecem estar colados

★ Muitas vezes começa em um olho e depois passa para o outro

Conjuntivite alérgica:

★ Olhos vermelhos, irritados e lacrimejando

★ Pálpebras inchadas que podem doer ou incomodar

Conjuntivite irritativa:

★ Olho(s) vermelho(s), irritado(s) e lacrimejando

O que posso fazer para ajudar?

Se seu filho tiver conjuntivite infecciosa, você pode deixar seus olhos mais confortáveis e aliviar a coceira usando soro fisiológico. A conjuntivite infecciosa passa facilmente de um olho para o outro e de uma pessoa para a outra. Por isso, uma boa higiene das mãos é vital.

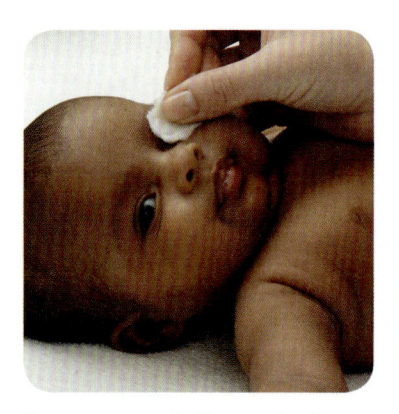

Remova a secreção Com um algodão ou gaze umedecidos em soro fisiológico para cada olho, remova a secreção pegajosa, especialmente de manhã.

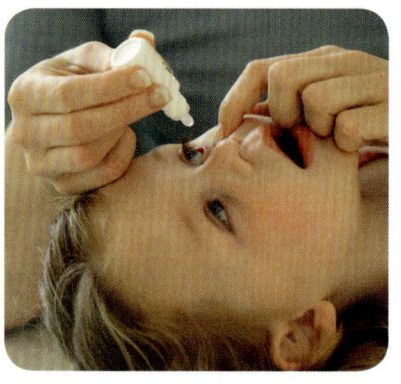

Aplique o soro de forma correta Faça seu filho deitar no seu colo, olhando para cima. Abaixe a pálpebra inferior e esprema uma gota para dentro dela.

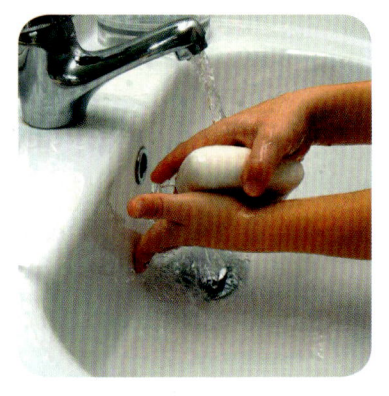

Higiene das mãos Seu filho deve lavar as mãos se tocar os olhos (mas incentive-o a não tocá-los). Ele não deve compartilhar toalhas, toalhinhas e travesseiros.

Em crianças mais velhas, a conjuntivite infecciosa é causada na maioria das vezes por um vírus, embora ocasionalmente seja por bactérias. É contraída pelo contato direto com outra pessoa infectada e é muito contagiosa. A criança com conjuntivite deve ser afastada da escola e/ou da creche.

A maior parte dos casos de conjuntivite infecciosa é amena, não exige tratamento médico e melhora dentro de alguns dias. Se a conjuntivite durar mais que isso ou estiver muito grave, procure um médico. Não há sintomas particulares que ajudam o médico a julgar se a causa é viral ou bacteriana. Por isso, uma pequena amostra de pus ou muco pode ser tomada do olho e enviada a um laboratório para análise. Se a causa for bacteriana, o médico irá receitar um colírio antibiótico ou uma pomada.

Se os olhos de seu filho estiverem muito doloridos, se desenvolverem sensibilidade à luz (fotofobia) ou se mudar algo na visão, procure orientação médica urgentemente, pois pode se tratar de um problema oftalmológico mais sério.

★ **Conjuntivite alérgica** Ela é causada por um alérgeno como pólen e pode ocorrer em conjunto com rinite alérgica (ver p. 144). De acordo com o alérgeno, pode aparecer sazonalmente ou em qualquer época do ano (perenemente). Por exemplo, se seu filho tiver alergia a pólen, a conjuntivite pode ocorrer somente nos meses de primavera e verão, ou se a alergia for a ácaros de poeira doméstica ou a pelos de animais, os sintomas podem estar presentes todo o ano. A conjuntivite alérgica não é contagiosa.

Na medida do possível, ajude seu filho a evitar o alérgeno que está causando o problema. Por exemplo, se for pólen, incentive-o a usar óculos de sol (de preferência do tipo "aviador", ou seja, fechados também dos lados) fora de casa, ou se são pelos de animais, ele deve evitar animais! Diga-lhe para não esfregar os olhos, pois isso causa mais irritação e inflamação. Compressas com soro fisiológico aplicadas nas pálpebras podem trazer alívio. Você pode também comprar lencinhos para tirar dos cílios quaisquer partículas, por exemplo, de pólen, para evitar maior irritação. Procure um oftalmologista se a conjuntivite alérgica causar desconforto especial e lembre-se de que só o médico pode prescrever o uso de colírios.

★ **Conjuntivite irritativa** Este tipo de conjuntivite é causado por algum fator irritante que entrou nos olhos. Um irritante pode ser químico, como cloro, xampu ou sabonete, ou um objeto estranho, como um cílio ou um grão de areia no olho.

Busque maneiras para ajudar seu filho a evitar o irritante. Por exemplo: se o cloro de piscinas for irritante para seus olhos, o uso de óculos de proteção pode ajudar. Ele deve evitar esfregar os olhos, pois isso pode irritá-los ainda mais e aumentar a inflamação. A conjuntivite irritativa não é contagiosa.

Calázio

Este pequeno inchaço na pálpebra, em razão de um bloqueio em uma glândula local, não costuma causar problemas, a não ser que fique infectado.

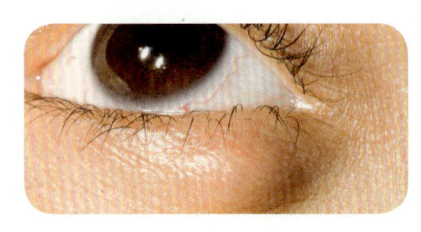

Calázio Este pequeno caroço debaixo da pálpebra inferior é um calázio. É causado por uma glândula bloqueada dentro da pálpebra.

COMO POSSO TRATAR UM CALÁZIO?
Muitas vezes, um calázio não precisa de tratamento e melhora sozinho, embora possa levar alguns meses. Se o calázio estiver incomodando seu filho, uma solução pode ser aplicar uma compressa quente à área: molhe um pano limpo ou uma bola de algodão em água quente e a coloque sobre o olho afetado. A água não deve estar fervendo; deve estar quente, mas confortável quando aplicada ao olho.

Possíveis sintomas

★ Pequeno caroço na pálpebra
★ Olho ou pálpebra podem coçar ou incomodar
★ O caroço pode ficar vermelho, quente ou sensível e inchar se estiver infectado

DEVO PROCURAR UM MÉDICO?
Se você suspeita que o calázio infeccionou, procure um oftalmologista. Ele poderá receitar um creme antibiótico para o olho. Um calázio que não melhorar ou estiver causando problemas (como interferir na visão) pode ser removido em uma pequena intervenção cirúrgica.

★ DOENÇAS DE OLHO, ORELHA, NARIZ E GARGANTA

Terçol (hordéolo)

Terçol (hordéolo) é uma infecção do folículo (raiz) do cílio que faz com que ele fique inchado e cheio de pus. Hordéolos são comuns em crianças, mas podem ocorrer a qualquer idade.

Possíveis sintomas

★ Caroço firme, vermelho e dolorido na beira da pálpebra
★ Pálpebra vermelha e inchada em torno do caroço
★ Um pequeno ponto ("cabeça") amarelo de pus pode estar visível no centro do caroço

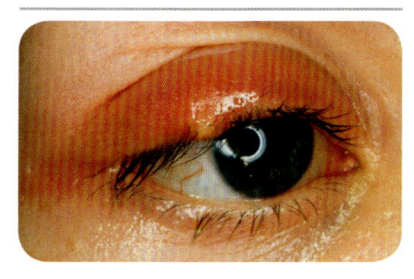

Hordéolo na pálpebra superior O hordéolo tem uma "cabeça" de pus amarelo, e a pálpebra fica muito vermelha e inchada.

QUAL A CAUSA?
A causa mais comum de hordéolos são bactérias estafilocócicas. Se uma criança não lavar bem suas mãos, essas bactérias podem ir facilmente do nariz para o olho. A infecção é mais provável se as pequenas glândulas na base dos folículos, chamadas glândulas sebáceas, ficarem bloqueadas.

DEVO PROCURAR UM MÉDICO?
Muitos hordéolos melhoram sozinhos em cerca de uma semana sem a necessidade de tratamento médico. Se um hordéolo parece não melhorar ou estiver grave, leve seu filho ao médico, que deverá receitar uma pomada antibiótica para tratar a infecção. Uma criança que sofre de hordéolos recorrentes deve ser examinada por um médico, uma vez que isso pode ser um sinal de outros problemas dermatológicos.

HÁ ALGUMA PREVENÇÃO?
Boa higiene geral, inclusive lavar as mãos frequentemente e não compartilhar toalhas e toalhinhas, ajuda a prevenir hordéolos. Seu filho deve evitar tocar ou esfregar os olhos, especialmente com mãos sujas. Para limpar as pálpebras, use algodão embebido em soro fisiológico, limpe a pálpebra e descarte o algodão; repita no outro olho. Você pode usar um pouco de xampu de bebê muito diluído e limpar os cílios e pálpebras (com os olhos fechados).

O que posso fazer para ajudar?

Você pode ajudar no processo de recuperação fazendo compressas quentes no hordéolo três ou quatro vezes ao dia, sempre por 15 minutos a 20 minutos. Não puxe o cílio. Embora isso permita a saída mais rápida do pus, pode levar ao encravamento dos cílios, que pode causar outros problemas.

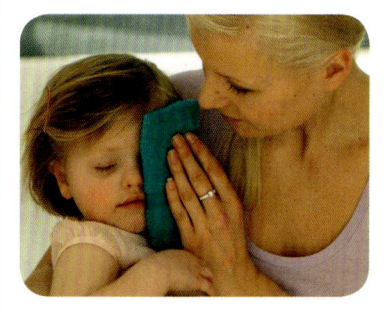

Aplique compressas quentes Coloque uma toalhinha limpa ou uma bola de algodão sobre o olho, embebida em água quente, mas agradável ao toque.

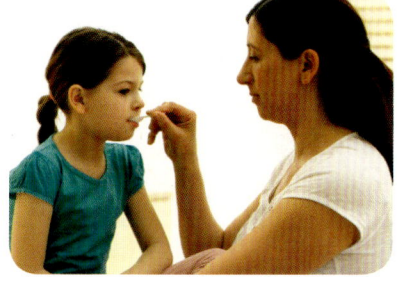

Dê medicamento contra a dor Se o hordéolo causar desconforto ou dor, com orientação do pediatra, paracetamol ou ibuprofeno podem trazer alívio.

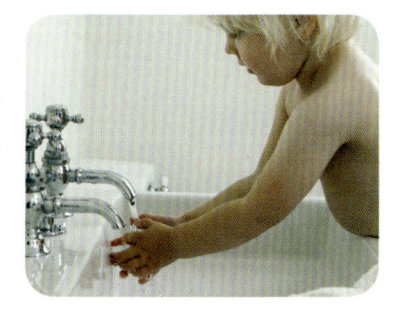

Garanta que as mãos sejam bem lavadas Para evitar que a infecção se espalhe, seu filho deve lavar as mãos se tocar o hordéolo (mas impeça-o de tocá-lo).

Corpos estranhos

Crianças são naturalmente curiosas e podem colocar no seu corpo um objeto que não deveria estar ali, e nem sempre podem dizer que fizeram isso.

QUAIS OS TIPOS?
Os lugares mais comuns para um corpo estranho em crianças são orelhas, nariz ou olhos. Objetos na orelha ou no nariz podem ser colocados ali voluntariamente por uma criança, enquanto um objeto no olho é geralmente acidental.

★ **Corpo estranho na orelha** Vários objetos podem caber dentro do canal auditivo, por exemplo, castanhas ou sementes pequenas, brinquedos, a ponta de cotonetes (que não devem ser usados para limpar orelhas) e até mesmo insetos. Uma criança mais velha poderá lhe dizer se colocou algo em suas orelhas ou se acha que um inseto entrou, mas uma criança mais nova, não.

NÃO tente remover o objeto: fazer isso pode causar danos a orelha e tímpano ao empurrar o objeto mais para dentro em vez de tirá-lo. Não ponha água na orelha para tentar tirar o objeto, pois ele pode inchar, causando mais dor e dificultando a remoção. Em vez disso, leve seu filho a uma emergência otorrinolaringológica para remover o objeto.

★ **Corpo estranho no nariz** É muito comum que crianças pequenas coloquem objetos dentro do nariz, como miçangas, botões, pequenos brinquedos (bolinhas de gude), castanhas e sementes, doces, ervilhas ou grãos de milho. Como no caso de um corpo estranho na orelha, uma criança mais velha pode dizer se tem algo dentro de seu nariz, mas uma criança mais nova não.

NÃO tente remover um corpo estranho do nariz, pois ele pode entrar mais ou danificar o interior das narinas. Em vez disso, leve seu filho a uma emergência otorrinolaringológica, para ser feita a remoção do objeto.

★ **Corpo estranho no olho** Corpos estranhos no olho são comuns, mas geralmente não são colocados intencionalmente. Em vez disso, areia, pedrinhas ou outros objetos entram por acidente. Se seu filho tiver algo no olho, diga-lhe para não esfregá-lo, para não causar mais danos. Você pode tentar aplicar soro fisiológico para que saia, mas se o olho ainda estiver irritado depois disso, procure um médico, pois sua superfície pode ter sido arranhada, sendo necessário um colírio antibiótico (ver quadro abaixo).

Às vezes, um objeto pode penetrar pela superfície do olho e ficar invisível. Se seu filho se queixar de que algo entrou e o olho estiver irritado, ainda que você não possa ver nada, procure um médico urgentemente.

Possíveis sintomas

Corpo estranho no olho:
★ Sensação de algo no olho
★ Dor no olho
★ Olho com vermelhidão e lacrimejando

Corpo estranho na orelha:
★ Audição reduzida ou, se houver um inseto vivo na orelha, um zumbido
★ Dor na orelha
★ Secreção com mau cheiro em uma orelha, se o corpo estranho causar infecção

Corpo estranho no nariz:
★ A criança pode se queixar que uma narina está bloqueada ou dolorida
★ Secreção com mau cheiro em uma narina, se o corpo estranho causar infecção

O que posso fazer para ajudar?

Você pode tentar remover um objeto estranho do olho usando soro fisiológico. Às vezes é necessário um colírio antibiótico, prescrito pelo oftalmologista, se o objeto tiver arranhado a superfície do olho.

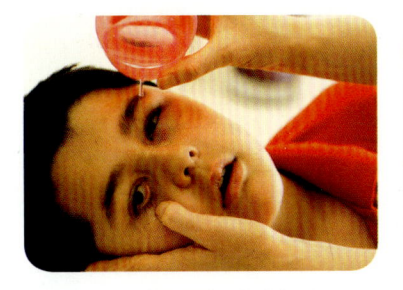

Aplique soro fisiológico Posicione a cabeça de seu filho sobre a pia e, com cuidado, abaixe a pálpebra inferior, derramando soro fisiológico no olho.

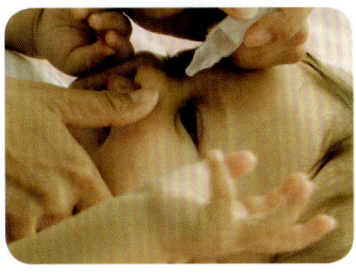

Aplique colírio antibiótico Para aplicar o colírio prescrito pelo médico, peça-lhe para olhar para cima, abaixe a pálpebra inferior e pingue o medicamento em seu olho.

★ DOENÇAS DE OLHO, ORELHA, NARIZ E GARGANTA

Inflamação do canal auditivo

Uma inflamação do canal auditivo externo, o tubo entre o tímpano e a orelha, pode ocorrer em qualquer idade. Também conhecido como otite externa, é mais comum em pessoas que nadam regularmente.

QUAL A CAUSA?
A inflamação pode ser causada por infecção com bactérias ou fungos, ou resultar de alergia a xampus, por exemplo. Pode também ocorrer se um eczema ou outro problema dermatológico estiver irritando a orelha, levando a criança a coçar, o que causa uma infecção. Em pessoas que praticam natação, a irritação por água clorada ou salgada ou acúmulos de água na orelha tornam uma infecção mais provável.

DEVO PROCURAR UM MÉDICO?
Leve seu filho ao médico, que examinará as orelhas. Um canal auditivo externo inflamado é tratado com uma breve série de gotas (ou *spray*) esteroides anti-inflamatórias, que podem também conter um antibiótico ou antifúngico. Geralmente sara dentro de sete a dez dias após o início do tratamento.

HÁ ALGUMA PREVENÇÃO?
★ Se seu filho estiver suscetível a inflamações de orelha, mantê-las secas pode ajudar na prevenção. Ele deve usar tampões de orelha ou uma touca bem justa quando vai nadar e uma touca de banho na banheira ou no chuveiro.
★ Não limpe o canal auditivo de seu filho com bolinhas de algodão e não insira nada nele para tentar remover cerume. Não é preciso fazer isso e pode irritar a orelha ainda mais, aumentando o risco de infecção, além de poder também danificar o tímpano. O cerume sai naturalmente e deve ser removido somente depois de estar na parte externa da orelha.

Possíveis sintomas
Seu filho pode não apresentar todos os seguintes sintomas.
★ Dor ou coceira na orelha
★ Pele vermelha ou descascando na orelha
★ Secreção da orelha
★ Desconforto ao abrir a boca, ao mastigar, por exemplo
★ Glândulas inchadas no pescoço

O que posso fazer para ajudar?
Para aplicar gotas ou *spray* nas orelhas, faça seu filho deitar de lado, com o lado da orelha afetada para cima. Gentilmente, remova o eventual cerume; não tente remover cerume de dentro da orelha e não insira objetos, como cotonetes.

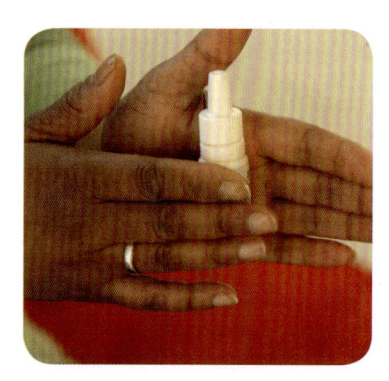

1 **Aqueça o medicamento em gotas** ou *spray* rolando o frasco entre suas mãos para tornar a aplicação mais confortável a seu filho.

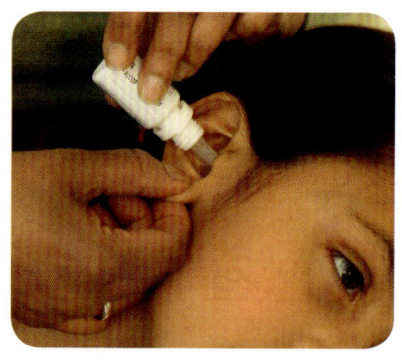

2 **Segure o frasco** com o bico pouco acima da entrada do canal auditivo e aperte-o para pingar o número receitado de gotas ou *spray*.

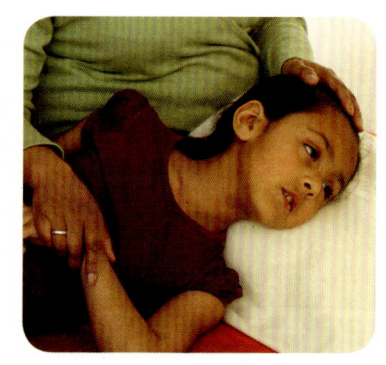

3 **Seu filho deve ficar** deitado por cerca de 5 minutos para que as gotas não saiam de sua orelha.

Otite interna

Uma infecção da orelha média, que fica entre o tímpano e a orelha interna, é uma causa comum de dor em crianças. Também conhecida como otite interna, a infecção pode ser aguda (curta) ou de maior duração ou recorrente (crônica).

Possíveis sintomas

★ Febre e outros sintomas de uma infecção – cansaço/sono, apetite reduzido, não se sentir bem

★ Dor (não acontece sempre e pode indicar também outros problemas, como dentição ou inflamação do canal auditivo)

★ Puxar uma das orelhas (pode indicar também outros problemas, como dentição)

★ Audição reduzida (temporariamente, durante a infecção)

★ Secreção saindo da orelha que muitas vezes alivia a dor (devido à perfuração do tímpano)

QUAL A CAUSA?
A otite interna costuma ocorrer quando uma infecção que causa um resfriado se espalha para cima, pelas trompas de Eustáquio que conectam as orelhas à garganta. As trompas de Eustáquio normalmente permitem a passagem de ar para a orelha média, mas durante um resfriado estão bloqueadas por muco. Assim, junta-se muco na orelha média, que pode ficar infectada. Tanto vírus como bactérias podem causar otite interna. Crianças são mais propensas do que adultos a desenvolverem otite interna, porque suas trompas de Eustáquio são mais curtas e horizontais. Desse modo, pode ser mais fácil que uma infecção passe por elas. Também tonsilas ou adenoides ampliadas, mais comuns em crianças, podem bloquear as trompas de Eustáquio.

DEVO PROCURAR UM MÉDICO?
Otites internas melhoram sozinhas em dois ou três dias. Caso contrário, se o seu filho for muito pequeno ou se estiver muito mal, procure um médico. Se o tímpano parecer infectado, ele poderá receitar antibióticos orais, embora eles não combatam uma infecção viral.

Se seu filho tiver sofrido uma perfuração do tímpano, você deve retornar ao médico aproximadamente seis semanas depois que a infecção tiver melhorado, para verificar se o tímpano sarou. Se a perfuração ainda estiver presente, você será encaminhado a um otorrinolaringologista, que poderá prescrever um tratamento adequado.

Se a criança tiver muitos episódios de otite interna ou se um quadro agudo não desaparecer, pode ser aconselhável tomar antibióticos por mais tempo para curar a infecção. Especialistas podem também recomendar a inserção de tubos de drenagem (ver p. 141) em crianças com otite interna recorrente.

HÁ COMPLICAÇÕES?
Quando a infecção melhora, um pouco de líquido ou muco pode permanecer na orelha média, causando audição reduzida. Isso melhora geralmente dentro de alguns dias, mas se permanecer, pode levar à otite média secretora.

HÁ ALGUMA PREVENÇÃO?
A maioria das crianças terá em algum momento infecções de orelha, e não é sempre possível prevenir isso. Contudo, crianças que mamam no peito parecem sofrer menos desse mal, assim como crianças que vivem em uma casa onde ninguém fuma. Portanto, amamente seu filho, se possível, e se você fumar, pare, tanto pela sua própria saúde como pela saúde de seu filho! Bebês que não usam chupetas podem ter menos infecções de orelha, mas chupetas parecem proteger contra a síndrome da morte súbita infantil. Portanto, impedir o uso de chupetas por crianças de 6 a 12 meses – quando o maior risco de morte súbita infantil tiver passado – pode ajudar a prevenir infecções de orelha.

O que posso fazer para ajudar?

A maioria das otites internas melhora sozinha, mas elas podem ser doloridas (embora nem sempre causem dor). Com orientação médica, medicamentos contra a dor podem trazer alívio.

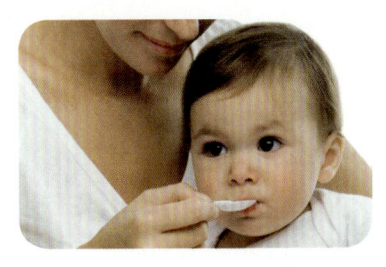

Dê medicamento contra a dor Com orientação médica, paracetamol ou ibuprofeno podem aliviar a dor e a febre.

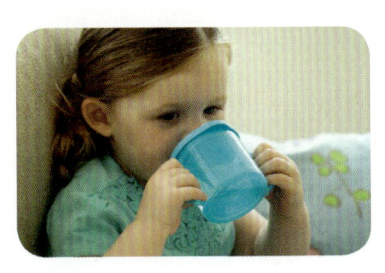

Estimule a ingestão de líquidos Dê-lhe muita água para prevenir a desidratação.

★ DOENÇAS DE OLHO, ORELHA, NARIZ E GARGANTA

Entupimento com cerume

O cerume tem uma função útil e geralmente não precisa ser removido. Contudo, em algumas pessoas, pode acumular, causando desconforto e audição reduzida, caso em que precisa ser tratado.

Possíveis sintomas

★ Audição reduzida
★ Dor na orelha
★ Zumbido (tinido)
★ Sensação de girar (vertigem)

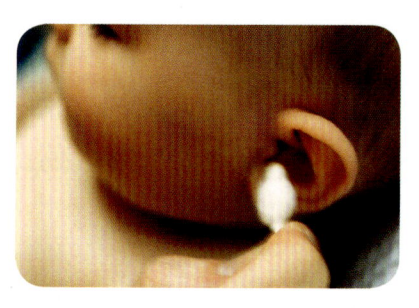

QUAL A CAUSA?
O cerume é uma substância que protege a pele do canal auditivo externo, limpa-o e o mantém lubrificado. É antibacteriano e ajuda a prevenir infecções. Sem cerume, a pele de seu canal auditivo ficaria seca e rachada e provavelmente infeccionada. Ou seja, o cerume tem uma função e, na maioria das pessoas, não precisa ser removido – ele cai da orelha sozinho, em pequenos pedaços. Contudo, algumas pessoas produzem muito cerume, o que pode causar entupimento. Isso é mais provável se seu filho tiver repetidas infecções de orelha ou dificuldades de aprendizado, embora não seja claro por que isso ocorre.

O QUE POSSO FAZER?
Não tente remover cerume, inserindo cotonetes ou qualquer outro objeto na orelha. Essas tentativas podem acabar por empurrá-lo para dentro. Você deve tirar o cerume somente quando chegar à parte externa da orelha. Existem medicamentos em gotas próprios para amolecer a cera. Peça orientação médica. (Ver a aplicação desses medicamentos na p. 138.)

DEVO PROCURAR UM MÉDICO?
Se o uso de medicamento em gotas não fizer efeito, o médico poderá remover o cerume por irrigação (com uma seringa), inserindo água quente na orelha para drená-la.

Tirar cerume Tire o cerume somente quando estiver na parte externa da orelha. Não insira nada na parte interna.

Otite média secretora

Na otite média secretora, também chamada de otite média com efusão, há a formação de um líquido pegajoso na orelha média.

Possíveis sintomas

★ Dificuldade de ouvir falas distantes ou baixas quando há barulho de fundo ou quando concentrado em outra coisa, por exemplo, na televisão.

★ Irritabilidade ou nervosismo pela frustração de não ouvir ou retardo da fala (ver p. 196)

★ Dor (menos comum)

★ Episódios de febre e aumento de dor em razão de frequentes infecções de orelha (a otite média secretora aumenta a probabilidade de infecção)

QUAL A CAUSA?
A orelha média, que é o espaço atrás do tímpano, contém três pequenos ossos que vibram e transmitem o som na orelha interna. A formação de líquido que ocorre na otite média secretora significa que esses ossos não podem se mover normalmente, de modo que a audição diminui e o som fica abafado.

A otite média secretora não se deve à água que entra na orelha ao nadar ou se lavar. A causa exata é desconhecida, mas pode ser por um problema com a trompa de Eustáquio que impede de drenar o líquido da orelha média. Embora possa persistir líquido na orelha média depois de uma otite interna (ver p. 139), isso nem sempre leva à otite média secretora, a qual pode ocorrer também sem qualquer infecção anterior da orelha. A otite média secretora é muito comum em crianças de 2 a 6 anos.

DEVO PROCURAR UM MÉDICO?
Muitas vezes, não é necessário tratamento; na metade dos casos, o líquido na orelha sai e a

OTITE MÉDIA SECRETORA ★

audição volta ao normal dentro de três meses. Contudo, procure um médico se você estiver preocupado com a audição de seu filho, para que ele possa ser avaliado e outras causas de perda de audição possam ser excluídas ou tratadas. O médico fará o exame olhando o tímpano com a ajuda de um instrumento chamado otoscópio. Se a otite média secretora estiver grave ou não melhorar depois de três meses, deverão ser feitos exames mais específicos. Até mesmo nesse caso, nem sempre é necessário tratamento, já que em nove de cada dez casos o problema melhora depois de um ano.

QUAL O TRATAMENTO?

Há certo número de opções para o tratamento de otite média secretora:

★ **Aparelhos de audição** – eles podem ser usados como alternativa à cirurgia, para melhorar a audição enquanto a otite média secretora não melhora.

★ **Autoinflação** – neste caso, a criança recebe um balão especial que ela deve inflar pelo nariz. Isso pode ajudar a abrir a trompa de Eustáquio, mas é difícil para crianças pequenas e precisa ser feito regularmente. Por isso, é mais adequado para crianças mais velhas.

★ **Adenoidectomia** – se as adenoides estiverem obstruindo a trompa de Eustáquio, poderão ser removidas.

★ **Inserção de um tubo** – um pequeno tubo é inserido no tímpano, o que permite drenar o líquido da orelha média. Geralmente, a audição melhora imediatamente, e as crianças podem dizer que estão escutando tudo muito alto! Já que a orelha e o tímpano crescem, os tubos de drenagem cairão depois de nove a doze meses, e o buraco no tímpano onde estava o tubo vai sarar. Às vezes, o tubo precisa ser reinserido.

HÁ ALGUMA PREVENÇÃO?

Embora a causa exata de otite média secretora seja desconhecida, há evidências de que, assim como na otite interna (ver p. 139), o risco é menor para crianças que mamam/mamaram no peito e que não foram expostas a fumaça de cigarros.

Cuidar dos tubos

Se seu filho tiver um tubo na orelha (ver texto à esquerda), lembre-se dos seguintes detalhes:

★ **Nas primeiras duas semanas** após a cirurgia, ele deve evitar que entre água nas orelhas. Por isso, deve usar tampões ao tomar banho e não deve fazer natação.

★ **Secreção da orelha** ocorre em algumas crianças depois da cirurgia, frequentemente durante ou depois de um resfriado. O médico pode receitar antibióticos em gotas (ver. p. 138).

★ **Ocasionalmente, o tubo** pode ficar infectado, o que é tratado com antibióticos. Se não fizerem efeito, o tubo pode ser removido.

★ **Lave as orelhas** como sempre, mas tente evitar que entre água. Alguns médicos recomendam usar bolinhas de algodão com vaselina para prevenir a entrada de água.

★ **Natação** não costuma ser um problema após as primeiras duas semanas, mas mergulhar ou nadar muito abaixo da superfície deve ser evitado.

★ **Andar de avião** não é problema; seu filho não deve sentir dor, já que o tubo ajuda a regularizar a pressão.

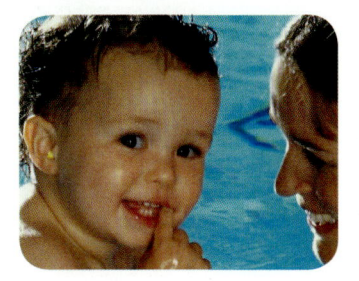

Usar tampões Se ele estiver usando tubos, pode ser necessário usar tampões ao nadar.

O que posso fazer para ajudar?

Se seu filho tiver otite média secretora, fale-lhe com voz clara e alta, sem gritar, e tente abaixar outros sons no ambiente enquanto você estiver falando, por exemplo, desligando a televisão.

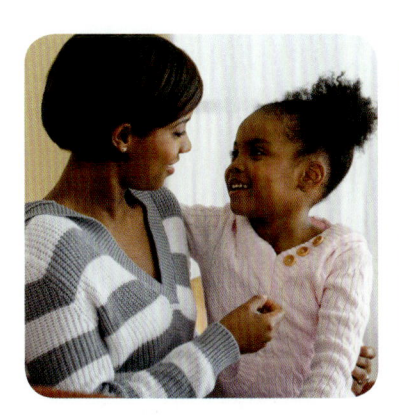

Fale olhando diretamente para seu filho Abaixe-se até o nível de seu filho, para que ele possa tanto vê-lo como ouvi-lo. Assegure-se de ter sua plena atenção antes de começar a falar.

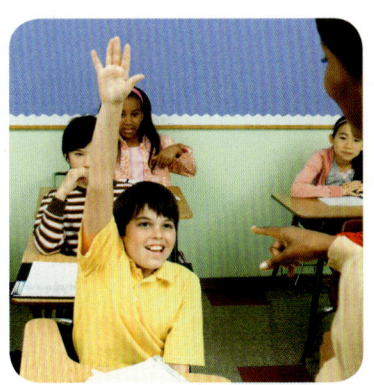

Cuide de seu lugar na escola Ficar na primeira fileira ou próximo dela ajudará seu filho a ouvir melhor os professores. Informe-os do problema auditivo de seu filho, para que possam cuidar da situação.

★ DOENÇAS DE OLHO, ORELHA, NARIZ E GARGANTA

Barotrauma

Uma dor na orelha causada pela pressão desigual do ar nos dois lados do tímpano é conhecida como barotrauma. Ocorre comumente durante um voo de avião, na fase de descida.

Possíveis sintomas

★ Dor
★ Sensação de orelha entupida
★ Dor aliviada se o tímpano se romper

QUAL A CAUSA?

A orelha média é o espaço atrás do tímpano que está normalmente cheio de ar. A trompa de Eustáquio conecta esse espaço ao fundo do nariz e da garganta e deixa o ar entrar para igualar os dois lados do tímpano. Quando um avião desce, a pressão do ar aumenta à medida que se aproxima do solo, empurrando o tímpano para dentro. Às vezes, as trompas de Eustáquio não conseguem reagir tão rapidamente como seria necessário e surge dor na orelha, o que pode fazer o tímpano se romper.

Crianças são mais propensas a sentir dor na orelha durante voos, porque suas trompas de Eustáquio são mais estreitas do que as de adultos, e os tubos podem estar bloqueados por grandes adenoides. Se você ou seu filho tiver um resfriado ou uma infecção na orelha, é mais difícil para o corpo equilibrar a pressão nela, e isso aumenta a chance de um rompimento do tímpano.

QUAL A PREVISÃO?

Em muitos casos, a dor melhora depois que as orelhas "abrem" antes ou depois da aterrissagem, o que significa que as trompas de Eustáquio se abriram. Se o tímpano se romper, ele geralmente sara dentro de seis semanas. Nesse período, pode haver certa perda de audição e um risco aumentado de desenvolver uma infecção de orelha. Se você acredita que seu filho possa ter perfurado o tímpano, ele deve evitar molhar as orelhas enquanto não sarar, usando touca ou tampões ao tomar banho. Se ele precisar andar de avião com um tímpano rompido, isso não deve causar outros problemas, já que a perfuração permitirá que a pressão se equilibre em ambos os lados do tímpano. Se suspeitar que o tímpano de seu filho está rompido, procure um médico depois de seis ou oito semanas para verificar se está curado.

O que posso fazer para ajudar?

Se seu filho sentir dor nas orelhas ao andar de avião, dê-lhe uma balinha (de preferência sem açúcar) para chupar ou lhe ensine a usar uma das outras técnicas elencadas a seguir. Todas elas ajudam a abrir as trompas de Eustáquio, que conectam a orelha média ao fundo da garganta, e assim regularizam a pressão nos dois lados do tímpano.

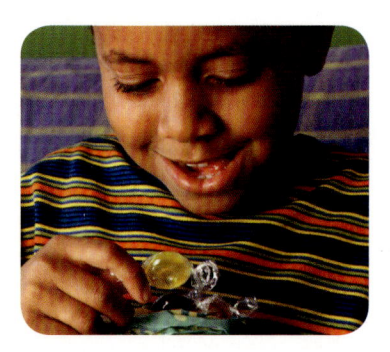

Dê-lhe uma balinha Chupar, mastigar ou engolir pode ajudar a abrir a trompa de Eustáquio, portanto dê-lhe uma balinha (de preferência sem açúcar). Para bebês, tente amamentar ou dar de beber.

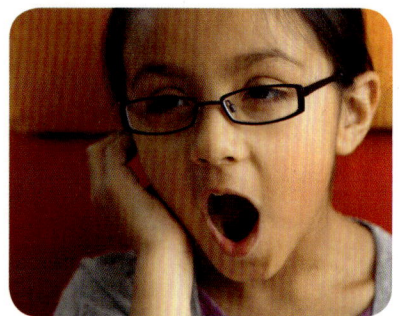

Faça-o bocejar Esse simples recurso pode ser efetivo para abrir as trompas de Eustáquio. Seu filho escutará um estalido quando os tubos se abrirem, e o desconforto e a sensação de orelhas entupidas desaparecerão.

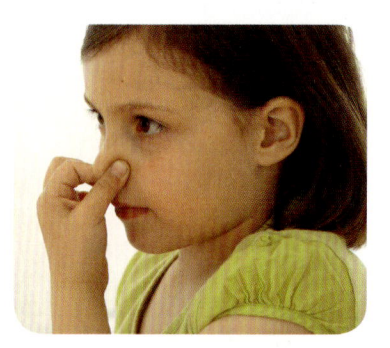

Ensine a manobra de Valsalva Ensine seu filho a inspirar e depois apertar as narinas e manter a boca fechada enquanto tenta expirar. É provável que apenas uma criança mais velha consiga fazê-lo.

Hemorragia nasal

Hemorragias nasais são comuns em crianças e se devem geralmente a um sangramento vindo de vasos sanguíneos na parte inferior do septo (parede que divide as narinas). A maioria dos casos cessa a partir da adolescência.

Possíveis sintomas

★ Sangue saindo do nariz, de uma ou ambas as narinas

QUAL A CAUSA?
Algumas crianças são mais vulneráveis a hemorragias nasais do que outras, embora elas ocorram mais em crianças que cutucam o nariz ou que têm rinite alérgica (ver p. 144) e usam *sprays* nasais. Hemorragias nasais podem ocorrer também depois de um ferimento.

DEVO PROCURAR UM MÉDICO?
Se seu filho tiver uma hemorragia nasal imediatamente depois de um ferimento, como ao cair ou levar uma bolada no rosto, leve-o ao médico, já que o nariz pode estar fraturado. A maioria das outras hemorragias nasais pode ser tratada em casa (ver quadro abaixo). Se ele sofrer hemorragias nasais muito regularmente – uma vez por semana ou mais – ou se elas forem muito fortes, você deverá consultar um otorrinolaringologista. Tratamentos de hemorragias nasais incluem a aplicação ao septo de uma pomada antisséptica, cirurgia e uma técnica chamada cauterização, na qual se aplica calor ou outro agente aos vasos sanguíneos que estão causando o problema, para selá-los.

HÁ ALGUMA PREVENÇÃO?
Orientar seu filho a não cutucar o nariz ajuda a prevenir hemorragias nasais. Aplicar um pouco de vaselina dentro do nariz pode ajudar também, embora haja poucas pesquisas sobre sua eficácia. Algumas pessoas são mais vulneráveis a hemorragias nasais em ambientes muito secos. Usar um umidificador pode prevenir hemorragias nasais.

Depois que uma hemorragia nasal tiver parado, seu filho não deve assoar o nariz por doze horas, já que isso pode desalojar um coágulo de sangue e recomeçar a hemorragia. Ele deve evitar também exercícios em que faz muita força ou brincadeiras rudes por doze horas.

O que posso fazer para ajudar?

Para estancar uma hemorragia nasal, aplique pressão por 10 minutos. Se a hemorragia não parar nesse tempo, repita por mais 10 minutos. Simultaneamente, você pode aplicar gelo às bochechas. Se a hemorragia não cessar depois de 20 minutos, procure assistência médica.

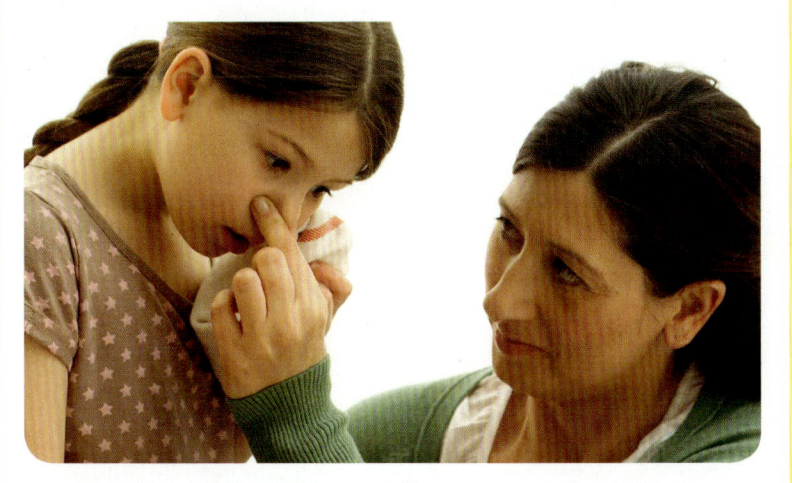

Estancar uma hemorragia nasal Peça a seu filho para sentar e inclinar a cabeça levemente, com a boca aberta. Aperte o nariz firmemente acima das narinas. Colocar gelo no rosto enquanto isso também pode ajudar. Não o deixe deitar ou colocar a cabeça para trás, porque o sangue pode descer pelo fundo do nariz para a garganta e causar asfixia.

DICA
Ao aplicar pressão para estancar uma hemorragia nasal, use um relógio para controlar o tempo. Dez minutos podem parecer muito se está angustiado com o sangramento.

★ DOENÇAS DE OLHO, ORELHA, NARIZ E GARGANTA

Rinite alérgica

A rinite alérgica é uma inflamação das membranas do nariz causada por um alérgeno, isto é, algo a que você é alérgico. A rinite alérgica pode ser sazonal, ocorrendo em alguns meses do ano, ou perene, presente durante todo o ano.

QUAL A CAUSA?
A rinite alérgica pode ser sazonal ou perene, dependendo dos alérgenos concretos que desencadeiam os sintomas. A rinite alérgica sazonal, também conhecida como febre do feno, é comumente causada por pólen de árvores, gramas e ervas. A rinite alérgica perene é causada por ácaros de poeira doméstica ou por pelos e camada de pele morta de animais de estimação. Os sintomas se devem à histamina química que é liberada por células durante uma reação alérgica.

A rinite alérgica pode ocorrer isolada ou com a conjuntivite alérgica (ver foto à direita e p. 134). A rinite pode também ser não alérgica, de modo que a inflamação é causada por outros fatores, como mudança de temperatura – por exemplo, muitas pessoas desenvolvem coriza quando estão resfriadas.

DEVO PROCURAR UM MÉDICO?
Se não estiver claro o que está causando os sintomas, seu filho pode ser submetido a um teste de pele. Esse procedimento envolve expô-lo a vários alérgenos comuns, como pelos de animais, pólens ou ácaros de poeira doméstica, colocando uma solução dessas substâncias no braço ou na perna e introduzindo-a picando a pele. Se seu filho for alérgico à substância, a pele em torno da área picada ficará vermelha, irritada e inchada. Uma alternativa são exames de sangue para identificar alérgenos.

QUAL A PREVISÃO?
Em muitas crianças, a febre do feno ou rinite perene melhora com o tempo. Se continuar grave, pode ser considerada uma imunoterapia, ou seja, um tratamento por um especialista que expõe a pessoa a doses do alérgeno, que são aumentadas gradualmente (a princípio são dadas apenas doses extremamente pequenas), de modo que se forma uma tolerância.

Possíveis sintomas

Os sintomas ocorrem logo após a exposição a algum alérgeno. Assim, você pode perceber que seu filho tem sintomas depois de afagar um animal ou brincar em um espaço verde.

★ Espirrar

★ Nariz entupido ou com coriza

★ Nariz irritado

★ Cansaço, irritabilidade ou problemas na escola, se sintomas severos prejudicarem o sono

★ Em crianças com asma, os sintomas podem se tornar pior quando têm febre do feno

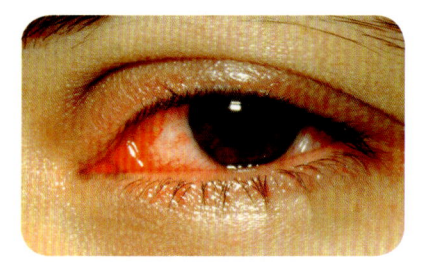

Olhos vermelhos Muitas crianças com febre do feno têm também olhos vermelhos ou irritados (ver "Conjuntivite", na p. 134), já que os olhos podem estar sensíveis aos mesmos alérgenos que causam a febre do feno.

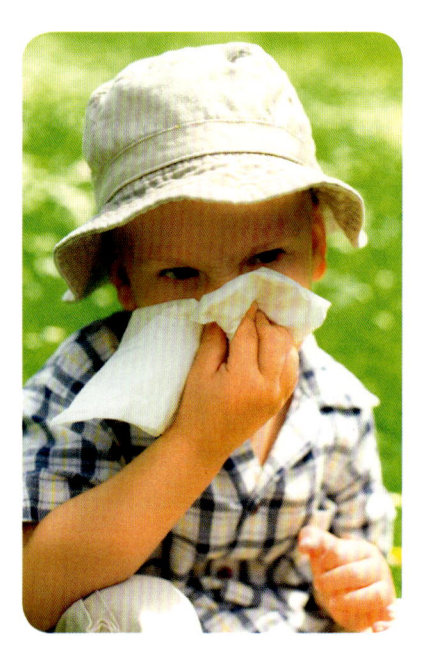

Espirros e coriza Se seu filho sofrer de rinite alérgica, provavelmente espirrará muito e terá coriza.

DICA
Não fume em casa ou perto de seu filho. A fumaça de cigarros irrita vias respiratórias, nariz e olhos, agravando os sintomas.

RINITE ALÉRGICA ★

O que posso fazer para ajudar?

Mantenha um diário, anotando os sintomas de seu filho, onde ele esteve e o que ele fez cada dia, para ajudar a identificar alérgenos (o teste de pele ou exames de sangue também podem ser usados). Uma vez identificado o fator desencadeante, evitá-lo pode prevenir sintomas, embora isso seja muito difícil no caso de alguns grupos de alérgenos.

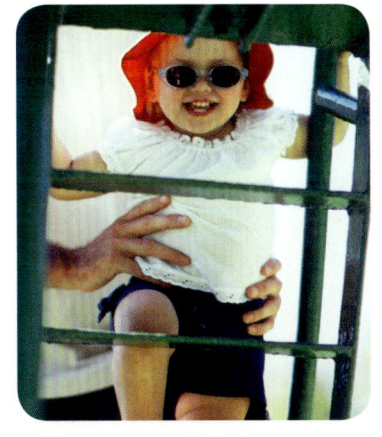

Proteja os olhos do pólen Se seu filho for alérgico a pólen e sofrer muitas vezes de conjuntivite alérgica, dê-lhe óculos de sol do tipo "aviador" (fechados também dos lados) para ajudar a evitar que pólen entre nos olhos.

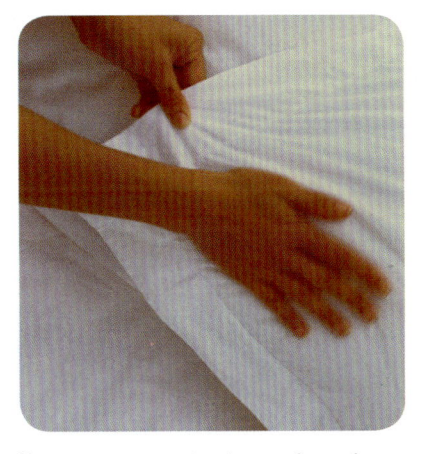

Use protetores contra ácaros de poeira doméstica Ácaros vivem em camas e objetos macios. Se seu filho for alérgico a eles, cubra colchões e edredons com protetores, e lave a roupa de cama em temperaturas altas.

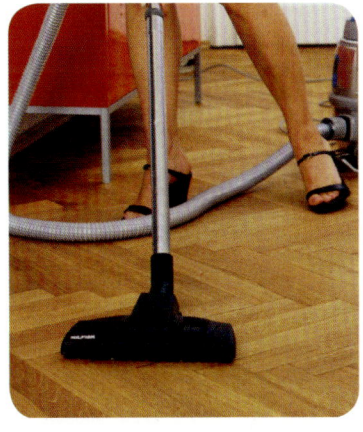

Reduza ácaros de poeira doméstica Prefira pisos de cerâmica ou madeira. Passe o aspirador frequentemente e umedeça poeiras (para não voarem). Lave regularmente tapetes e brinquedos macios.

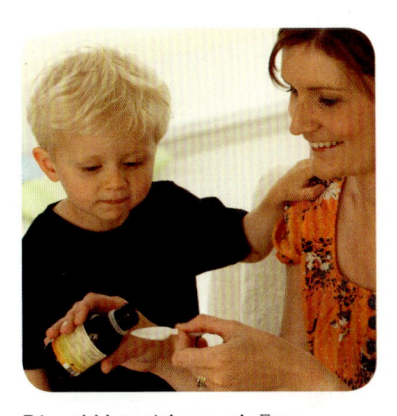

Dê anti-histamínicos orais Estes medicamentos agem rapidamente, bloqueando histaminas, os químicos soltos de reações alérgicas, causadores dos sintomas. Sempre consulte o médico.

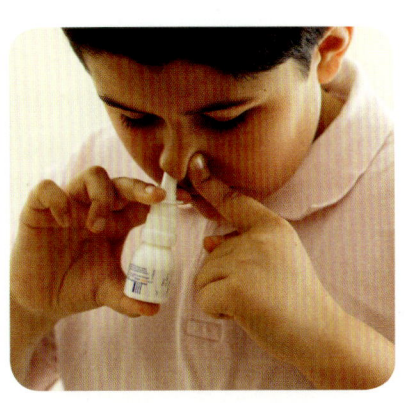

Use *spray* nasal Após assoar o nariz, seu filho deve inclinar a cabeça levemente para a frente, inserir a ponta do *spray* na narina e apertar ao inspirar. Repita o processo na outra narina. Não assoe o nariz depois disso.

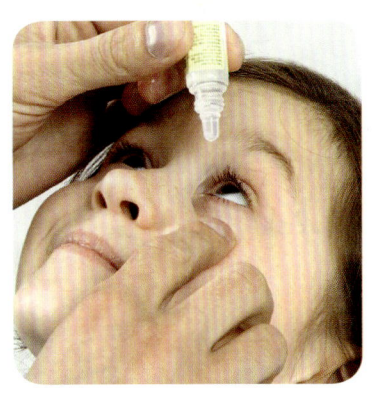

Aplique colírio Colírio receitado pelo médico pode ser usado para aliviar olhos irritados. Abaixe cuidadosamente a pálpebra inferior da criança e pingue o líquido na cavidade criada ou no canto interno do olho.

★ DOENÇAS DE OLHO, ORELHA, NARIZ E GARGANTA

Adenoides aumentadas

As adenoides, que ficam no fundo do nariz, fazem parte do sistema do corpo que combate infecções. Em crianças pequenas, podem ficar aumentadas.

As adenoides podem ficar ampliadas após recorrentes resfriados e inflamações de garganta. Isso pode causar problemas quando chegam a bloquear o fundo do nariz e também a trompa de Eustáquio que conecta o fundo do nariz às orelhas. Muitas vezes não há necessidade de tratamento, pois os sintomas são amenos, embora possam piorar se a criança estiver também resfriada. Com o crescimento de seu filho, as adenoides geralmente diminuem, e os sintomas melhoram. Se os sintomas estiverem graves, por exemplo, se afetarem o sono, se infecções recorrentes fizerem com que ele falte muito na escola ou se ele tiver otite por causa de adenoides grandes, uma cirurgia para remover as adenoides pode ser recomendada.

Possíveis sintomas

★ Respiração ruidosa

★ Respiração pela boca, o que causa lábios secos e rachados e boca seca

★ Hálito com mau cheiro (causa: adenoides infectadas e/ou boca seca)

★ Ronco e apneia do sono

★ Infecções das orelhas, porque a trompa de Eustáquio pode estar bloqueada

Epiglotite

A epiglotite é um problema sério que pode causar dificuldades de respiração em razão do inchaço da epiglote, que é a estrutura que cobre a traqueia (conduto do ar) enquanto a pessoa engole, para impedir que comida entre nos pulmões.

QUAL A CAUSA?
A epiglotite é causada por uma infecção, na maioria dos casos pela bactéria *Haemophilus influenzae* tipo b (Hib), e às vezes pode ser uma complicação de difteria. É menos comum do que antigamente em virtude da vacinação. Pode afetar pessoas de qualquer idade, embora seja mais comum em crianças entre 2 e 7 anos.

DEVO PROCURAR UM MÉDICO?
A epiglotite é uma emergência médica, portanto chame uma ambulância. No hospital, seu filho receberá oxigênio para melhorar a respiração, que é dado em uma forma altamente concentrada, por meio de uma máscara de rosto ou nariz ou tubos inseridos no nariz. Em casos severos, a criança pode ser colocada em um ventilador, uma máquina que atua como pulmões artificiais e

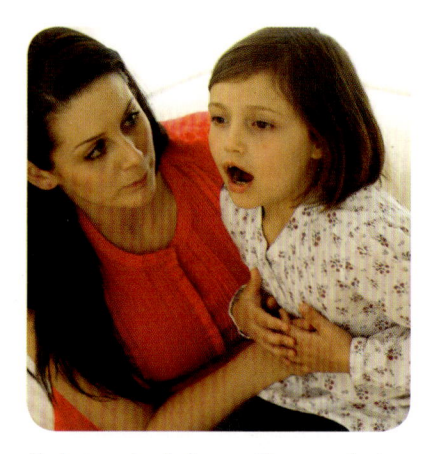

Ajude a respirar Inclinar seu filho para a frente com a boca aberta o ajudará a respirar com maior facilidade enquanto espera pela ambulância.

Possíveis sintomas

★ Febre

★ Garganta inflamada

★ Baba, pois a garganta pode doer tanto que a criança não conseguirá engolir a saliva

★ Rouquidão

★ Respiração ruidosa

★ Respiração difícil

assume a tarefa da respiração. Antibióticos são geralmente administrados por via intravenosa para tratar a infecção.

Se uma criança for tratada no hospital sem demora, a recuperação da epiglotite deve ser plena.

HÁ ALGUMA PREVENÇÃO?
O vírus Hib, a causa mais comum de epiglotite, pode ser evitado por uma vacina que faz parte do calendário nacional. Se seu filho não tiver sido vacinado e entrar em contato direto com alguém com epiglotite, ele poderá receber antibióticos para interromper o desenvolvimento do problema.

Infecção de garganta

Uma infecção da garganta (faringe) pode envolver principalmente as amígdalas, que são estruturas no fundo da garganta que ajudam a combater infecções – nesse caso, trata-se de amigdalite. Se as amígdalas não forem atingidas, a infecção é chamada faringite.

Possíveis sintomas

★ Garganta dolorida e inflamada
★ Dor ao engolir
★ Dor nas orelhas (vinda da garganta)
★ Febre
★ Glândulas linfáticas inchadas no pescoço que podem doer
★ Dor de cabeça
★ Rouquidão ou ficar sem voz
★ Na amigdalite, amígdalas aumentadas que podem estar com placas brancas ou amarelas
★ Apetite reduzido que pode ser por causa do mal-estar ou da garganta inflamada
★ Crianças pequenas podem também ter dor de estômago em razão de glândulas linfáticas inchadas no abdômen

O que posso fazer para ajudar?

A maioria das infecções de garganta melhora sozinha dentro de alguns dias. Suas preocupações principais devem ser aliviar a dor causada pela inflamação e alimentar seu filho com comida que ele possa engolir facilmente.

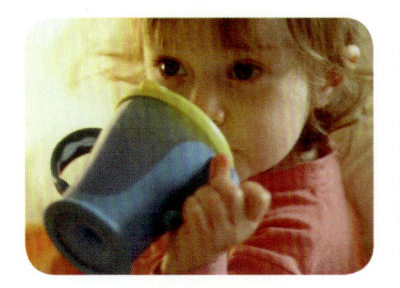

Estimule seu filho a beber Dê-lhe muita água para repor os líquidos perdidos pela temperatura elevada.

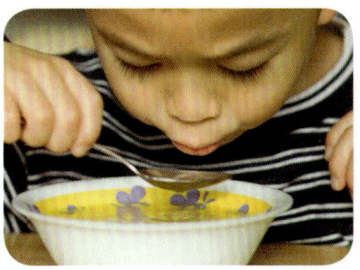

Providencie comida "molinha" Quando a garganta de seu filho estiver dolorida, comidas mais pastosas ou sopas podem ser mais fáceis de engolir.

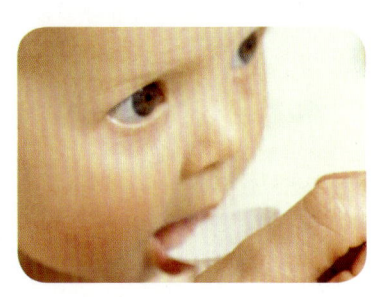

Alivie a dor Com orientação do pediatra, paracetamol ou ibuprofeno podem aliviar a dor de uma garganta inflamada e abaixar a febre.

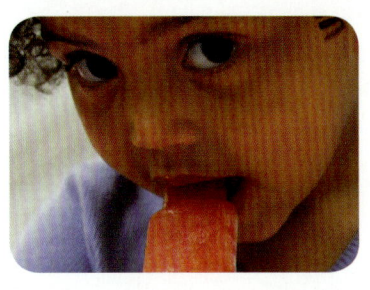

Ofereça um picolé Picolés e bebidas frias podem aliviar a dor. Um *spray* de anestesia local pode ajudar, mas peça orientação médica antes.

QUAIS AS CAUSAS?
Infecções de garganta são geralmente causadas por um vírus. Contudo, também podem ser provocadas por bactérias, geralmente estreptococos. Infecções podem ser contraídas ao inspirar gotículas de tosse ou espirro de uma pessoa infectada ou, no caso de infecção bacteriana, por contato direto com alguém infectado.

DEVO PROCURAR UM MÉDICO?
Se seu filho parecer estar muito mal ou se os sintomas forem de longa duração, procure um médico, que pode receitar antibióticos se a causa da infecção for bacteriana. Apenas olhar para a garganta não permite dizer se a infecção é viral ou bacteriana. Uma amigdalectomia pode ser realizada para extrair as amígdalas se seu filho tiver episódios recorrentes de amigdalite – no mínimo cinco ao ano – que afetam sua vida, por exemplo, fazendo com que ele falte muito à escola. A amigdalectomia pode ser recomendada também se amígdalas aumentadas estiverem causando outros problemas, como apneia obstrutiva do sono (ver p. 148).

★ DOENÇAS DE OLHO, ORELHA, NARIZ E GARGANTA

Apneia obstrutiva do sono

Apneia é uma pausa na respiração. Na apneia obstrutiva do sono (AOS), as pausas ocorrem durante o sono, em resultado de um bloqueio das vias respiratórias superiores. A pausa faz com que a criança acorde levemente. Assim, a respiração começa de novo, mas o sono fica perturbado.

QUAL A CAUSA?
Em crianças, a apneia obstrutiva do sono pode ser causada por amígdalas ou adenoides grandes que bloqueiam a passagem do ar para os pulmões. Uma criança que está acima do peso corre um risco maior. A apneia obstrutiva do sono pode ser temporária, como quando as amígdalas ou adenoides estiverem aumentadas por causa de um resfriado, ou pode ser de longa duração se as amígdalas ou adenoides ficarem aumentadas em resultado de recorrentes resfriados ou inflamações de garganta. A apneia de sono afeta uma em cada cinquenta crianças, na maioria dos casos na idade entre 2 e 7 anos.

DEVO PROCURAR UM MÉDICO?
Se seu filho apresentar sintomas da doença por mais de alguns dias ou se ocorrerem sem tosse ou resfriado, procure um médico, pois esse mal pode ter consequências para o crescimento e o desenvolvimento de uma criança. Para o diagnóstico, o médico encaminhará seu filho a um estudo de sono. Ele será internado em um hospital por uma noite (você poderá acompanhá-lo) e seu sono será monitorado. Se detectada a enfermidade, há tratamentos diversos, conforme a causa. Amígdalas e/ou adenoides aumentadas podem ser removidas cirurgicamente, e se seu filho estiver acima do peso você será orientado sobre como ajudá-lo. Para crianças que não podem ser submetidas a uma cirurgia e nos casos em que esta não foi efetiva, pode ser sugerida a técnica de pressão positiva contínua nas vias respiratórias (PPCVR), em que a criança usa à noite uma máscara especial de respiração.

Possíveis sintomas
★ Ronco
★ Respiração pela boca à noite
★ Episódios de pausas no respiro ou ronco, que podem ser seguidos de arquejos
★ Cansaço durante o dia, sonolência ou irritabilidade ou dificuldade de se concentrar na escola em razão do sono perturbado

O que posso fazer?
Se seu filho estiver acima do peso, perder peso com a ajuda de um programa de exercícios e de dieta pode ajudar a amenizar os sintomas de apneia obstrutiva do sono.

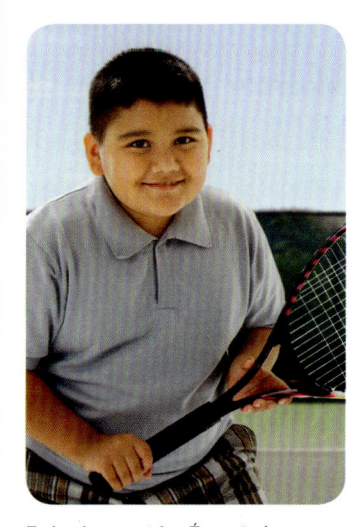

Estimule exercícios É provável que seu filho faça exercícios regularmente se ele encontrar uma atividade de que gosta. Crie também uma dieta saudável para ele.

Sonolência durante o dia Adormecer durante o dia, sono e problemas de atenção são sintomas comuns de apneia obstrutiva do sono e podem causar problemas na escola.

Doenças do sistema respiratório

O sistema respiratório está dividido em uma parte superior e uma inferior. O sistema respiratório superior é composto por nariz, garganta, seios da face e traqueia. O sistema respiratório inferior inclui os pulmões e as vias respiratórias que vão até os pulmões (brônquios e bronquíolos menores). A maioria das doenças incluídas nesta seção do livro é causada por infecção, e elas estão agrupadas na sequência que começa pelo sistema respiratório superior e desce até os pulmões. Há também um capítulo sobre asma, um problema cada vez mais comum, cuja causa não é clara, seguido por um capítulo sobre a respiração asmática causada por vírus, que pode causar sintomas semelhantes aos da asma. (Ver também a seção "Doenças de olho, orelha, nariz e garganta", nas pp. 131-148.)

★ Asma 150
★ Respiração asmática causada por vírus 152
★ Resfriado 152
★ Gripe (*influenza*) 154
★ Crupe viral (laringotraqueobronquite) 155
★ Bronquite 156
★ Pneumonia 157
★ Bronquiolite 158

★ DOENÇAS DO SISTEMA RESPIRATÓRIO

Asma

Aproximadamente uma em cada dez crianças tem asma, o que causa episódios recorrentes de falta de ar e/ou de arquejo. Asma pode ser um problema ameno ou moderado, embora em casos mais graves possa colocar a vida em risco se não for tratada sem demora.

Possíveis sintomas

Asma amena:
★ Arquejo
★ Respiração curta
★ Aperto no peito
★ Tosse que muitas vezes piora à noite ou ao fazer exercícios

Ataque grave de asma:
★ Respiração muito rápida
★ Pulso rápido
★ Dificuldade de falar
★ Respiração forçada – os músculos entre as costelas e abaixo delas se contraem, e as narinas tremem com cada respiro
★ Lábios e dedos e/ou unhas azulados
★ Exaustão e cansaço se o ataque continuar

QUAL A CAUSA?

Os sintomas de asma são causados pelo estreitamento das pequenas vias respiratórias nos pulmões (bronquíolos), de modo que entra menos ar nos pulmões. Isso ocorre em resultado da inflamação e do inchaço das vias respiratórias e de um aumento de sua produção de muco. Uma contração dos músculos nas paredes das vias respiratórias também causa estreitamento. Esses músculos são naturalmente sensíveis, então uma contração é facilmente provocada.

Ataques individuais podem ser provocados por substâncias que são inspiradas, por exemplo, pólen, ácaros de poeira doméstica ou fumaça de cigarros. Infecções virais e certos medicamentos podem também ser os fatores desencadeantes, assim como febre do feno e outras formas de rinite alérgica e refluxo.

A causa da asma não é conhecida, mas ela tem histórico familiar, portanto pode haver um fator genético. É mais comum em meninos do que em meninas. Seu filho está mais propenso a desenvolver asma se pai e mãe a tiverem ou se houver um histórico de alergias na família, como febre do feno ou eczema. É também mais comum em crianças que nasceram prematuras ou cujas mães fumaram durante a gravidez. Crianças que mamam no peito podem ser menos vulneráveis à asma.

DEVO PROCURAR UM MÉDICO?

Se acredita que seu filho tenha asma, leve-o ao médico. Se apresentar um dos sintomas de um ataque grave de asma (ver à direita), chame uma ambulância ou leve-o imediatamente ao pronto-socorro mais próximo.

COMO É DIAGNOSTICADA?

É difícil diagnosticar asma em crianças pequenas, já que muitas têm episódios de arquejar por outros motivos. Por isso, arquejar quando está resfriado não significa necessariamente que seu filho tenha asma. O médico perguntará sobre o histórico de saúde de seu filho e examinará seu peito. Se ele tiver mais de 5 anos, pode-se pedir que ele expire em um medidor de pico de fluxo que mede quanto ele pode expirar de seus pulmões. Isso se chama taxa de pico do fluxo expiratório (TPFE). O médico pode pedir que você mantenha um diário de controle e pode dar a seu filho uma amostra de medicação broncodilatadora (ver à direita), solicitando que você monitore sua TPFE antes e depois de cada dose. Se a taxa melhorar depois de tomar o medicamento, ele provavelmente tem asma. Contudo, nem sempre esses remédios fazem efeito em crianças pequenas.

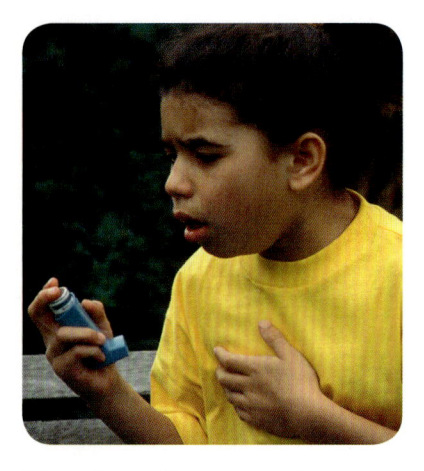

Ataque de asma Uma criança que tem um ataque de asma fica com a respiração curta, pode ofegar e ter uma sensação de aperto em seu peito.

QUAL O TRATAMENTO?

A asma se trata com um medicamento que seu filho aspira usando um inalador. Há vários tipos diferentes de inaladores, e ele pode achar um determinado tipo mais fácil de usar. Inaladores de cores diferentes são usados para medicamentos diferentes. Essas medicações são de alívio, ministradas somente quando os sintomas surgem, ou de prevenção, usadas para prevenir que os sintomas ocorram.
★ Broncodilatadores de efeito curto/rápido são um tratamento muito comum para asma. São substâncias que aliviam ao relaxar os músculos nas vias respiratórias, abrindo-as e tornando a respiração mais fácil.
★ Broncodilatadores de efeito mais duradouro relaxam as vias respiratórias da mesma maneira que os de efeito curto, mas seus efeitos duram mais.
★ Esteroides inalados são medicações de prevenção; pensa-se que fazem efeito por reduzir a quantidade de inflamação nas vias respiratórias. Talvez o médico prescreva, para

ASMA

depois da inalação de esteroide, o uso de enxaguantes bucais para prevenir o desenvolvimento de aftas.
★ Se esses tratamentos de inalação não controlarem a asma de seu filho, serão experimentados inibidores de receptores de leucotrienos, esteroides orais ou outras medicações orais.

O tratamento de asma desenvolve-se em etapas, começando com um inalador de alívio e adicionando ou mudando a medicação segundo a necessidade, conforme o controle ou não da asma. Sinais de que não está sob controle incluem ter sintomas mais de duas vezes por semana, precisar usar o inalador de alívio mais de duas vezes por semana e acordar mais de uma vez por semana por causa de sintomas de asma. Seu filho será examinado regularmente por um médico para assegurar que esteja recebendo o tratamento mais apropriado para controlar sua asma.

HÁ TERAPIAS COMPLEMENTARES?
Há várias possíveis terapias complementares para tratar asma, por exemplo, remédios à base de ervas ou acupuntura, embora haja poucas evidências acerca de seus efeitos. O que poderia ajudar é uma técnica de respiração chamada Buteyko. Mas esse método é adequado somente a crianças mais velhas; para uma criança pequena pode ser um exercício difícil.

HÁ ALGUMA PREVENÇÃO PARA ATAQUES DE ASMA?
Os desencadeantes comuns de asma são os mesmos que os para a febre do feno e outros tipos de rinite alérgica, por exemplo, ácaros de poeira doméstica e pólen. Se esses fatores desencadeiam a asma de seu filho, podem ser evitados seguindo as orientações na p. 145. Se ocorrer febre do feno, o tratamento com medicamentos como anti-histamínicos orais pode ajudar, assim como o tratamento de refluxo, se este for um desencadeante. Outros fatores, como infecções ou poluição, são menos fáceis de evitar, mas você pode cuidar que ninguém fume perto de seu filho (e de preferência que não se fume, de modo geral). Se os sintomas forem provocados por exercícios, isso pode significar que a asma não está bem controlada, então seu plano de tratamento precisará ser revisado. Se não for o caso, seu filho pode ser aconselhado a usar inaladores de modo específico antes, durante e depois de fazer exercícios. Há também técnicas respiratórias, como a Buteyko, que podem ajudar a lidar com a asma.

QUAL A PREVISÃO?
Com os anos, até três quartos de crianças com asma ficam livres do problema. Crianças que têm asma amena e as que a desenvolvem bastante cedo têm boas chances de se livrar dela.

O que posso fazer para ajudar?

Você precisará aprender como funcionam os vários tipos de inaladores. Um espaçador pode tornar o uso de um inalador mais fácil. É colocado entre o inalador e a boca ou, para uma criança pequena, entre a boca e o nariz.

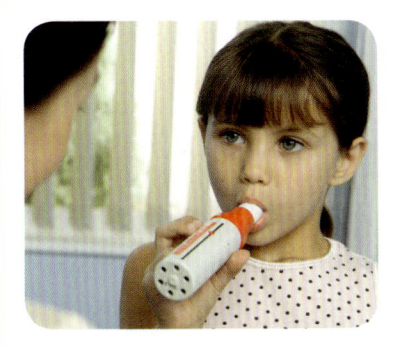

Meça o fluxo Seu filho pode ser instruído a soprar em um aparelho especial (medidor de pico de fluxo) para ajudar a diagnosticar ou monitorar sua asma.

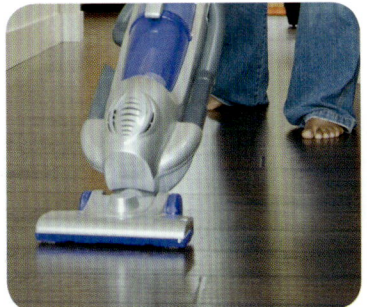

Evite alérgenos Se você sabe quais fatores desencadeiam a asma de seu filho, como ácaros de poeira doméstica, elimine-os, passando diariamente o aspirador.

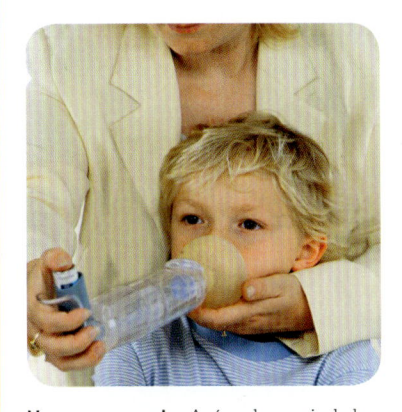

Use um espaçador Após colocar o inalador, seu filho inspira e expira no espaçador de cinco a dez vezes, aguardando segundos para uma segunda dose, se necessária.

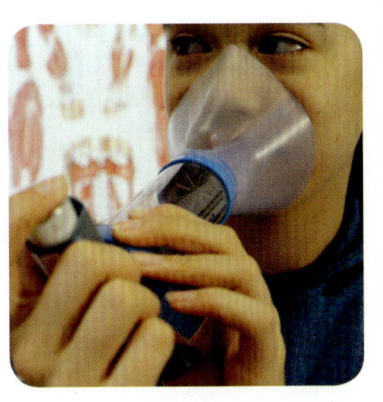

Ajude com o inalador Uma criança mais velha aprenderá rapidamente a usar seu espaçador e inalador sozinha, mas, no início, vai precisar de supervisão.

★ DOENÇAS DO SISTEMA RESPIRATÓRIO

Respiração asmática causada por vírus

Cerca de 25% das crianças abaixo de 5 anos tem respiração asmática ao contrair infecção viral.

QUAL A CAUSA?
A respiração asmática causada por vírus pode ocorrer porque crianças abaixo de 5 anos tendem a ter passagens de ar menores. Os pais muitas vezes ficam preocupados, achando que a respiração asmática de seu filho possa significar que ele tenha asma, mas, se o arquejar diminuir assim que a infecção viral melhorar, isso é altamente improvável. Uma criança com asma terá sintomas até mesmo quando não tiver uma infecção viral e, além disso, geralmente terá um histórico familiar de asma ou alergia.

DEVO PROCURAR UM MÉDICO?
Se seu filho estiver arquejando, leve-o ao médico, que o examinará e perguntará sobre seu histórico para diagnosticá-lo. Muitas vezes não há necessidade de tratamento se seu filho, fora isso, estiver bem. Podem ser receitados broncodilatadores. Esses medicamentos, além de tratar asma, abrem as vias respiratórias e facilitam a respiração. Às vezes, são receitados também esteroides orais. Se o arquejar estiver grave, seu filho talvez seja internado em um hospital, onde receberá oxigênio por meio de tubos inseridos em seu nariz.

QUAL A PREVISÃO?
A maioria das crianças com respiração asmática causada por vírus não é mais afetada depois de alguns anos. Poucas desenvolvem asma.

Possíveis sintomas
★ Arquejo
★ Tosse que pode fazer subir muco, embora crianças pequenas frequentemente o engulam
★ Respiração curta

Resfriado

O resfriado é uma infecção viral de nariz, garganta e seios da face (parte superior do sistema respiratório) muito comum, especialmente em crianças, que têm em média até oito resfriados por ano.

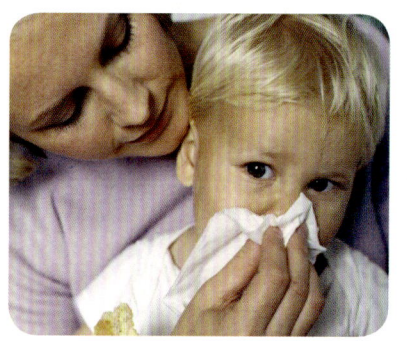

Bons hábitos Estimule seu filho a tossir ou espirrar dentro de um lencinho, descartá-lo em uma lixeira e lavar as mãos.

QUAL A CAUSA?
Os vírus se espalham pela inspiração de gotículas da tosse ou do espirro de pessoas infectadas ou quando gotículas que contêm o vírus ficam sobre uma superfície e entram na boca da criança após ela ter tocado ali. As crianças pegam resfriados de outras crianças com grande facilidade e são mais propensas a desenvolvê-los durante os meses de outono e inverno.

HÁ COMPLICAÇÕES?
Se um vírus de resfriado passar para os pulmões, a criança pode desenvolver pneumonia, bronquite ou bronquiolite. Otite interna, que pode ser causada por vírus ou por bactéria, é outra complicação possível.

Possíveis sintomas
★ Febre
★ Coriza ou nariz entupido
★ Secreção clara ou grossa e amarela ou verde
★ Espirrar
★ Irritação no nariz ou dor facial
★ Tosse
★ Garganta inflamada
★ Rouquidão
★ Perda de apetite e mal-estar geral

DEVO PROCURAR UM MÉDICO?
Se seu bebê tiver menos de 3 meses, você deve procurar orientação médica ao primeiro sinal de resfriado. Do contrário, você não precisa ir ao médico, a não ser que seu filho pareça estar muito mal, seus sintomas durem por mais de

RESFRIADO ★

duas semanas ou se você estiver preocupado que ele tenha desenvolvido alguma complicação. Antibióticos não fazem efeito contra resfriados, pois estes são causados por vírus; eles fazem efeito somente contra bactérias.

HÁ TERAPIAS COMPLEMENTARES?
Entre os remédios naturais usados para tratar ou prevenir resfriados estão vitamina C, zinco e alho, embora haja poucas evidências de que qualquer um desses seja efetivo.

QUAL A PREVISÃO?
Os sintomas pioram ao longo dos primeiros dias e depois melhoram. Crianças mais velhas tendem a se sentir melhor dentro de uma semana, mas crianças pequenas podem demorar até duas semanas para se recuperar. A tosse que se desenvolve como parte de um resfriado pode durar por várias semanas, ainda que a criança já se sinta bem.

DICA
Não dê remédios para resfriado a crianças abaixo de 6 anos. A crianças acima de 6 anos, não dê descongestionantes por mais de cinco dias, já que isso pode piorar a congestão.

O que posso fazer para ajudar?

Não há nenhum tratamento específico para resfriados; o melhor que se pode fazer é aliviar os sintomas enquanto o corpo combate o vírus. Contudo, você pode deixar seu filho mais confortável ao seguir as medidas abaixo. Não se esqueça de lhe oferecer constantemente muito líquido para evitar a desidratação.

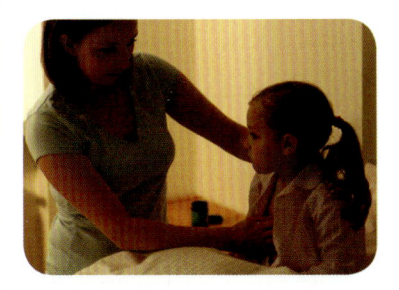

Alivie a congestão Passe pomada descongestionante nas costas ou no peito de seu filho e adicione-a também em uma bacia com água perto de um aquecedor.

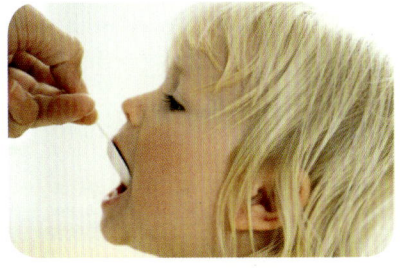

Dê medicamento contra a dor Com orientação do pediatra, paracetamol ou ibuprofeno podem aliviar em caso de febre ou desconforto.

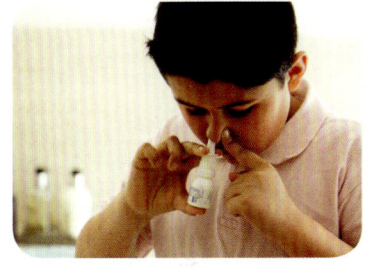

Dilua o muco Um *spray* nasal salino dilui o muco do nariz, de modo que possa ser assoado. Use o *spray* em uma narina por vez, apertando a outra.

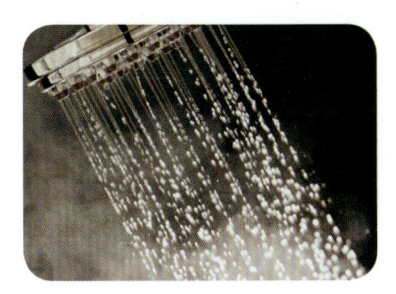

Aplique vapor às vias respiratórias Feche janelas e portas do banheiro e abra o chuveiro, enchendo o local com vapor para soltar o muco e melhorar a respiração. Fique ali com seu filho por 15 minutos.

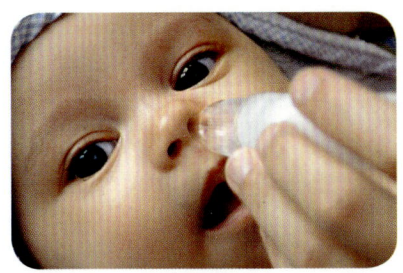

Desentupa o nariz de seu bebê Para aliviar a congestão de um bebê, use um aspirador nasal. Trata-se de um bulbo que você aperta para criar sucção com uma ponta macia de borracha, posicionada dentro da narina.

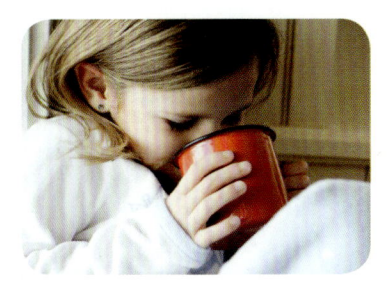

Dê bebidas que aliviam Adicione um pouco de mel e suco de limão à água quente para aliviar tosse ou garganta inflamada (não para crianças com menos de 1 ano). Depois, escove os dentes de seu filho.

★ DOENÇAS DO SISTEMA RESPIRATÓRIO

Gripe *(influenza)*

A gripe é uma doença viral sazonal muito comum nos meses de inverno. Como os vírus passam constantemente por mutação, ainda que seu filho tenha tido gripe alguma vez, ele pode pegar outra, pois não há como ficar imune a novas variantes.

Possíveis sintomas

- ★ Febre
- ★ Perda de apetite
- ★ Mal-estar
- ★ Cansaço
- ★ Dor de cabeça
- ★ Dores em músculos e articulações
- ★ Coriza ou nariz entupido
- ★ Tosse
- ★ Diarreia

QUAL A CAUSA?
O vírus da gripe espalha-se nas gotículas da tosse ou do espirro de pessoas infectadas. As gotículas podem ser inspiradas ou ficar em um objeto, um brinquedo, por exemplo, e infectar seu filho se ele colocar o brinquedo ou as mãos na boca depois de tê-lo tocado.

Os sintomas se desenvolvem de um a quatro dias depois de ser infectado. Seu filho estará infeccioso cerca de um dia antes do início dos sintomas até cerca de uma semana depois; em crianças pequenas, o período infeccioso pode durar até duas semanas.

A gripe às vezes ocorre em epidemias (quando muitas pessoas são afetadas dentro de um curto período de tempo). Isso acontece por causa da capacidade do vírus de passar por mutação, permitindo que se espalhe rapidamente entre pessoas que não têm resistência contra a nova forma.

HÁ COMPLICAÇÕES?
As complicações mais comuns da gripe são pneumonia causada por uma bactéria que pode ser tratada com antibióticos, ou, raramente, otite interna e amigdalite.

DEVO PROCURAR UM MÉDICO?
Você não precisa procurar um médico se achar que seu filho está gripado, a não ser que ele esteja muito mal, os sintomas não melhorem depois de uma semana, ele tenha alguma doença crônica (de longa duração) que afeta o coração ou os pulmões ou se você tiver receio de que ele possa ter desenvolvido pneumonia. Sintomas da pneumonia incluem respiração rápida e ruidosa, bem como uma tosse que faz subir muco, embora isso não se perceba sempre em crianças pequenas, que provavelmente engolirão o muco. Em algumas situações, se seu filho estiver muito mal, o médico poderá indicar uma medicação antiviral para o tratamento de gripe. Ela não elimina o vírus da gripe, mas abrevia a duração da doença e pode ajudar a prevenir complicações.

HÁ ALGUMA PREVENÇÃO?
Gripe é uma doença infecciosa, mas sua proliferação pode ser prevenida com boa higiene. Portanto, estimule seu filho a tossir ou espirrar dentro de um lencinho, descartá-lo em uma lixeira e lavar sempre as mãos. Você deve igualmente lavar suas mãos. Existe vacina para gripe sazonal produzida anualmente. A proteção demora algumas semanas para ficar efetiva. Por isso, recomenda-se que a vacinação seja tomada antes dos meses em que a gripe é mais comum.

QUAL A PREVISÃO?
Os sintomas tendem a piorar ao longo dos primeiros dias da doença, antes de melhorarem dentro de aproximadamente uma semana, embora algumas crianças possam continuar a sentir cansaço ou mal-estar por algumas semanas.

O que posso fazer para ajudar?

Você pode tratar a gripe em casa. Seu filho não deve voltar à escola ou à creche antes de estar livre dos sintomas.

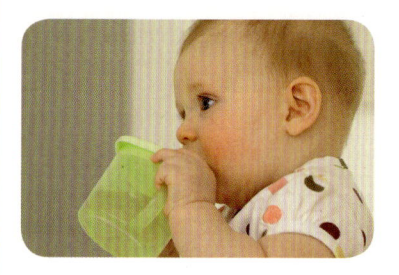

Dê muito líquido Assegure que seu filho tome muito líquido para prevenir a desidratação. Um bebê desmamado pode tomar leite extra.

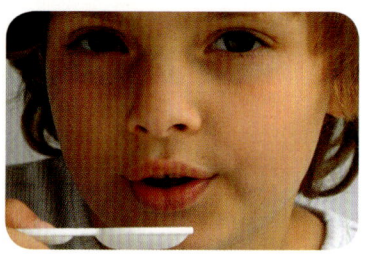

Alivie os sintomas Com orientação do pediatra, paracetamol ou ibuprofeno aliviam as dores e desconfortos que a gripe muitas vezes causa, e abaixam a febre de seu filho.

Crupe viral (laringotraqueobronquite)

Uma tosse "berrante" caracteriza esta infecção da caixa das cordas vocais (laringe) e do conduto de ar (traqueia), comum em crianças de 6 meses a 3 anos.

QUAL A CAUSA?
A causa mais comum da doença é o vírus da parainfluenza. As crianças contraem-no ao inspirar gotículas da tosse ou do espirro de pessoas afetadas ou ao colocarem a mão na boca após terem tocado superfícies infectadas.

DEVO PROCURAR UM MÉDICO?
Se você acha que seu filho pode estar infectado, leve-o ao médico para confirmar o diagnóstico. NÃO tente olhar a garganta de seu filho, pois isso pode causar um espasmo das vias respiratórias e agravar a dificuldade de respiração. Se ele tiver problemas respiratórios, o médico poderá recomendar esteroide para acalmar uma eventual inflamação. Em casos graves, tratamentos com oxigênio ou ventilação serão prescritos. Se a criança apresentar qualquer sintoma de laringotraqueobronquite severa (ver à direita), sempre procure assistência médica urgentemente.

HÁ ALGUMA PREVENÇÃO?
Não há muito que você possa fazer para evitar que seu filho contraia laringotraqueobronquite. Contudo, você pode ajudar a prevenir o contágio: ensine seu filho a tossir ou espirrar em um lencinho, descartá-lo em uma lixeira e lavar as mãos.

QUAL A PREVISÃO?
A maioria das crianças se recupera da laringotraqueobronquite em poucos dias, embora a tosse possa persistir por algumas semanas. As crianças podem adoecer de laringotraqueobronquite mais de uma vez.

Possíveis sintomas

A laringotraqueobronquite começa com febre e coriza. De um a quatro dias depois surgem os seguintes sintomas:

★ Tosse forte que muitas vezes piora à noite

★ Ruído áspero na respiração (estridor), que piora quando a criança fica estressada

★ Rouquidão

Se uma laringotraqueobronquite severa se desenvolver, poderá haver:

★ Respiração forçada em que os músculos entre as costelas e abaixo delas se contraem, e as narinas tremem com cada respiro

★ Lábios ou dedos azulados

★ Febre alta

★ Exaustão e cansaço em resultado de fazer muita força para respirar

O que posso fazer para ajudar?

A laringotraqueobronquite pode piorar se a criança ficar ansiosa e começar a chorar. Por isso, pegue seu filho no colo, em posição ereta, conforte-o e tente acalmá-lo.

Você pode ler um livro para ele a fim de ajudar a desviar sua atenção da tosse irritante ou deixá-lo assistir a um programa favorito – isso pode ajudá-lo a relaxar.

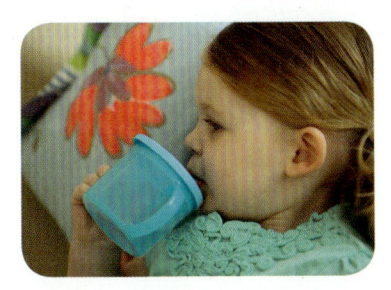

Dê muito líquido Ofereça a seu filho muita água, para evitar a desidratação. Tomar líquidos alivia também a garganta, que pode ficar irritada pela tosse.

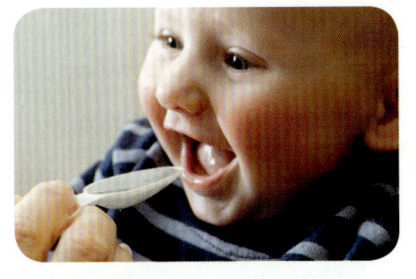

Alivie o desconforto Com orientação do pediatra, paracetamol ou ibuprofeno líquido podem aliviar o desconforto causado pela tosse forte.

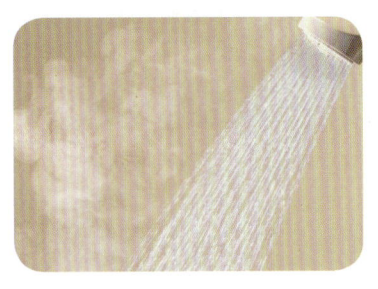

Umidifique o banheiro Feche janelas e portas, abra o chuveiro ou a torneira quente e deixe seu filho respirar o ar úmido para ajudar na respiração.

★ DOENÇAS DO SISTEMA RESPIRATÓRIO

Bronquite

A inflamação das principais vias respiratórias que se ramificam desde os brônquios produz um excesso de muco, que causa tosse e pode gerar dificuldades respiratórias.

Possíveis sintomas

Os sintomas são semelhantes aos da pneumonia, mas menos severos. Incluem:
★ Febre
★ Tosse, que pode fazer subir muco branco ou verde-amarelado (crianças pequenas podem engolir o muco produzido)
★ Arquejar
★ Respiração rápida ou curta
★ Às vezes, coriza

QUAL A CAUSA?

Na maioria das vezes, a bronquite é causada por uma infecção viral que se estendeu para as vias respiratórias a partir de uma infecção do sistema respiratório superior, por exemplo, um resfriado ou uma gripe. Às vezes, é causada por uma infecção bacteriana ou pela irritação das vias respiratórias ao inalar certas substâncias, como fumaça de cigarro.

DEVO PROCURAR UM MÉDICO?

Se seu filho estiver comendo, bebendo e se comportando como sempre, você pode não precisar procurar um médico. Contudo, se os sintomas parecerem graves ou se persistirem por mais de alguns dias, você deve procurar atendimento. Procure assistência médica imediatamente se a respiração dele ficar muito rápida, se ele tiver dificuldade de respirar ou se seus lábios ou dedos ficarem azuis.

O médico o examinará para excluir a possibilidade de uma infecção mais séria, como pneumonia ou bronquiolite. Ele pode receitar antibióticos se achar que a infecção é bacteriana (lembre-se de que muitos casos de bronquite são virais e antibióticos não farão efeito). Pode também receitar um medicamento broncodilatador para ajudar a abrir as vias respiratórias e tornar a respiração mais fácil – esse medicamento é geralmente administrado por meio de um inalador.

HÁ ALGUMA PREVENÇÃO?

Para prevenir a proliferação da infecção, estimule seu filho a tossir ou espirrar dentro de um lencinho, descartá-lo em uma lixeira e sempre lavar as mãos. Estudos mostram que crianças cujos pais fumam são mais propensas a desenvolver bronquite. Portanto, se você fumar, procure parar, não só pelo bem de sua própria saúde, mas também pelo bem da saúde de seu filho.

QUAL A PREVISÃO?

A bronquite melhora sozinha dentro de alguns dias. A tosse poderá persistir por algumas semanas – embora a criança se sinta melhor, de modo geral –, mas costuma também melhorar sozinha.

O que posso fazer para ajudar?

Umidificar o ar ajuda a aliviar a congestão e líquidos podem aliviar a tosse. Xarope para tosse ajuda algumas crianças, mas consulte sempre o pediatra antes de ministrar qualquer medicamento a seu filho.

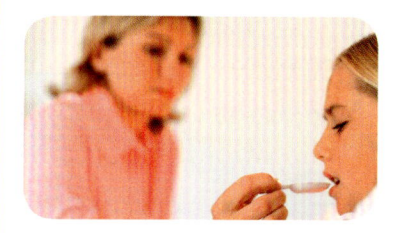

Trate os sintomas Com orientação do pediatra, paracetamol ou ibuprofeno aliviam a febre e o desconforto causado pela tosse.

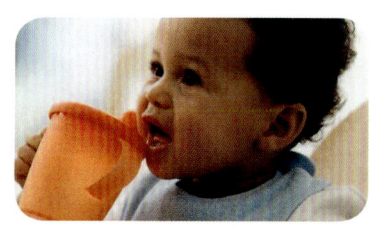

Dê muito líquido Isso ajuda a prevenir a desidratação e diluir o muco, de modo que ele suba melhor com a tosse.

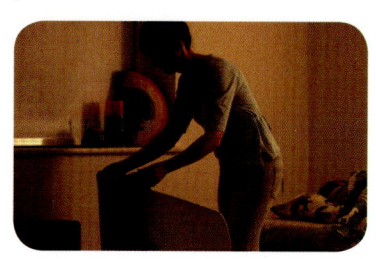

Respiração à noite Se o quarto tiver aquecedor, deixe uma toalha molhada em uma cadeira próxima a ele, umidificando o ar.

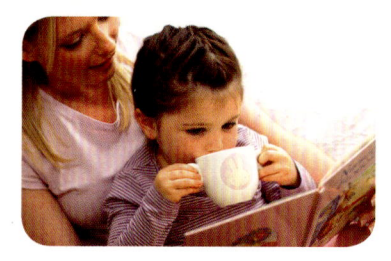

Dê bebidas que aliviam Adicione de mel e suco de limão à água quente, mas não faça isso se seu filho tiver menos de 1 ano.

Pneumonia

Pneumonia é um tipo de infecção no peito em que os sacos de ar nos pulmões (alvéolos) ficam infectados e cheios de líquido, o que provoca tosse e respiração difícil. O tratamento imediato é importante.

Possíveis sintomas

★ Febre
★ Tosse que pode produzir muco (mas crianças pequenas podem engoli-lo)
★ Respiração rápida e ruidosa
★ Perda de apetite
★ Mal-estar
★ Respiração forçada em que os músculos entre as costelas e abaixo delas se contraem, e as narinas tremem com cada respiro
★ Vômito
★ Dor no peito ao tossir ou respirar fundo

QUAL A CAUSA?

A pneumonia pode ser causada por várias bactérias, vírus e outros organismos, por exemplo, fungos. Frequentemente, a doença começa dois ou três dias depois de uma infecção do sistema respiratório superior, como um resfriado ou uma gripe. Pessoas de qualquer idade podem desenvolver pneumonia, embora o risco seja maior em bebês e crianças pequenas. Crianças que têm também outro problema pulmonar, como asma ou fibrose cística, são especialmente vulneráveis. A pneumonia é mais comum em crianças cujos pais fumam. É contraída quando são inspiradas gotículas que contêm organismos da tosse e do espirro de outras pessoas ou pelo contato com superfícies com gotículas infectadas. O tempo entre contrair a infecção e manifestar os sintomas depende do organismo que está causando a pneumonia.

DEVO PROCURAR UM MÉDICO?

Chame uma ambulância se a respiração de seu filho estiver forçada (ver à direita) ou se seus lábios ficarem azuis. Fora isso, se você suspeitar de pneumonia, leve a criança ao pediatra, que auscultará seu peito e pode providenciar um raio X. Geralmente são receitados antibióticos. A maioria das crianças pode ser tratada em casa. Se seu filho tiver dificuldade de respirar ou estiver muito mal, ele poderá ser internado em um hospital para receber antibióticos e ajuda com a respiração, por exemplo, recebendo oxigênio por meio de tubos inseridos no nariz.

HÁ ALGUMA PREVENÇÃO?

Ensine seu filho a cobrir a boca e o nariz quando espirra ou tosse e a assoar o nariz em um lenço, descartá-lo em uma lixeira e lavar as mãos. Dentro do programa de vacinação, crianças podem receber vacina contra a bactéria que comumente causa pneumonia.

QUAL A PREVISÃO?

A maioria das crianças recupera-se plenamente dentro de poucas semanas. Se seu filho não se recuperar, procure um médico, que verificará se há ou não uma causa subjacente à pneumonia, por exemplo, fibrose cística.

O que posso fazer para ajudar?

Se a criança receber o tratamento da pneumonia em casa, assegure que ela termine a série receitada de antibióticos.

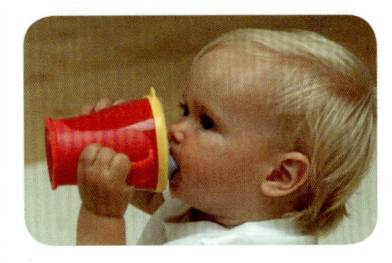

Dê muito líquido Seu filho precisa de muito líquido para evitar a desidratação. Um bebê desmamado precisa simplesmente de leite.

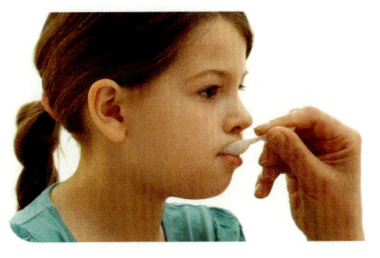

Alivie os sintomas Com orientação do pediatra, paracetamol ou ibuprofeno ajudarão a abaixar a febre de seu filho e aliviarão o desconforto.

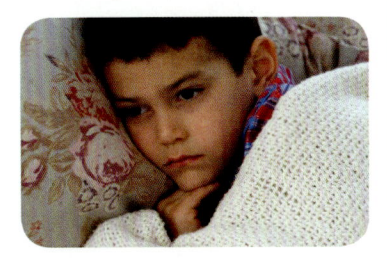

Incentive-o a repousar Deixe seu filho descansar, acelerando a recuperação. Apoie-o em várias almofadas, para maior conforto.

★ DOENÇAS DO SISTEMA RESPIRATÓRIO

Bronquiolite

Na bronquiolite, as vias respiratórias pequenas nos pulmões (bronquíolos) ficam infectadas e inchadas, o que pode causar dificuldades respiratórias. Geralmente, é uma doença amena e mais comum em bebês.

Possíveis sintomas

★ Febre
★ Nariz entupido ou coriza
★ Tosse
★ Respiração ruidosa ou rápida
★ Dificuldade de se alimentar ou alimentação reduzida
★ Respiração forçada em que os músculos entre e abaixo das costelas se contraem, e as narinas tremem com cada respiro

QUAL A CAUSA?

Na maioria das vezes, a bronquiolite é causada por um vírus chamado vírus sincicial respiratório (VSR), que é também uma causa comum de resfriados. Ocorre com maior frequência nos meses de inverno. Aproximadamente uma em cada três crianças teve bronquiolite antes de fazer 1 ano, e a maioria é afetada entre 6 e 9 meses. Bebês que já têm problema pulmonar ou cardíaco, como uma doença cardíaca congênita ou uma doença pulmonar por causa de nascimento prematuro, são mais suscetíveis.

Os vírus que causam bronquiolite espalham-se quando são inspiradas gotículas da tosse ou do espirro que os contenham ou quando as gotículas ficam em alguma superfície, por exemplo, um brinquedo que seu filho toca ou coloca na boca.

DEVO PROCURAR UM MÉDICO?

Bronquiolite é geralmente moderada e melhora sozinha. Procure um médico se seu filho estiver com dificuldade de se alimentar ou se você estiver preocupado. Chame uma ambulância ou o leve ao pronto-socorro mais próximo se sua respiração estiver forçada (ver à direita), se ele ficar exausto ou não acordar, ou se seus lábios ou dedos ficarem azuis.

Aproximadamente três em cada cem crianças precisam de tratamento hospitalar para auxiliar na respiração com oxigênio extra ou para ajudar com a alimentação, o que pode ser feito por meio de um tubo especial enquanto a criança se recupera.

HÁ ALGUMA PREVENÇÃO?

Para prevenir a proliferação da infecção, seu filho deve cobrir o nariz e a boca com um lencinho ao tossir, descartá-lo em uma lixeira e lavar as mãos. Você pode também limpar seus brinquedos para remover os germes.

QUAL A PREVISÃO?

Os sintomas de bronquiolite tendem a piorar nos primeiros três dias, mais ou menos, antes de melhorarem, e se manifestam geralmente por duas semanas. Algumas crianças têm respiração asmática ou tosse por mais alguns anos, frequentemente quando desenvolvem outro resfriado.

O que posso fazer para ajudar?

A maioria das crianças com bronquiolite pode ser tratada em casa. Contudo, você deve monitorar bem seu filho e estar preparado para procurar assistência médica se os sintomas piorarem.

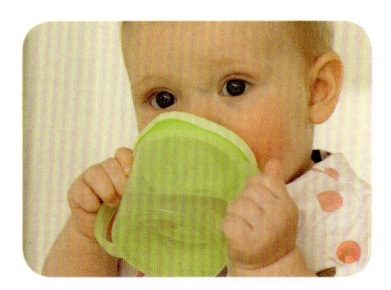

Dê muito líquido Dê a seu bebê água a mais enquanto tiver bronquiolite, para prevenir a desidratação.

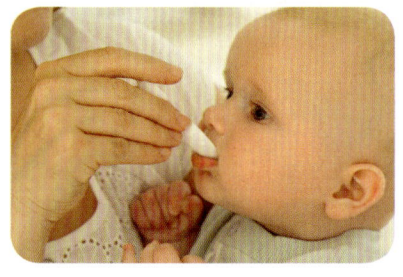

Trate os sintomas É mais fácil dar-lhe ibuprofeno ou paracetamol – sempre com orientação do pediatra – segurando o bebê no colo.

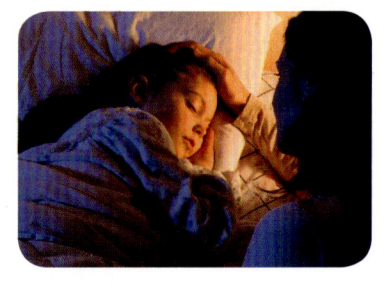

Vigie seu filho Monitore-o de perto (inclusive à noite, durante o sono) para ver se os sintomas estão piorando.

Doenças do sistema digestório

O sistema digestório consiste na parte digestiva propriamente dita – boca, garganta, esôfago, estômago, intestino delgado, intestino grosso (cólon e reto) e ânus – bem como no fígado, na vesícula biliar e no pâncreas. Enquanto a comida passa através do sistema digestório durante o processo de digestão, ela é desfeita de tal modo que os nutrientes possam ser absorvidos pelo sangue; os resíduos são excretados como fezes. Fígado, vesícula biliar e pâncreas têm muitas tarefas, inclusive ajudar na digestão secretando soros que ajudam a desfazer a comida.

Esta seção do livro começa com problemas que afetam boca e dentes, depois aborda reações gerais a alimentos e ainda infecções do sistema digestório. Na sequência, problemas que causam dores abdominais e dois problemas comuns no movimento intestinal: constipação e diarreia de criança pequena.

★ Cárie dentária 160
★ Gengivite 161
★ Abscesso dentário 161
★ Úlceras bucais 162
★ Intolerância alimentar 163
★ Alergia alimentar 164
★ Síndrome do intestino irritável 165
★ Doença celíaca 166
★ Enjoo de viagem 167
★ Hepatite 168
★ Gastroenterite 168
★ Giardíase 170
★ Oxiuríase ou enterobíase 170
★ Apendicite 172
★ Enxaqueca abdominal 173
★ Dores abdominais recorrentes 174
★ Constipação 174
★ Diarreia de criança pequena 176

★ DOENÇAS DO SISTEMA DIGESTÓRIO

Cárie dentária

Na cárie dentária perde-se o esmalte do dente. Se não for tratada, os nervos no centro do dente podem ficar expostos, e seu filho terá dor de dente. A cárie pode ser prevenida com uma boa higiene dental e uma dieta saudável.

DICA
Fluoreto ajuda a fortalecer o esmalte. Até os 3 anos, use um creme dental com pelo menos 1.000 ppm de fluoreto. Depois dos 3 anos, um com 1.350 ppm a 1.500 ppm.

QUAL A CAUSA?
Bactérias em sua boca desfazem a comida, produzindo ácido. Esse ácido, com a comida e as bactérias, adere aos seus dentes como placa. Com o tempo, se não forem bem escovados, a placa dissolve e destrói o esmalte dos dentes.

DEVO CONSULTAR UM DENTISTA?
É importante que seu filho passe por um exame dentário a cada seis meses para diminuir eventuais problemas. Contudo, se ele tiver dor de dente, procure logo um odontopediatra. Leve seu bebê até mesmo antes de ter dentes. Ele pode ficar no seu colo enquanto o dentista verifica sua boca, para que se acostume com o profissional.

HÁ ALGUMA PREVENÇÃO?
Você pode prevenir a cárie dentária ao garantir que os dentes de seu filho sejam limpos com esmero, ao levá-lo ao dentista a cada seis meses e ao assegurar uma dieta saudável. Além de limitar alimentos doces, como bolos, você deve reduzir vitaminas e sucos de fruta, bem como bebidas gasosas (inclusive as sem açúcar). Dê suco ou vitaminas em um copo em vez de em uma mamadeira.

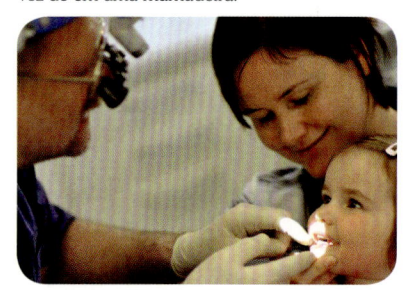

Vá ao dentista Visitas ao odontopediatra podem começar quando aparecer o primeiro dente.

O que posso fazer para ajudar?

Escove os dentes de seu filho tão logo surjam, duas vezes ao dia, para criar um hábito para toda a vida. Não deixe seu filho comer ou engolir pasta de dente – o excesso de fluoreto pode manchar os dentes. Se não for você a realizar o processo, opte por uma pasta sem flúor.

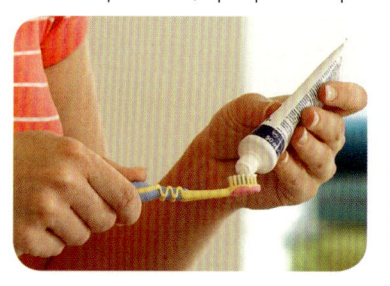

Escolha a escova de dente certa Opte por uma de cabeça pequena e cerdas macias. Use pasta em quantidade igual a um grão de arroz para crianças até 2 anos e igual a uma ervilha para crianças mais velhas.

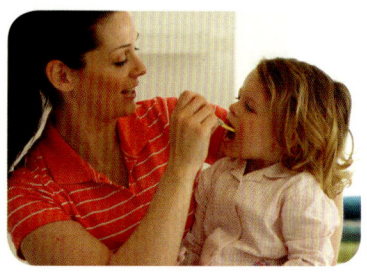

Ajude na escovação Passe a escova em toda a boca de seu filho para limpar todos os seus dentes. As crianças precisam de ajuda e supervisão até os 7 anos, aproximadamente.

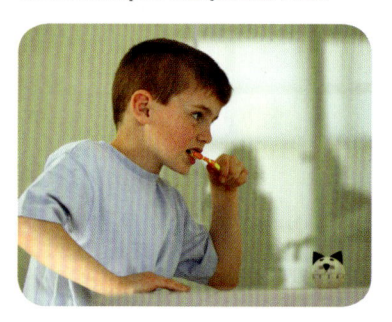

Estimule independência Uma criança mais velha já pode escovar seus dentes sozinha. Usar um cronômetro é uma maneira de lhe ajudar a fazê-lo bem feito.

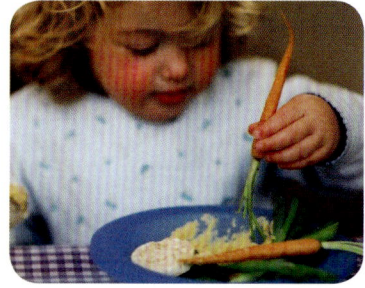

Limite o açúcar Reduza lanches ou bebidas (inclusive sucos) açucarados entre as refeições. Ofereça, em vez disso, lanches saudáveis, por exemplo, verduras cruas.

Gengivite

Gengivas inflamadas que sangram facilmente são um sinal inicial de gengivite. A situação é reversível com uma boa higiene dentária, mas, se for ignorada, pode-se desenvolver uma gengivite mais séria.

QUAL A CAUSA?
A gengivite pode ocorrer se a placa, um sedimento pegajoso de detritos de comida, bactérias e ácido, não for removida escovando os dentes regularmente e se ficar acumulada entre os dentes. A placa torna-se um material duro chamado tártaro, que irrita as gengivas. Essa irritação e as bactérias na placa causam a gengivite.

QUAL O TRATAMENTO?
Na maioria dos casos, a gengivite melhora quando dentes e gengivas são mantidos limpos e saudáveis. É importante que seu filho pratique uma boa higiene oral, escovando os dentes regular e corretamente (ver "Cárie dentária", na página anterior). Você também deve levá-lo ao odontopediatra para verificações a cada seis meses. Essas medidas são primordiais para prevenir o desenvolvimento de gengivite.

Possíveis sintomas

★ Gengivas inchadas, vermelhas, às vezes doloridas (gengivas saudáveis são cor-de-rosa)

★ Fácil sangramento das gengivas, especialmente ao escovar os dentes

DEVO PROCURAR UM DENTISTA?
Se você estiver preocupado, pois as gengivas de seu filho não melhoram, procure um odontopediatra. É importante que a gengivite não progrida para uma forma mais séria de doença das gengivas, chamada doença periodontal, que afeta os tecidos que seguram os dentes e pode levar à perda deles.

Abscesso dentário

Se a cárie não for tratada, pode se tornar um abscesso dentário, que é um aglomerado de pus em torno da raiz de um dente, decorrente da infecção bacteriana. O tratamento odontológico é emergencial.

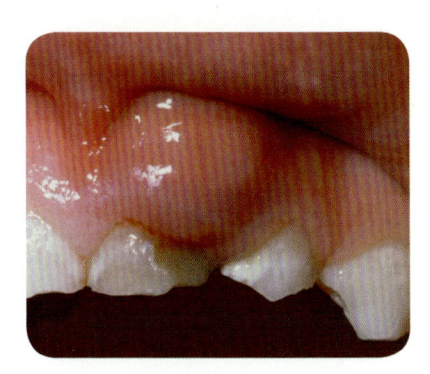

Abscesso dentário Este inchaço na base do dente está cheio de pus, como resultado de uma infecção bacteriana que se espalhou desde uma cavidade e através do centro do dente.

QUAL A CAUSA?
Se uma criança tiver cárie dentária, o esmalte do dente estraga, e as bactérias dentro da boca podem infectar os tecidos macios no centro do dente (polpa) e se espalhar até o osso em torno da raiz.

DEVO PROCURAR UM DENTISTA?
Se você acredita que seu filho tem um abscesso dentário, procure assistência dentária urgentemente. O odontopediatra deve tirar o pus do abscesso ao perfurar o dente para remover a polpa infectada. Depois, a cavidade no meio do dente é preenchida (um procedimento chamado de tratamento de canal da raiz). Se um dente de leite estiver afetado, ele poderá ser removido. O dentista pode receitar antibióticos para tratar

Possíveis sintomas

★ Forte dor latejante no dente que pode se estender até o lado da face ou às orelhas

★ Inchaço vermelho em torno da base do dente

★ Febre

★ Dificuldade de abrir a boca ou de engolir

★ Sensibilidade do dente a calor, frio ou até mesmo a pressão, como ao mastigar

★ Rosto inchado se a infecção se espalhar para os tecidos faciais

a infecção. Com orientação do profissional, paracetamol ou ibuprofeno aliviam o desconforto.

HÁ ALGUMA PREVENÇÃO?
Abscessos dentários podem ser prevenidos com uma boa higiene dental (Ver "Cárie dentária", na página anterior).

★ DOENÇAS DO SISTEMA DIGESTÓRIO

Úlceras bucais

Úlceras são feridas abertas que podem ocorrer na boca, dentro das bochechas ou nos lábios e na língua.

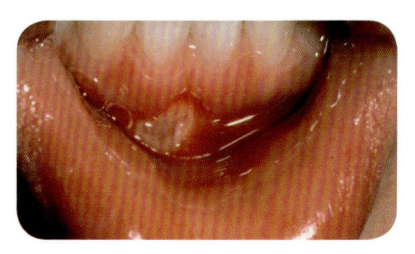

Úlcera aftosa bucal Uma úlcera na mandíbula inferior aparece aqui na base das gengivas. Tem um centro oco esbranquiçado.

QUAIS AS CAUSAS?
O tipo mais comum de úlcera bucal é conhecido como úlcera aftosa. As causas dessas úlceras são desconhecidas. Úlceras bucais podem ocorrer em várias infecções, por exemplo, na síndrome mão-pé-boca, e às vezes se desenvolvem como resultado de um ferimento causado pela escova de dente.

Algumas crianças desenvolvem úlceras recorrentes; embora elas sejam geralmente úlceras aftosas, às vezes podem ser em decorrência de alguma doença subjacente.

Possíveis sintomas

★ Uma única úlcera ou um aglomerado de úlceras, cada uma parecendo uma ferida aberta; geralmente com um centro esbranquiçado

★ Boca dolorida, que pode deixar seu filho sem vontade de comer

DEVO PROCURAR UM MÉDICO?
Se as úlceras de seu filho forem graves e dificultam comer e beber, se ele tiver úlceras que persistem por mais de uma semana ou se tiver úlceras recorrentes, leve-o a um médico.

O que posso fazer para ajudar?

A maioria das úlceras melhora sozinha dentro de uma semana. Enquanto isso, evite dar a seu filho comidas e bebidas ácidas, como suco de limão, ou comida salgada e com muitos condimentos e vinagre, pois tudo isso pode irritar as úlceras. Bebidas frias muitas vezes aliviam o desconforto. Outras medidas possíveis seguem abaixo.

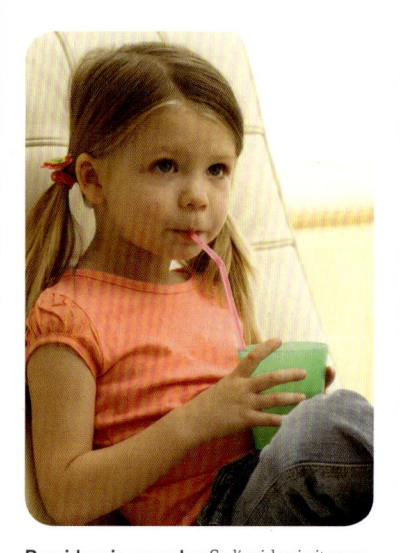

Providencie canudos Se líquidos irritarem as úlceras, seu filho pode usar um canudo para beber, evitando sensibilizá-las.

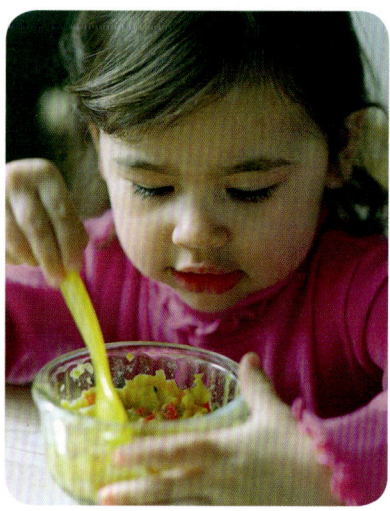

Prepare comida "molinha" Seu filho terá mais facilidade para ingerir comidas de consistência pastosa, como purês. Evite alimentos duros.

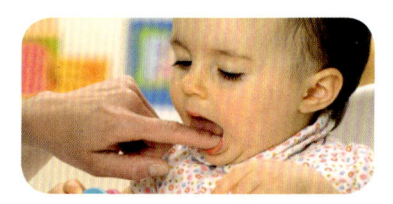

Aplique gel anestésico Com orientação do pediatra, use um gel adequado à idade de seu filho.

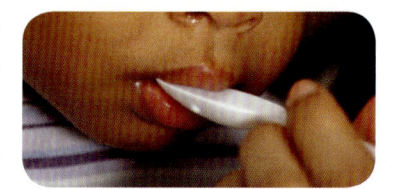

Dê medicamento contra a dor Com orientação do pediatra, ibuprofeno ou paracetamol aliviam desconforto e irritação.

Intolerância alimentar

Crianças que têm intolerância alimentar não conseguem digerir um determinado alimento e sofrem sintomas desagradáveis se o ingerirem. A intolerância alimentar não é o mesmo que alergia alimentar porque não inclui uma reação do sistema imunológico.

Possíveis sintomas

★ Náusea
★ Dores abdominais e/ou inchaço
★ Diarreia (leves modificações nas fezes geralmente não são sinais de intolerância alimentar)

QUAL A CAUSA?
Na intolerância alimentar falta ao corpo uma enzima específica, necessária para processar determinados alimentos. O tipo mais comum de intolerância experimentada por bebês e crianças envolve a lactose, uma substância encontrada em laticínios, como leite. Bebês têm altos níveis da enzima lactase, que desfaz a lactose, mas às vezes o nível dessa enzima é muito baixo ou cai demais depois dos 2 anos, causando os sintomas de intolerância quando laticínios são consumidos. As crianças eventualmente podem desenvolver intolerância à lactose depois de contrair um bacilo estomacal, mas isso é apenas temporário. Algumas crianças com a doença celíaca também sofrem de intolerância à lactose. O problema é mais comum em populações asiáticas, africanas, mediterrâneas e americanas nativas. Os sintomas de uma intolerância alimentar dependem da quantidade consumida do respectivo alimento. Por isso, seu filho pode conseguir comer uma pequena quantidade do alimento ofensivo sem desenvolver sintomas, mas uma quantidade maior pode causar problemas.

DEVO PROCURAR UM MÉDICO?
Não restrinja a dieta de seu filho ao eliminar algum grupo de alimento sem primeiro consultar um médico, pois as crianças precisam de uma dieta equilibrada e variada. A criança deve ser sempre examinada pelo médico, já que os sintomas de intolerância alimentar não são específicos e podem ter várias outras causas.

Há testes para a intolerância à lactose, mas muitas outras intolerâncias alimentares são difíceis de serem verificadas. O médico pode sugerir eliminar um determinado alimento da dieta de seu filho para ver se os sintomas melhoram e depois reintroduzi-lo. O tratamento consiste em evitar o alimento desencadeante. Sendo diagnosticada a intolerância alimentar, você pode ser encaminhado a um nutricionista pediátrico, que elaborará uma dieta apropriada para ele.

O que posso fazer para ajudar?

Já que os sintomas não começam imediatamente depois de comer um alimento desencadeante, pode ser difícil identificar a causa. Um diário de alimentação pode ajudar. Uma vez identificado o alimento que causa problemas, você deve ajustar a dieta de seu filho.

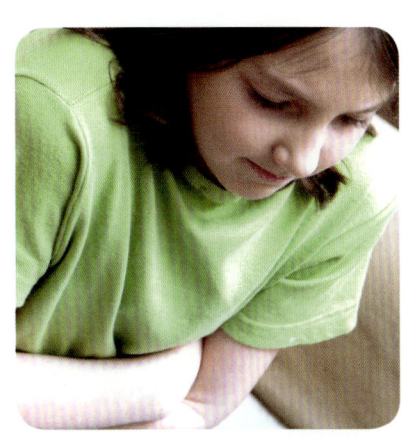

Sintomas abdominais Se seu filho tiver intolerância alimentar, ele pode sofrer de dores abdominais e às vezes de inchaço horas ou dias depois de comer o alimento.

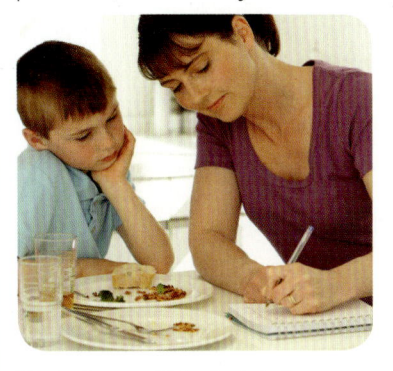

Mantenha um diário Anote tudo que seu filho come a cada dia e se ele teve sintomas, para identificar os alimentos responsáveis.

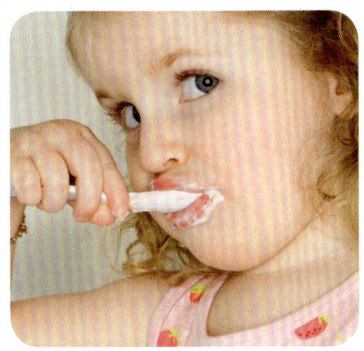

Use substitutos Crianças com intolerância à lactose podem consumir iogurtes, queijos e leite, desde que de soja. Para bebês, pode ser receitada uma fórmula infantil.

★ DOENÇAS DO SISTEMA DIGESTÓRIO

Alergia alimentar

Diferentemente da intolerância alimentar, os sintomas da alergia alimentar ocorrem logo após a ingestão do alimento. Em casos mais extremos, a alergia pode causar uma reação muita séria, o choque anafilático, capaz de colocar a vida em risco.

QUAIS AS CAUSAS?
A alergia alimentar ocorre quando o sistema imunológico confunde um alimento com algo prejudicial e o ataca. Essa reação leva à liberação de histamina e outras substâncias químicas, que geram os sintomas de uma reação alérgica. Uma pequena quantidade do alimento pode ser suficiente para provocar uma reação.

Alergias alimentares são mais comuns em crianças com asma e/ou eczema, ou quando há um histórico familiar desses problemas ou de alergias alimentares. Entre os alimentos que causam facilmente alergias estão leite e laticínios, peixes, castanhas, ovos, tomates e frutas cítricas.

DEVO PROCURAR UM MÉDICO?
Se ocorrer uma reação grave (ver "Possíveis sintomas", a direita), chame uma ambulância ou leve seu filho ao atendimento de emergência mais próximo. Caso contrário, se você suspeitar de uma alergia alimentar, leve-o a um médico. Não elimine alimentos de sua dieta sem procurar primeiro um médico.

O médico pode solicitar testes alimentares, como o teste de picar a pele, no qual pequenas quantidades de alérgenos comuns são introduzidas por meio de pequenas picadas. Se a criança for alérgica a alguma das substâncias, surgirá uma erupção cutânea vermelha em torno do local. Você pode ser encaminhado a um nutricionista para discutir a dieta de seu filho, de modo que ele possa satisfazer suas necessidades alimentares enquanto evita os alimentos desencadeantes. Se ele correr o risco de reações alérgicas severas, o médico pode receitar uma seringa de autoinjeção de adrenalina para ser usada em caso de emergência.

Algumas crianças superam suas alergias ao crescer. Assim, você pode ser aconselhado a tentar o alimento de novo no futuro.

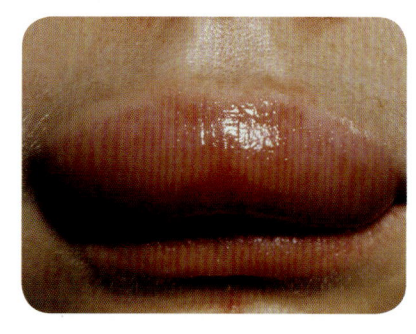

Lábios inchados Uma reação alérgica a um alimento pode fazer com que lábios e boca inchem logo depois da ingestão do alimento.

Possíveis sintomas

Os sintomas de uma reação alérgica podem ser muito variados e alguns não são específicos da alergia alimentar. Eles incluem:

★ Erupções cutâneas (dermatites): urticária ou um eczema que piora

★ Náusea que pode levar ao vômito

★ Diarreia

★ Inchaço

★ Coriza

★ Olhos vermelhos, irritados e lacrimejando

Uma reação mais grave pode causar:

★ Coceira e/ou inchaço de boca, lábios, língua e garganta

★ Arquejar ou respiração curta

★ Dificuldade de respiração; desmaio, sonolência ou perda de consciência (sinais de choque anafilático)

O que posso fazer para ajudar?

Chame uma ambulância se seu filho sofrer uma reação severa, por exemplo, inchaço. As recomendações a seguir podem ser úteis:

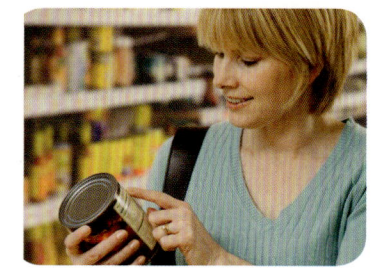

Evite desencadeantes Verifique as informações nutricionais e os ingredientes dos alimentos, para ter certeza de que não há nada a que seu filho seja alérgico.

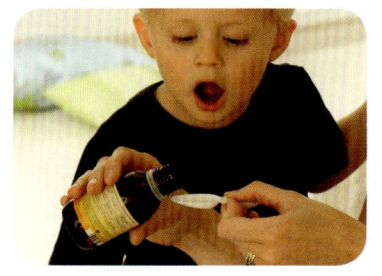

Dê anti-histamínicos Eles amenizam sintomas alérgicos, como uma dermatite. Se a asma piorar, pode ser prescrita a inalação de medicamento específico. Consulte o médico.

Síndrome do intestino irritável

Crianças podem ser afetadas pela síndrome do intestino irritável (SII), que causa ataques de dor abdominal, inchaço e outros sintomas abdominais.

QUAL A CAUSA?
A causa da síndrome do intestino irritável não é conhecida, embora os sintomas possam ser controlados. Entre os desencadeantes comuns estão estresse e ansiedade, comer muito de uma só vez ou comidas muito condimentadas ou gordurosas.

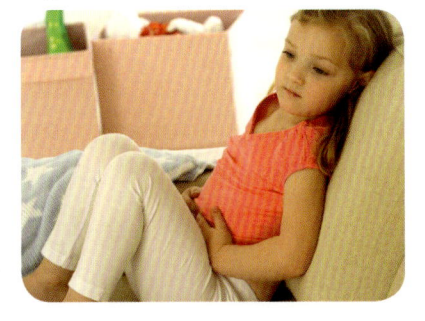

Dores abdominais Muitas vezes, a síndrome do intestino irritável causa dores abdominais e desconforto. Defecar pode trazer alívio.

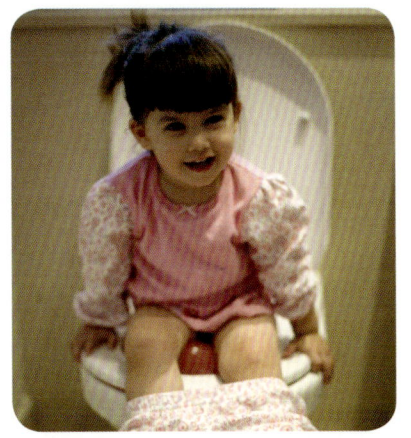

Hábitos intestinais irregulares Em crianças com intestino irritável, é comum sofrer de diarreia ou constipação, ou de ambas.

DEVO PROCURAR UM MÉDICO?
Não exclua nenhum alimento sem primeiro consultar um pediatra. As crianças precisam de uma dieta equilibrada e variada. Leve seu filho a um profissional para ser avaliado, pois também é importante excluir a possibilidade de outras doenças. O pediatra fará perguntas sobre os sintomas e um teste simples, e pode pedir um exame de sangue. Também pode encaminhar você a um nutricionista infantil para garantir que todas as necessidades alimentícias de seu filho sejam satisfeitas. Existem diversos medicamentos que podem ser receitados para o tratamento da síndrome do intestino irritável.

Você deve tentar identificar situações ou alimentos que podem causar os sintomas. Por exemplo, verifique se alguma coisa poderia estar causando ansiedade a seu filho e tome medidas para resolver a situação.

HÁ TERAPIAS COMPLEMENTARES?
Chá de hortelã pode aliviar os sintomas da síndrome do intestino irritável.

QUAL A PREVISÃO?
Os sintomas da síndrome do intestino irritável podem oscilar. Às vezes, melhoram por muito tempo e então, repentinamente, ocorrem de novo sem motivo aparente.

FATO
Frequentemente, a síndrome do intestino irritável é considerada um problema de adultos, mas ela afeta até uma em cada cinco crianças, tanto meninos como meninas.

Possíveis sintomas
★ Dores abdominais, muitas vezes de natureza espasmódica, que podem ficar amenas depois de defecar
★ Inchaço do abdômen
★ Grande quantidade de flatulências
★ Diarreia e/ou constipação
★ Muco nas fezes

O que posso fazer?
Pode ser útil manter um diário de comidas e sintomas, para ver se há um padrão ou um determinado alimento que desencadeia os sintomas da criança.

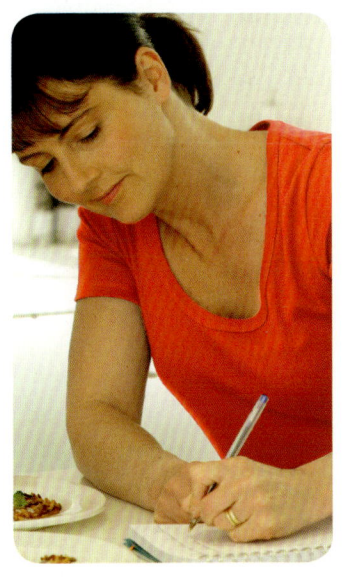

Mantenha um diário Anote tudo que seu filho come a cada dia e se ele teve ou não sintomas de intestino irritável.

★ DOENÇAS DO SISTEMA DIGESTÓRIO

Doença celíaca

Pessoas com a doença celíaca são sensíveis a glúten, proteína encontrada em trigo, centeio e cevada. Comer esses alimentos causa sintomas como dor abdominal e distúrbios intestinais. Elas também podem reagir à proteína semelhante encontrada na aveia.

Possíveis sintomas

★ Fezes pálidas, oleosas e de forte odor que não descem bem com a descarga

★ Diarreia

★ Estômago inchado

★ Braços e pernas magros e fracos

★ Problemas para crescer ou ganhar peso como esperado

★ Respiração curta ou cansaço por causa da anemia (já que o corpo não consegue absorver os nutrientes necessários para produzir células sanguíneas vermelhas)

★ Dermatites em formato de bolhas que coçam em cotovelos e joelhos

QUAL A CAUSA?
Não se sabe por que a doença celíaca ocorre, embora possa ter um histórico familiar e seja mais comum em pessoas que também têm diabetes tipo 1. Não se trata de uma alergia a glúten, e sim de uma doença autoimune, em que o próprio corpo reage equivocadamente. Nessa situação, quando glúten entra no sistema digestório, o sistema imunológico o ataca e causa a inflamação nas paredes intestinais. Isso significa que o alimento não pode ser bem absorvido, o que provoca os sintomas da doença.

A doença celíaca afeta uma em cada cem pessoas e pode ocorrer em qualquer idade, embora os sintomas possam variar nas diferentes faixas etárias e de uma pessoa para a outra. Os sintomas não começam antes de o glúten ser introduzido na dieta de uma criança desmamada.

DEVO PROCURAR UM MÉDICO?
A doença celíaca pode ser diagnosticada por exames de sangue. Por isso, se você estiver preocupado que seu filho apresente os sintomas, procure um pediatra. Se os exames forem positivos, ele será encaminhado a um pediatra, que pedirá uma pequena amostra de tecido (biópsia) dos intestinos para averiguar mudanças

O que posso fazer para ajudar?

Seu filho precisa evitar qualquer alimento feito de trigo, cevada e centeio, e eventualmente de aveia. Produtos feitos com esses grãos incluem: pão, cereais, massas, bolos, biscoitos e bolachas. Frutas, verduras, carnes, aves, peixes, ovos e a maioria dos laticínios não representam risco para ele.

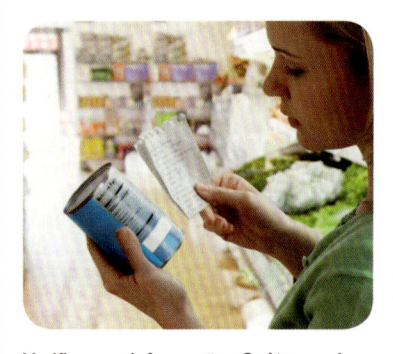

Verifique as informações O glúten pode se esconder em alguns alimentos, como sopas e refeições prontas, por isso verifique os ingredientes cuidadosamente.

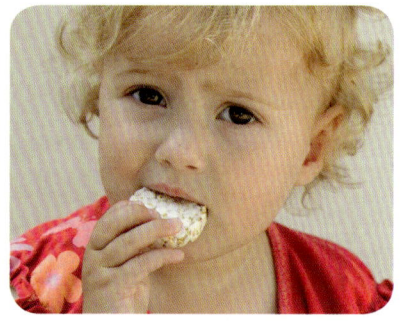

Encontre alternativas Seu filho poderá comer arroz, milho, batatas e soja, e você poderá usar esses produtos para criar versões de comida cotidiana sem glúten, por exemplo, pão.

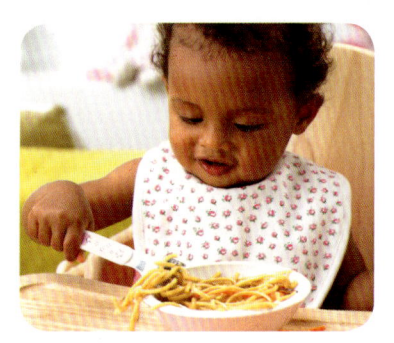

Escolha produtos sem glúten Muitos produtos sem glúten, como massas, pizza, cereais, pães e bolachas, estão disponíveis nas lojas ou sob receita.

características na parede intestinal que ocorrem na doença celíaca. É importante não eliminar o glúten da dieta de seu filho antes de fazer os testes e a biópsia, porque, na falta dele, os resultados de exames de sangue não serão conclusivos. Também não é bom restringir a dieta de uma criança se não for realmente necessário. Se o diagnóstico for doença celíaca, exames de sangue poderão ser feitos para verificar uma eventual anemia e para avaliar os níveis de outras vitaminas e minerais no organismo. O tratamento da doença celíaca é evitar glúten para que os sintomas não ocorram. Você pode ser encaminhado a um nutricionista para receber orientação acerca da dieta de seu filho. Crianças com doença celíaca podem também receber a vacina anual contra gripe, e o médico pode aconselhar a tomar outros suplementos alimentares, se necessário.

QUAL A PREVISÃO?
Uma dieta sem glúten reverte os danos ao intestino e interrompe os sintomas da doença celíaca. Seu filho precisará seguir essa dieta para o resto da vida, para prevenir que os sintomas voltem.

> **DICA**
> Informe o problema aos professores de seu filho e também aos pais de amigos quando ele for convidado para comer na casa deles ou para uma festa de aniversário.

Enjoo de viagem

Sentir mal-estar em uma viagem de carro, navio ou avião é comum em crianças. Embora desagradável, o problema geralmente desaparece no fim da viagem.

Enjoo de viagem parece surgir em razão de um desencontro entre informações enviadas ao cérebro a partir dos olhos e a partir do sistema de equilíbrio na orelha interna. Por exemplo, os olhos de seu filho dizem ao cérebro que ele está viajando em velocidade alta no carro, enquanto suas orelhas dizem ao cérebro que ele está sentado sem se mover.

Alguns medicamentos estão disponíveis somente com receita, outros podem ser comprados sem, mas verifique com o médico a adequação para a idade de seu filho. Geralmente, usam-se anti-histamínicos.

Possíveis sintomas
★ Náusea
★ Vômito
★ Mal-estar

O que posso fazer para ajudar?

Evite dar a crianças uma refeição grande antes de viajar. Em viagens, escolha assentos no centro do navio ou sobre a asa do avião.

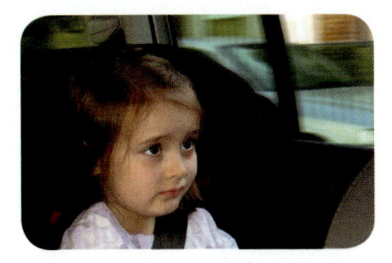

Dê dicas Sugira que seu filho olhe para a frente ou feche os olhos. Abra uma janela para ter ar.

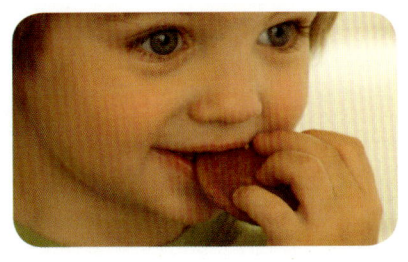

Experimente alternativas naturais Comer uma bolacha de gengibre, chupar uma bala de hortelã ou usar faixas de acupressão pode ajudar.

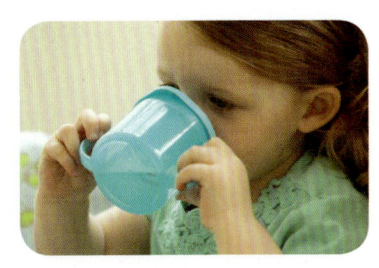

Evite a desidratação Se seu filho vomitar, estimule-o a beber água regularmente, em pequenos goles.

★ DOENÇAS DO SISTEMA DIGESTÓRIO

Hepatite

A causa mais comum de hepatite (inflamação do fígado) em crianças é uma infecção viral, e diferentes variantes do vírus podem causar a doença.

Possíveis sintomas

★ Febre
★ Náusea e vômito
★ Icterícia (coloração amarela de pele e olhos)
★ Urina escura e fezes pálidas

QUAIS AS CAUSAS?
O vírus da hepatite A é a variante mais provável de causar hepatite em crianças. Ele pode ser contraído pela ingestão de água ou comida contaminadas com fezes infectadas e ocorre com maior frequência em regiões com saneamento precário.
   A hepatite B pode contaminar bebês durante o nascimento se a mãe for portadora do vírus, mas já existem testes durante a gravidez e os bebês podem ser vacinados se for preciso.

DEVO PROCURAR UM MÉDICO?
Se seu filho tiver sintomas de hepatite, procure orientação médica urgentemente. Não há tratamento específico para a hepatite A, mas, se os sintomas forem graves, ele poderá ser internado em um hospital. Se a recuperação for em casa, ele deverá descansar e precisará ingerir muito líquido.

QUAL A PREVISÃO?
Crianças que contraem hepatite A recuperam-se plenamente em duas ou três semanas. Depois, ficam imunes a futuros ataques. Crianças com hepatite B podem continuar a portar o vírus por toda a vida e infectar outras pessoas. As vacinas contra hepatite A e B fazem parte do calendário nacional e estão disponíveis gratuitamente nos postos de saúde.

Gastroenterite

Ataques de gastroenterite – uma infecção de estômago e intestinos – são extremamente comuns em crianças. A doença é geralmente causada por um vírus – muitas vezes, rotavírus –, mas também pode decorrer de uma infecção bacteriana.

Possíveis sintomas

★ Febre
★ Dores abdominais, muitas vezes espasmódicas
★ Náusea e vômito
★ Diarreia

Em caso de desidratação, pode haver:
★ Urina escura, concentrada, que sai em quantidades pequenas, ou nenhuma urina
★ Cansaço
★ Lábios e boca secos
★ Fontanela (ponto macio no topo da cabeça) afundada em bebês
★ Olhos afundados
★ Quantidade reduzida de lágrimas ao chorar
★ Mãos e pés frios e sonolência quando severamente desidratado

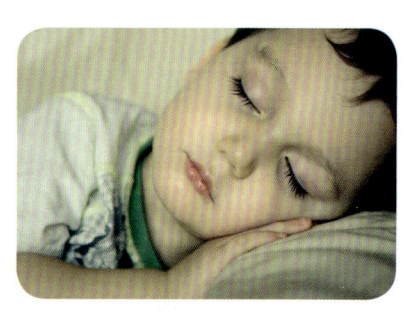

Cansaço A gastroenterite pode levar seu filho a se sentir muito cansado, especialmente se estiver desidratado. Dê muito líquido a ele.

QUAIS AS CAUSAS?
Viroses podem ser contraídas ao tocar uma pessoa infectada que não lavou bem as mãos depois de ir ao banheiro ou ao pegar um objeto tocado por uma pessoa infectada, transferindo depois o vírus ou as bactérias para a boca. Alguns vírus proliferam ao inspirar as gotículas da tosse ou do espirro de outras pessoas. A bactéria que causa gastroenterite pode ser contraída também por meio de comida contaminada ou ao beber água.
   Bebês que mamam no peito são menos propensos a desenvolver gastroenterite do que bebês alimentados com a mamadeira.

GASTROENTERITE ★

DEVO PROCURAR UM MÉDICO?
Procure orientação médica se seu filho tiver menos de 6 meses, não tolerar nem pequenas quantidades de líquido ou se houver sinais de desidratação. Se houver sangue nas fezes ou se ele vomitar, se a dor for severa ou se você perceber que os sintomas estão piorando ou não melhoram depois de alguns dias, você também deve procurar um médico, que pode solicitar exame de fezes. Se seu filho estiver muito mal, ele poderá precisar de líquidos intravenosos para tratar a desidratação.

HÁ COMPLICAÇÕES?
Algumas crianças desenvolvem intolerância à lactose (ver "Intolerância alimentar", na p. 163) depois de um episódio de gastroenterite. Geralmente, isso será temporário e ocorrerá porque as paredes intestinais estão danificadas pela infecção. Se seu filho tiver sintomas de intolerância à lactose, por exemplo, diarreia, inchaço abdominal ou dor quando laticínios forem introduzidos na dieta depois de um episódio de gastroenterite, pare de dar laticínios por alguns dias, dando ao intestino um prazo para sarar, e depois tente reintroduzi-los.

Uma complicação mais rara é a síndrome hemolítico-urêmica (SHU), que é causada por uma infecção com um tipo da bactéria *E. coli*, a qual pode ser contraída em carne malcozida. Ela causa diarreia sanguinolenta e pode levar à anemia e à falência renal. O tratamento ocorre geralmente no hospital, e a maioria das crianças se recupera totalmente.

QUAL A PREVISÃO?
A maioria das crianças que contrai gastroenterite melhora dentro de alguns dias.

DICA
O soro caseiro repõe os sais perdidos. A receita é 3,5 g de sal e 20 g de açúcar por litro de água, mas ele não deve ser dado a bebês que mamam exclusivamente no peito.

O que posso fazer para ajudar?
Geralmente, o único tratamento necessário é prevenir a desidratação. Seu filho precisará ficar afastado da escola ou da creche e evitar o contato com outras crianças até 48 horas após o último episódio de diarreia.

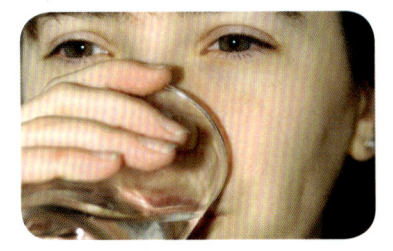

Dê muito líquido Se ele não conseguir segurar o líquido, dê quantidades menores por mais vezes, a cada cinco minutos.

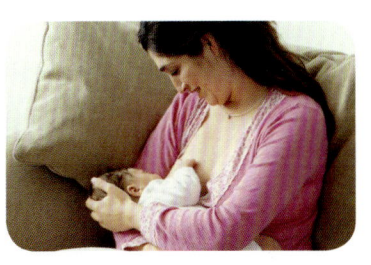

Amamente seu bebê Continue a dar o peito para garantir que ele tome regularmente pequenas quantidades de leite.

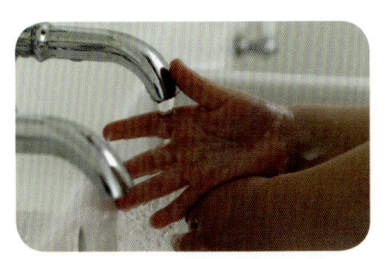

Seja higiênico Lave bem suas mãos e as de seu filho depois de ir ao banheiro ou de tocar animais e antes de comer.

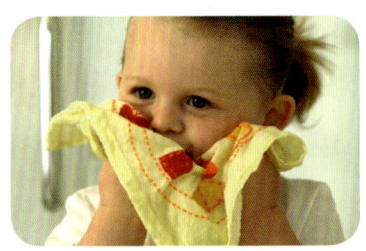

Não compartilhe Use toalhas, toalhinhas, talheres e copos separados e não deixe seu filho ajudar a preparar ou servir comida.

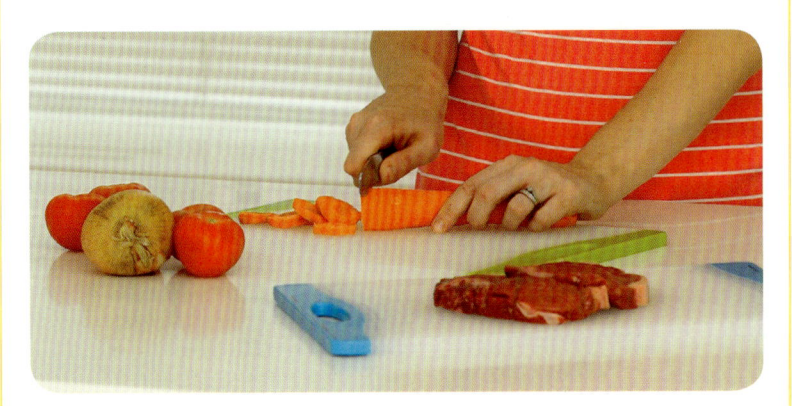

Observe a higiene na cozinha Para prevenir a gastroenterite, utilize tábuas separadas para alimentos crus e alimentos prontos para comer.

★ DOENÇAS DO SISTEMA DIGESTÓRIO

Giardíase

A giardíase é uma infecção do sistema digestório que causa diarreia e é muito comum em regiões de saneamento precário. Na maioria das vezes, afeta crianças pequenas.

Possíveis sintomas

- ★ Febre
- ★ Náusea
- ★ Dores abdominais
- ★ Diarreia líquida
- ★ Arrotos

QUAL A CAUSA?
A giardíase é causada por um pequeno parasita chamado *Giardia lamblia*, que pode viver longos períodos fora do corpo. Parasitas podem proliferar ao não lavar bem as mãos depois de ir ao banheiro e em seguida tocar outras pessoas ou lhes fazer ou servir comida. Os parasitas podem também ser contraídos ao beber água contaminada. Muitas crianças infectadas não apresentam sintomas. Se os sintomas ocorrerem, eles geralmente não aparecem antes de uma ou duas semanas após a infecção.

DEVO PROCURAR UM MÉDICO?
Se suspeitar que seu filho possa ter giardíase, procure um médico. Amostras de fezes podem ser enviadas para um exame de laboratório, para encontrar o parasita. Mais de uma amostra de fezes pode ser necessária, pois os cistos da giárdia não estão presentes cada vez que as fezes são eliminadas.

QUAL O TRATAMENTO?
A giardíase é tratada com o antibiótico metronidazol. O médico pode aconselhar também o tratamento de todos os membros da família. Assegure que seu filho tome líquido suficiente para prevenir a desidratação.

HÁ ALGUMA PREVENÇÃO?
Para que seu filho não espalhe a infecção, ele não deve compartilhar toalhas, talheres, pratos e copos ou preparar ou servir comida para outras pessoas. Ensine-o a lavar as mãos completamente depois de ir ao banheiro. Ele não deve ir à creche ou à escola até estar por pelo menos 48 horas sem diarreia.

Para prevenir que seu filho contraia giardíase quando estiver em uma região onde a doença predomina, deixe-o tomar somente água fervida ou de garrafas, e não da torneira. Descasque todas as frutas e verduras antes de servi-las, não permita que ele coloque cubos de gelo em bebidas e pratique uma boa higiene das mãos.

QUAL A PREVISÃO?
Se forem tratadas com antibióticos apropriados, a maioria das crianças se recupera rapidamente.

Oxiuríase ou enterobíase

Em crianças, é comum a infecção dos intestinos por oxiúros ou *Enterobius vermicularis*. Esses pequenos vermes, de poucos milímetros, põem ovos em torno do ânus, causando coceira intensa.

Possíveis sintomas

- ★ Coceira no ânus, especialmente à noite
- ★ Coceira na vagina
- ★ Sono perturbado devido à coceira

QUAL A CAUSA?
Oxiúros são contraídos ao engolir ovos postos por vermes fêmeas. Isso pode ocorrer se seu filho tocar as mãos de uma pessoa infectada cujas mãos estão contaminadas com ovos e depois transferir os ovos à sua boca. Os ovos podem também ser engolidos com comidas ou bebidas contaminadas. Quando ingeridos, os ovos tornam-se vermes no intestino e vivem por cerca de cinco ou seis semanas. As fêmeas põem ovos em torno do ânus (passagem das fezes), causando coceira. Seu filho coçará o local (muitas vezes à noite), por isso terá ovos debaixo de suas unhas e em suas mãos. Quando ele tocar a boca, engolirá os ovos, e o ciclo começará de novo. Se tocar outra pessoa, ela poderá contrair a infecção. Os ovos podem viver fora do corpo por até duas semanas em roupas, lençóis, brinquedos ou superfícies, de modo que podem facilmente ser transferidos à boca. Oxiúros podem se espalhar também ao se compartilhar talheres, pratos e copos ou escovas de dente.

COMO POSSO VERIFICAR SE HÁ OXIURÍASE?
Pode-se suspeitar que a criança tem oxiúros se ela estiver com coceira no ânus.

OXIURÍASE OU ENTEROBÍASE

Verificando a situação, você pode enxergar pequenos vermes em forma de fios nas fezes. À noite, você pode conferir se há vermes no ânus de seu filho. Separe as nádegas e verifique com alguma iluminação local: talvez você veja vermes saindo. Se isso acontecer, não fique assustado. Procure um pediatra para iniciar o tratamento.

DEVO PROCURAR UM MÉDICO?

Se não conseguir enxergar vermes, mas seu filho apresentar sintomas que sugerem oxiúros, ou se desejar uma confirmação da situação, leve-o ao médico. O médico pode tirar uma amostra da pele do ânus e enviá-la a um laboratório para verificar a presença de ovos. Outra opção é o médico pedir para você pressionar uma fita adesiva transparente no ânus de seu filho assim que ele se levantar, antes de ir ao banheiro ou se lavar, a qual será enviada para exame em laboratório.

QUAL O TRATAMENTO?

Geralmente, a medicação para tratar oxiúros consiste em mebendazol.

O remédio mata os vermes adultos em alguns dias, mas não os ovos, que podem continuar vivos por duas semanas fora do corpo. Por isso, a medicação precisa ser combinada com medidas de higiene (ver quadro abaixo) para eliminar os ovos e evitar a reinfecção de seu filho e de outros membros da família. Uma segunda dose do medicamento pode ser necessária duas semanas após a primeira, já que a reinfecção é comum.

O que posso fazer para ajudar?

Para eliminar oxiúros e prevenir a reinfecção, você precisa combinar a medicação com medidas de higiene. Seu filho precisará usar cuecas ou calcinhas à noite, e você deve lavar suas mãos e as partes íntimas assim que ele se levantar.

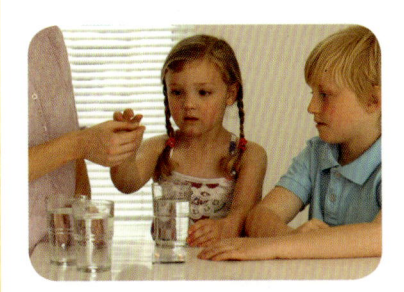

Dê medicação Todos os membros da família, inclusive aqueles que não apresentam sintomas, precisam tomar o remédio. Não o tome se você estiver grávida ou amamentando.

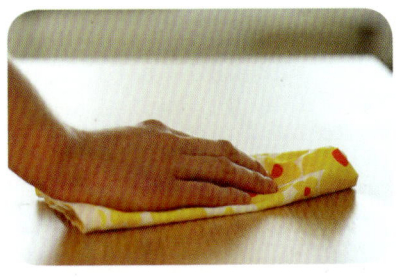

Passe um pano úmido Limpe a casa completamente. Todo dia, use um pano úmido para tirar a poeira – passar um pano seco apenas espalharia a poeira e potenciais ovos de vermes.

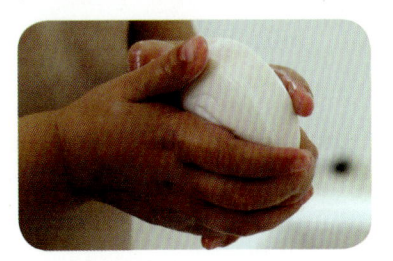

Lave as mãos Seu filho deve lavar as mãos e escovar debaixo das unhas cada vez que for ao banheiro. Você deve fazer o mesmo se estiver trocando fraldas.

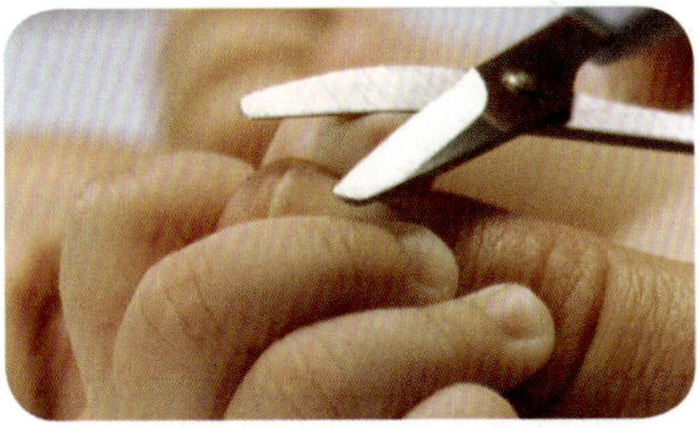

Corte as unhas Para ajudar a prevenir que seu filho coce e pegue ovos debaixo de suas unhas, mantenha-as curtas. Impeça-o de roer as unhas e chupar o dedo.

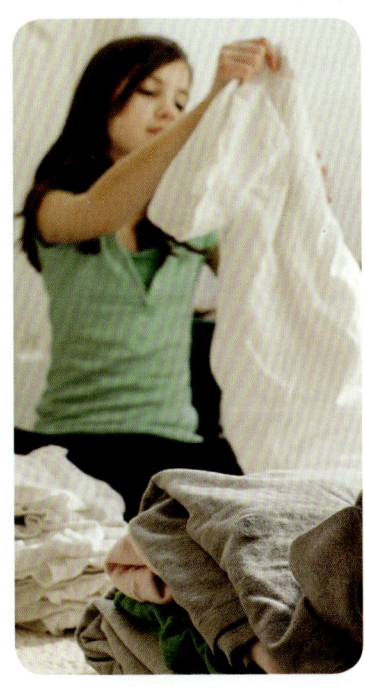

Lave itens domésticos Você deve lavar todas as toalhas, roupas de cama e roupas de dormir. Seu filho pode ajudar a lavar seus brinquedos para eliminar quaisquer ovos.

★ DOENÇAS DO SISTEMA DIGESTÓRIO

Apendicite

O apêndice é um pequeno órgão na forma de um dedo, pendurado no intestino grosso. Ao infeccionar ou inflamar (apendicite), precisa ser removido imediatamente. A doença pode ocorrer em qualquer idade, mas é rara em crianças abaixo de 2 anos.

Possíveis sintomas

★ Dores abdominais, começando em torno do umbigo e passando para o lado inferior direito, que aparecem bem rapidamente e pioram em poucas horas

★ Febre baixa

★ Náusea ou vômito

★ Falta de apetite

Se a apendicite não for tratada e o apêndice se romper (peritonite):

★ Dor em todo o abdômen

★ Febre alta (até 40 °C)

QUAL A CAUSA?

Muitas vezes, a causa da apendicite não é descoberta, mas ela pode ocorrer se a passagem do apêndice para o intestino grosso ficar bloqueada, por exemplo, por um pedaço duro de fezes. Isso permite que bactérias proliferem facilmente, causando uma infecção.

HÁ COMPLICAÇÕES?

Se a apendicite não for tratada imediatamente, o apêndice pode se romper e causar a infecção das paredes interiores do abdômen (peritonite). Isso é muito sério e coloca a vida em risco.

DEVO PROCURAR UM MÉDICO?

Se seu filho tiver constantes dores abdominais que estão piorando, procure um médico imediatamente. Não lhe dê nada de comer e beber antes de falar com o médico. Se ele tiver dor constante por mais de seis horas ou tiver sintomas de peritonite, chame uma ambulância.

Dores abdominais e febre também podem ser por outros problemas, por exemplo, infecção do sistema urinário ou glândulas linfáticas inchadas no abdômen (ver quadro à esquerda), o que ocorre frequentemente depois de uma infecção viral, como um resfriado. Por isso, o médico precisará avaliá-lo cuidadosamente para confirmar o diagnóstico e excluir outras possibilidades.

O médico examinará o abdômen de seu filho, procurando sinais de dor e maciez, e pode pedir exames de sangue e de urina para verificar uma eventual infecção. Se ele julgar que é perigoso esperar pelos resultados desses exames ou conseguir confirmar o diagnóstico sem outros exames, a criança será imediatamente internada em um hospital para uma cirurgia de remoção do apêndice (apendicectomia).

A cirurgia para remover um apêndice é realizada por meio de pequenas incisões no abdômen. Em alguns casos, pode ser realizada uma cirurgia tradicional com uma única incisão maior.

QUAL A PREVISÃO?

Provavelmente, seu filho ficará no hospital por dois ou três dias e eventualmente por mais dias se houver complicações. Ele poderá voltar à escola em cerca de uma semana. A remoção de um apêndice não causa efeitos prejudiciais de longa duração.

Glândulas inchadas no abdômen

O inchaço das glândulas linfáticas no abdômen é conhecido como adenite mesentérica e pode causar sintomas semelhantes aos da apendicite.

Sintomas incluem dor no centro do abdômen, náusea e vômito, diarreia e febre. A adenite mesentérica melhorará sozinha, mas leve seu filho ao médico caso os sintomas sugiram apendicite.

Seu filho pode ser encaminhado a um pediatra ou clínico geral, ou você pode ser aconselhado a esperar e monitorar seu filho atentamente. Se os sintomas melhorarem, nenhuma medida será necessária. Se piorarem, você pode ser encaminhado a um cirurgião pediátrico. A adenite mesentérica melhora em poucos dias sem tratamento específico; com orientação pediátrica, paracetamol ou ibuprofeno podem aliviar a dor.

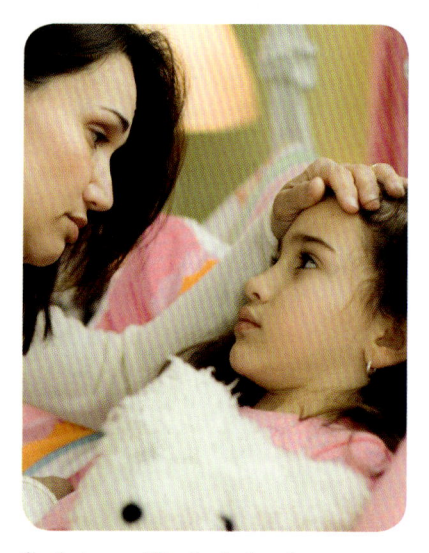

Conforte seu filho Se ele tiver dores abdominais que podem ser apendicite, a atenção médica é essencial. Antes do atendimento, conforte e acalme seu filho.

Enxaqueca abdominal

Crianças, principalmente de 5 a 9 anos, às vezes contraem uma forma de enxaqueca que causa dores abdominais em vez de dor de cabeça.

Possíveis sintomas

★ Ataques de dores abdominais, no centro ou sobre todo o abdômen, que duram entre uma hora e três dias

★ Náusea e vômito

★ Pele pálida ou corada

★ Querer deitar e dormir em um cômodo escuro

QUAL A CAUSA?
Embora não conheça a causa, podem haver fatores hereditários, como outros membros da família que sofrem de enxaqueca com dor de cabeça. Certos desencadeantes também geram a doença, como alimentos, aditivos, exercícios ou estresse. Os sintomas se parecem com os da enxaqueca com dor de cabeça, debilitando mais do que uma dor de barriga normal.

DEVO PROCURAR UM MÉDICO?
É importante procurar um médico para excluir outras causas de dores abdominais. Medicamentos podem ser receitados, mas muitas vezes não são necessários, e o médico pode sugerir que você primeiro experimente medidas que podem ser tomadas em casa (ver abaixo). Se seu filho tiver episódios de enxaqueca abdominal muito regulares ou muito fortes, que o tiram da escola ou de suas atividades usuais, o médico pode receitar uma medicação para controlar ou prevenir ataques.

O que posso fazer para ajudar?

A melhor maneira de lidar com enxaquecas abdominais é identificar os fatores desencadeantes e depois evitá-los.

Manter um diário de alimentos e sintomas é uma boa maneira de detectar os eventuais desencadeantes.

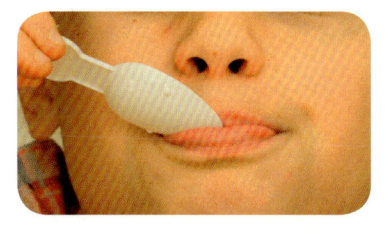

Alivie a dor Com orientação do pediatra, paracetamol ou ibuprofeno podem ser efetivos no tratamento de dores abdominais.

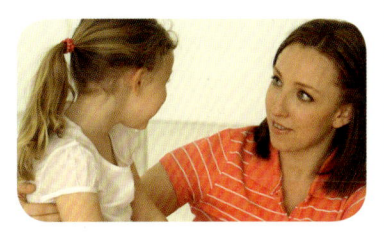

Alivie estresse Conversar com seu filho e/ou com seu professor sobre problemas pode ajudar a aliviar estresse e evitar enxaquecas.

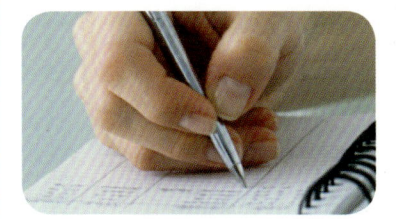

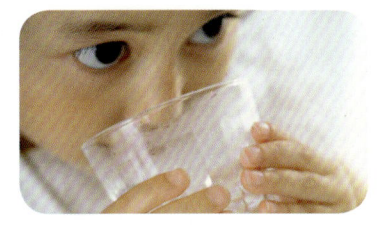

Mantenha um diário Anote alimentos, atividades e sintomas diariamente para descobrir o que causa enxaqueca.

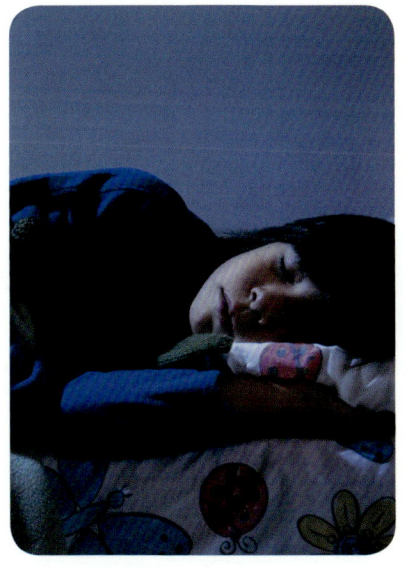

Escureça o quarto Em uma crise de enxaqueca, seu filho pode querer deitar em um cômodo escuro, o que lhe fará bem.

Dê muito líquido Beber líquido suficiente e comer de modo saudável são hábitos que a prevenem ataques de enxaqueca abdominal.

★ DOENÇAS DO SISTEMA DIGESTÓRIO

Dores abdominais recorrentes

A maioria das crianças tem dor de barriga em algum momento, por um motivo ou outro, sendo mais recorrente entre aquelas de 1 a 10 anos de idade.

DEVO PROCURAR UM MÉDICO?
Leve seu filho ao pediatra para que possa ser avaliado e outras causas de dores abdominais possam ser tratadas ou excluídas. Na maioria das crianças, a causa nunca é encontrada. Se for o caso, o médico poderá lhe assegurar que não há nada mais grave acontecendo.

O QUE POSSO FAZER?
Você pode manter um diário dos sintomas ou dores, em que você e seu filho anotem quando ele sentiu dor e o que aconteceu naquele dia ou o que ele comeu, e ver se há algum padrão. Com orientação do pediatra, você pode tentar medicamentos para combater a dor, como paracetamol ou ibuprofeno, e/ou um banho quente ou uma mamadeira de água quente (mas não muito quente!).

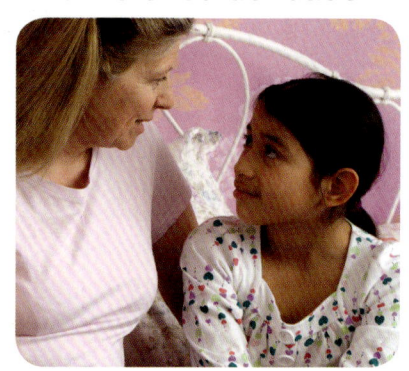

Converse com seu filho Estresse ou ansiedade podem desencadear dores abdominais. Tente descobrir se algo está preocupando seu filho e fale também com seus professores.

Possíveis sintomas
★ Dores abdominais generalizadas que vêm e vão

★ Pelo menos três episódios de dor em três meses

★ Dor suficientemente severa para interromper atividades normais

DICA
Ainda que não se encontre a causa da dor de seu filho, tenha em mente que a dor que ele sente é real e jamais deve ser desconsiderada.

Constipação

Os hábitos intestinais das crianças variam: algumas defecam duas vezes ao dia, outras duas vezes por semana, e é normal. Uma criança tem constipação ao defecar muito menos vezes do que o usual e se as fezes forem duras, secas e saírem com dificuldade.

QUAIS AS CAUSAS?
Há muitas causas para a constipação, inclusive falta de fibras na dieta, não tomar água suficiente ou segurar as fezes em vez de ir ao banheiro (por exemplo, algumas crianças não gostam de usar o banheiro na escola). Um ciclo comum é crianças ficarem constipadas e defecar se tornar doloroso; na próxima vez em que precisa defecar, ao invés de relaxar os músculos da passagem das fezes (ânus), a criança contrai os músculos para não precisar ir ao banheiro. Assim, acumula-se a quantidade de fezes e estas ficam endurecidas, tornando ainda mais difícil e dolorido o processo, e o ciclo assim continua.

Possíveis sintomas
★ Fezes secas e duras que se parecem com bolinhas ou fezes de coelhos

★ Fazer muita força ao defecar

★ Dor de estômago

★ Dor ao defecar

★ Falta de vontade de ir ao banheiro para defecar

★ Diarreia transbordante se a constipação for severa, com fezes aguadas passando em torno das fezes duras no reto

CONSTIPAÇÃO ★

DEVO PROCURAR UM MÉDICO?

Muitas vezes, a constipação dura somente alguns dias e se resolve sem tratamento ou com medidas básicas tomadas em casa (ver abaixo). Se a constipação de seu filho não melhorar depois de alguns dias ou se você estiver preocupado, consulte o pediatra, que poderá receitar laxativos. Aqueles indicados para crianças muitas vezes fazem efeito ao aumentar a quantidade de água nas fezes para torná-las mais macias. Laxativos podem ser líquidos ou em pó, e nesse caso são misturados com água para fazer uma bebida. Embora estejam disponíveis nas farmácias sem receita, alguns não são apropriados para crianças. Por isso, converse com o médico antes de dar a seu filho quaisquer laxativos.

Outra opção de tratamento é o "treinamento de ir ao banheiro". A criança aprende a relaxar os músculos corretos e a tensionar outros ao defecar. Os resultados de pesquisas sobre essa técnica não mostram claramente se ela funciona, mas ela pode ajudar em combinação com outros tratamentos.

HÁ ALGUMA PREVENÇÃO?

As medidas para o tratamento de constipação também evitam o problema. Elas incluem ingerir uma dieta rica em fibras, tomar muita água, fazer bastante exercício e ir regularmente ao banheiro para defecar.

O que posso fazer para ajudar?

A constipação deve ser tratada sem demora, para que seja evitado o ciclo de fezes doloridas que fazem com que seu filho não queira ir ao banheiro. Alimentos ricos em fibras e muita água são muito importantes. Para ajudar a criança a relaxar enquanto está no banheiro, dê-lhe algo especial de que ela goste, por exemplo, seu livro favorito.

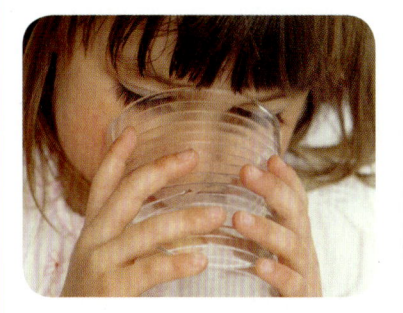

Dê água Tomar muita água é uma das maneiras mais importantes para tratar e prevenir constipação.

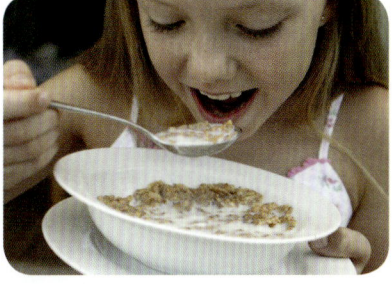

Estimule alimentos ricos em fibras Dê pão, cereais e massas integrais, bem como muitas frutas e verduras (de preferência cruas).

Muito movimento Assegure que seu filho seja ativo e faça muitos exercícios. A atividade física previne que o intestino fique preguiçoso.

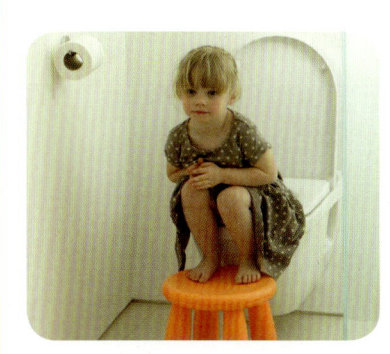

Ensine técnicas de ir ao banheiro Coloque seu filho no vaso sanitário em horas regulares. Sentar com os quadris horizontais ou mais altos ajuda a endireitar o canal anal.

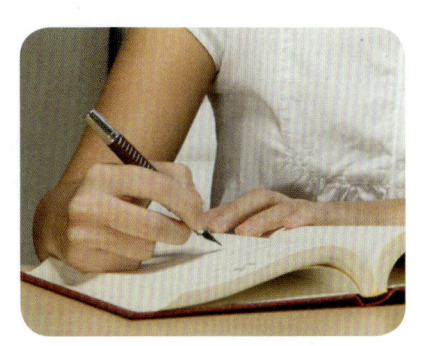

Mantenha um diário Anote o que seu filho come e quando toma água, vai ao banheiro e faz exercícios. Dê recompensas quando ele fizer algo que previna a constipação.

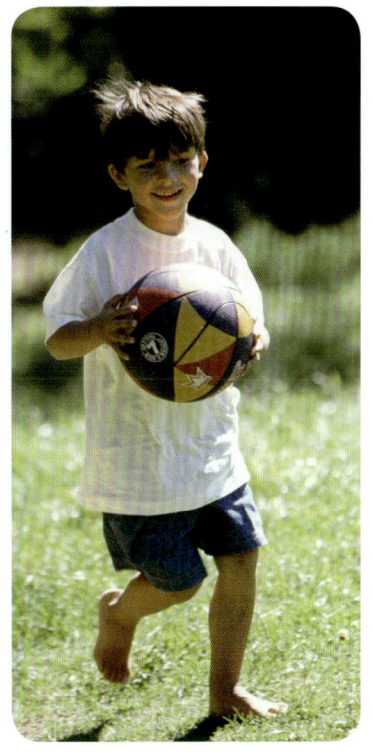

★ DOENÇAS DO SISTEMA DIGESTÓRIO

Diarreia de criança pequena

Diarreia persistente em crianças deve-se na maioria dos casos à "diarreia de criança pequena" e afeta geralmente crianças de 1 a 5 anos.

Possíveis sintomas

★ Fezes soltas ou pouco consistentes que podem cheirar mais do que usualmente

★ Pedaços de comida, por exemplo, milho, ervilha ou cenoura nas fezes

QUAL A CAUSA?
A causa da diarreia de criança pequena não é clara. Contudo, o problema não leva a falhas na absorção de alimentos, então seu filho receberá todos os nutrientes de que precisa em sua dieta.

DEVO PROCURAR UM MÉDICO?
Você pode preferir procurar um médico para excluir outras causas da diarreia, mas, na diarreia de criança pequena, elas geralmente passam bem, não têm febre, comem e bebem, estão ativas e crescem normalmente.

O que posso fazer para ajudar?

Frequentemente, nenhum tratamento é preciso e os sintomas melhoram com a idade. Manter um diário pode auxiliar a identificar comidas que causam a diarreia, mas não exclua alimentos sem consultar um médico, já que as crianças precisam de uma dieta variada e equilibrada. As recomendações a seguir podem ajudar.

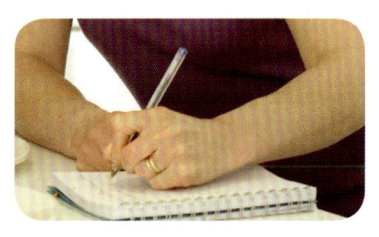

Mantenha um diário Anote o que seu filho come e se ele tem diarreia ou não, para ver se há algum padrão relacionado a certas comidas.

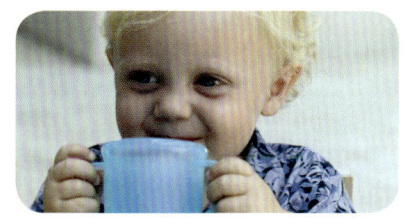

Dê água Dê a seu filho principalmente água e reduza sucos ou vitaminas de frutas que tenham muito açúcar e possam deixar as fezes ainda mais aguadas, levando à diarreia.

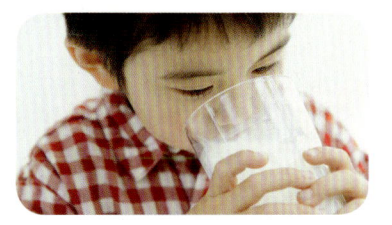

Evite dieta de pouca gordura Esse cuidado previne a diarreia. Dê leite integral a crianças de até 2 anos e leite semidesnatado e queijos a crianças acima de 2 anos.

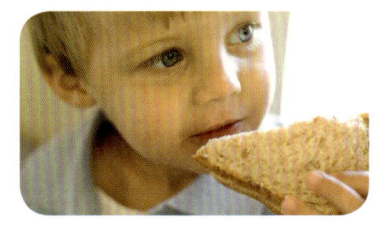

Aumente as fibras Experimente aumentar as fibras que ele ingere. Alimentos como pão integral ajudam a absorver água no intestino, deixando as fezes menos aguadas.

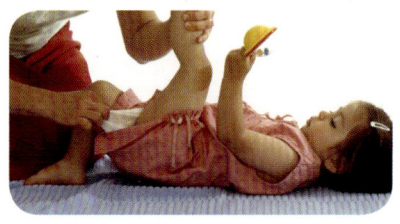

Troque as fraldas Troque as fraldas de seu filho frequentemente e limpe-o cuidadosamente depois de cada troca, para prevenir o desenvolvimento de dermatite de fralda.

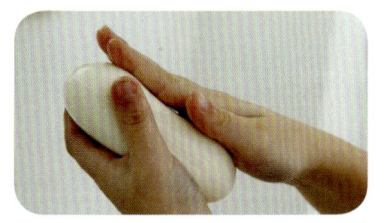

Ensine a higiene das mãos Mostre a seu filho como usar o papel higiênico corretamente e lavar suas mãos depois de ir ao banheiro para prevenir infecções.

Doenças urinárias e genitais

O sistema urinário é responsável por filtrar resíduos do sangue e eliminá-los como urina. A filtração do sangue ocorre nos rins e depois a urina passa por dois dutos chamados de ureteres até a bexiga. A urina deixa o corpo por meio do meato urinário, um duto que, nos homens, passa através do pênis e, nas mulheres, sai na frente da abertura vaginal.

Esta seção inclui dois importantes problemas urinários em crianças: infecção do sistema urinário e problemas de incontinência (fazer xixi na roupa durante o dia e/ou à noite). Os outros artigos abordam problemas genitais. Nos meninos, eles podem afetar os testículos ou o pênis; nas meninas, a inflamação ou infecção da vulva (genitália externa) ou da vagina são problemas comuns.

★ Infecção do sistema urinário 178
★ Balanite 179
★ Problemas de incontinência 180
★ Problemas de prepúcio 181
★ Testículos que não desceram 181
★ Hidrocele 182
★ Problemas vulvovaginais 182

DOENÇAS URINÁRIAS E GENITAIS

Infecção do sistema urinário

Infecções do sistema urinário são causadas por bactérias. São mais comuns em meninas, porque a uretra – o duto que leva a urina para fora do corpo – é mais curta e mais larga do que em meninos. Assim, o caminho das bactérias até a bexiga é mais curto.

Coletar uma amostra de urina

Laboratórios e hospitais infantis são os locais mais indicados para fazer o exame. Mas, se a coleta tiver de ser em casa, é possível tentar algum dos métodos abaixo.

★ **Crianças que usam o vaso sanitário** Peça que seu filho comece a urinar e então coloque o coletor no fluxo da urina para captar uma amostra do meio dela, sem que o frasco toque seu filho.

★ **Crianças que usam o "troninho"** Esterilize a peça antes que seu filho faça o xixi. Em seguida, despeje a urina no coletor.

★ **Crianças mais novas** Você pode tentar tirar a fralda de uma criança mais nova e ficar perto dela para pegar uma amostra (essa técnica é mais fácil no caso de meninos). Sempre, antes de coletar a urina, faça uma boa higiene na área genital. Outra medida consiste em coletar a urina em um saquinho adesivo especial que é afixado na região genital, mas os saquinhos correm o risco de contaminação com bactérias na pele, de modo que se indica realizar a coleta no laboratório sempre que possível.

QUAIS OS TIPOS?
Em crianças, uma infecção na bexiga e/ou na uretra é o tipo mais comum de infecções do sistema urinário. Contudo, a infecção pode se espalhar para cima, dentro do sistema urinário, e afetar os rins. Isso é potencialmente mais grave, pois causa cicatrizes nos rins, mas é relativamente raro em crianças.

QUAIS AS CAUSAS?
Nem sempre fica claro por que uma criança desenvolve uma infecção do sistema urinário. Em meninas, a causa pode ser usar o papel higiênico de trás para a frente depois de defecar, pois isso faz as bactérias passarem do ânus para a uretra (a distância entre o ânus e a uretra é mais curta em meninas do que em meninos). Crianças com constipação são mais propensas a infecções do sistema urinário, já que o reto cheio pode fazer pressão na bexiga e não permitir que ela se esvazie bem, de modo que bactérias podem proliferar na urina estagnada. Crianças que

Possíveis sintomas

Em crianças pequenas (até 2 ou 3 anos), sintomas gerais de não estar bem:
★ Febre
★ Vômito
★ Apetite reduzido
★ Não ganha peso (atraso no desenvolvimento)

Em crianças mais velhas, sintomas gerais como acima e também:
★ Urinar com maior frequência
★ A urina "queima" ou "pica" ao passar
★ Sangue na urina (pode ser visível na fralda de uma criança pequena)
★ Dor no abdômen inferior ou na lombar
★ Mau cheiro na urina

O que posso fazer para ajudar?

Tomar muito líquido ajuda a eliminar as bactérias do sistema urinário e também a repor líquidos perdidos por meio de febre ou vômito.

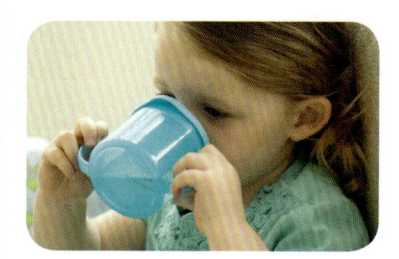

Dê líquidos Estimule seu filho a tomar muito líquido para acelerar a recuperação e prevenir a desidratação.

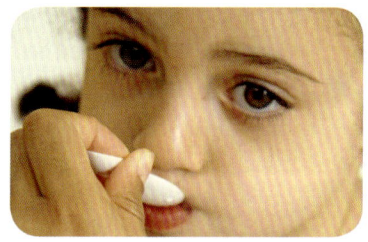

Trate os sintomas Com orientação do pediatra, paracetamol ou ibuprofeno abaixam a febre.

seguram o xixi em vez de urinar logo são também mais propensas a desenvolver infecções do sistema urinário, pelo mesmo motivo.

Crianças com refluxo vesicoureteral correm um maior risco de infecção. Nessa situação, a urina nos ureteres corre de volta (refluxo) para os rins por causa de uma falha em uma válvula entre a bexiga e os ureteres.

DEVO PROCURAR UM MÉDICO?
Se seu filho tiver sintomas de infecção do sistema urinário, ele deve ser examinado pelo pediatra. O tratamento dependerá de sua idade.

Se ele tiver menos de 3 meses e o médico suspeitar de infecção do sistema urinário, ele será internado em um hospital para que exames de urina sejam feitos rapidamente e, se a infecção for confirmada, ele possa começar logo com antibióticos intravenosos.

Em crianças acima de 3 meses, a amostra de urina será enviada para um laboratório para identificar o tipo de bactéria que a está causando. O médico pode esperar pelos resultados antes de receitar os antibióticos. Contudo, se seu filho estiver muito mal, ele pode decidir começar logo com os antibióticos e, quando os resultados estiverem disponíveis, mudá-los se for preciso para um tipo que combata a bactéria específica encontrada.

Conforme a idade de seu filho, o tipo de bactéria que está causando a infecção e uma eventual reincidência das infecções, ele pode ser encaminhado a outros exames, por exemplo, de ultrassom ou outro tipo de exame de imagem, durante a crise ou algumas semanas depois. A maioria das crianças se recupera muito rapidamente de infecções do sistema urinário, embora algumas tenham infecções repetidas (recorrentes).

HÁ ALGUMA PREVENÇÃO?
Ensine sua filha a usar o papel higiênico da frente para trás. Passá-lo nessa direção pode ser difícil para crianças, assim elas podem precisar de explicações e demonstrações repetidas. Os meninos devem se limpar também em torno de seu prepúcio,

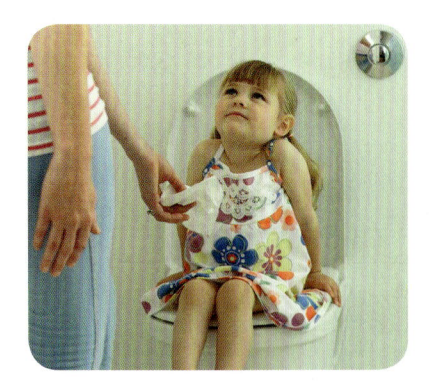

Limpar-se corretamente Ensine a sua filha como passar o papel higiênico da frente para trás, para não transferir bactérias do ânus para a uretra.

mas você não deve tentar limpar debaixo do prepúcio. Se seu filho tiver constipação, procure orientação médica para tratá-la. Estimule-o a tomar muita água, a ir ao banheiro para urinar regularmente e a não segurar o xixi.

Balanite

A inflamação da cabeça (glande) do pênis, conhecida como balanite, pode ocorrer em qualquer idade. O prepúcio pode estar inflamado ao mesmo tempo.

QUAL A CAUSA?
A balanite pode ocorrer por um problema dermatológico que afeta as glândulas, como eczema ou psoríase, ou por uma infecção, comumente por fungos (*Candida*) ou bactérias. Pode ser também uma reação a um fator irritante. Predomina em meninos pequenos, antes que o prepúcio possa ser retraído, e em meninos com fimose, quando as cicatrizes impedem a retração (ver p. 181), pois suor e urina podem se acumular debaixo do prepúcio, causando irritação. É mais comum em meninos não circuncidados.

O QUE POSSO FAZER?
Evite o sabonete para lavar a área genital, use somente água. Lave as genitálias diariamente e enxugue o pênis totalmente. Faça seu filho usar cuecas de algodão. Às vezes, faz bem banhar meninos com balanite em água salgada; adicione quatro colheres de sopa de sal a uma banheira cheia de água.

DEVO PROCURAR UM MÉDICO?
Se a balanite não desaparecer com as medidas já descritas, leve-o ao médico. Se a causa for infecção, poderá se receitar uma pomada antifúngica ou antibiótica. Se o problema for dermatológico ou alérgico, pode ser prescrita uma pomada de baixo teor de esteroide, para se usar com uma pomada antifúngica ou antibiótica. Se seu filho sofrer ataques recorrentes de balanite e tiver fimose, a circuncisão pode ser aconselhada.

Possíveis sintomas

★ Cabeça do pênis inchada, vermelha e dolorida
★ Coceira
★ Erupção cutânea (dermatite)
★ Secreção
★ Mau cheiro

★ DOENÇAS URINÁRIAS E GENITAIS

Problemas de incontinência

Ao crescer as crianças ganham controle sobre a bexiga, mas se aos 4 anos a criança não estiver seca durante o dia ou se ela urinar na cama depois dos 7 anos, procure orientação médica.

QUAIS AS CAUSAS?

Fazer xixi na fralda durante o dia pode ser em razão de uma bexiga hiperativa, na qual pequenas quantidades de urina são soltas antes que a bexiga fique cheia. Crianças que seguram seu xixi – talvez porque não querem usar o banheiro da escola – estão também mais propensas a não ficarem secas durante o dia.

Também pode ocorrer porque o sono de uma criança é muito profundo e a parte do sistema nervoso que lhe diz para acordar e ir ao banheiro está imatura. Além disso, o corpo ainda não produz hormônios antidiuréticos suficientes, que reduzem a produção de urina à noite. Se os pais de uma criança fizeram xixi na cama depois dos 7 anos, o filho também tende a fazê-lo.

Uma criança que começa de novo a fazer xixi na cama depois de ter ficado seca durante o dia ou a noite pode sofrer de um problema clínico subjacente ou de estresse ou ansiedade.

DEVO PROCURAR UM MÉDICO?

Procure um médico se seu filho:
★ Ainda fizer xixi na fralda regularmente depois dos 4 anos de idade.
★ Já estava seco durante o dia ou a noite por pelo menos seis meses e começou de novo a fazer xixi descontroladamente.
★ Estiver ainda fazendo xixi na cama regularmente (mais de duas vezes por semana) depois de ter completado 7 anos, apesar de medidas de prevenção em casa.

O médico examinará seu filho e tratará qualquer problema, como uma infecção. Se não for encontrada uma causa física, tente as medidas elencadas a seguir. Se não derem certo, tente usar um alarme de enurese. Esse aparelho acorda seu filho quando os lençóis ficam molhados, então ele pode ir ao banheiro ou segurar o xixi. Com o tempo, ele ficará consciente da sensação sem o som do alarme. Também há medicações, mas, geralmente, são dadas somente em períodos curtos, como para cobrir viagens de férias ou com a escola.

QUAL A PREVISÃO?

Urinar na cama é comum em crianças, mas não tão comum em adultos. Desse modo, a maioria das crianças sai dessa situação ao crescer.

O que posso fazer para ajudar?

Você pode tomar várias medidas para ajudar uma criança que está fazendo xixi na cama. Antes de tudo, não acuse seu filho, não fique irritado e não o castigue por urinar na cama. Isso pode deixá-lo nervoso e ansioso, o que provavelmente irá piorar a situação. Elogie-o quando fica seco e assegure que ele tenha facilidade de ir ao banheiro.

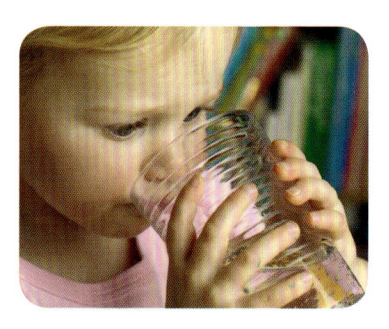

Monitore as bebidas Dê a seu filho muito de beber, de preferência água, durante o dia, mas restrinja líquidos à tarde e evite bebidas com cafeína (chá preto, café, refrigerantes, chocolate quente), que podem tanto tirar o sono como levar a urinar à noite.

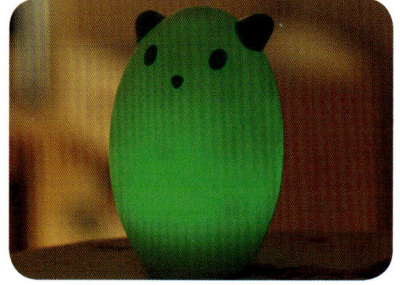

Facilite o acesso ao banheiro Assegure que seu filho possa sair da cama e ir ao banheiro facilmente. Você pode deixar uma pequena iluminação perto de sua cama e talvez perto do banheiro. Se ele dormir em um beliche, deve usar a cama inferior.

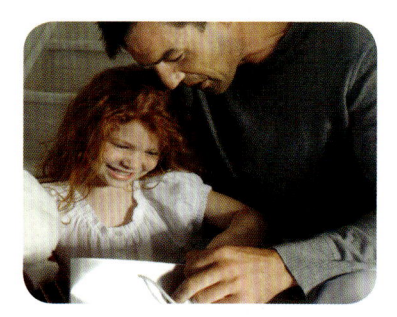

Elogie e recompense As crianças frequentemente reagem a elogios e recompensas. Você pode estimular seu filho a controlar a bexiga ao dar um pequeno presente ou agrado depois de ele ter ficado seco por algumas noites.

Problemas de prepúcio

O prepúcio é uma dobra de pele que cobre o pênis (quando não ereto). Vários problemas que afetam o prepúcio podem preocupar os pais.

> **IMPORTANTE**
> Não tente puxar o prepúcio com força; você provavelmente machucará os tecidos, causando sangramento e a formação de cicatrizes.

QUAIS OS TIPOS?
O pais, muitas vezes, ficam preocupados porque o prepúcio de seu filho não pode ser puxado de volta (retraído), mas, na realidade, isso é perfeitamente normal e raramente precisa de tratamento. Problemas que precisam de tratamento são um prepúcio estreito (fimose) e um prepúcio que ficou preso na posição retraída (parafimose).

★ **Prepúcio que não se retrai** Na maioria dos meninos recém-nascidos, o prepúcio fica na cabeça (glande) do pênis e não pode ser puxado para cima. À medida que os meninos se desenvolvem, o prepúcio se separa da glande. Com 6 meses, três em cada quatro meninos têm um prepúcio que não se retrai, e isso se reduz para seis em cada dez meninos de 1 ano e para um em cada dez meninos de 4 anos. No início da puberdade, somente um em cada cem meninos ainda tem um prepúcio que não se retrai.

Até que o prepúcio se torne retrátil, ele pode inchar levemente quando o menino urinar. Você não deve tentar puxar o prepúcio para trás para limpar a área, pois forçá-lo de volta pode causar cicatrizes. É normal que esmegma, uma substância branco-amarelada, acumule-se debaixo do prepúcio, e você não precisa fazer nada por causa disso. Tratamentos para um prepúcio que fica persistentemente não retrátil incluem pomadas esteroides, mas, já que o prepúcio pode se separar somente na puberdade, muitas vezes não há necessidade de tratamento.

★ **Fimose** Um prepúcio estreito pode ocorrer se um tecido cicatricial bloquear a abertura da uretra na sua ponta. A cicatriz pode ser o resultado da retração do prepúcio com força e pode também ocorrer se houver infecções recorrentes da cabeça do pênis. A fimose faz o prepúcio inchar ao urinar e aumenta o risco de infecção, porque urina e suor ficam acumulados debaixo do prepúcio. O problema pode ser tratado com pomadas esteroides. Em alguns casos, pode ser recomendada a circuncisão.

★ **Parafimose** Se o prepúcio ficar preso na posição retraída, a cabeça do pênis incha e dificulta a volta do prepúcio à sua posição normal. Isso dói e precisa de tratamento médico urgente. Leve seu filho ao médico imediatamente. Ele será sedado e o prepúcio colocado de volta para a posição normal.

Testículos que não desceram

No útero, os testículos dos meninos desenvolvem-se dentro de seus abdomens e descem para o escroto pelo fim da gravidez. Às vezes, um ou ambos os testículos não descem antes do nascimento.

COMO É DIAGNOSTICADO?
Testículos que não desceram não causam sintomas, mas um médico perceberá que não os sente dentro do escroto. Nos exames de bebê recém-nascido e de 6 a 8 semanas, um médico examinará o escroto para verificar se os testículos estão no lugar certo. Se ele não puder senti-los no escroto, tentará senti-los na virilha ou no abdômen. Se fizer frio ou se as mãos do médico estiverem frias, os testículos simplesmente podem se retirar do escroto, pois esse reflexo está bem desenvolvido em bebês e meninos pequenos. Se o exame for repetido em outro momento, pode ser que o médico sinta os testículos no escroto. Se não conseguir senti-los, ele pedirá que você leve seu bebê de novo para outro exame quando ele tiver 3 meses, já que os testículos de muitos meninos descem para o escroto em torno dessa idade.

QUAL O TRATAMENTO?
Se um ou ambos os testículos não podem ser sentidos no exame aos 3 meses de idade, o médico encaminhará você a um especialista. Um tratamento é recomendado para prevenir problemas com a fertilidade e porque meninos com testículos que não desceram correm um risco maior de desenvolver câncer testicular. O tratamento geralmente envolve uma cirurgia para fazer os testículos descerem ao escroto.

★ DOENÇAS URINÁRIAS E GENITAIS

Hidrocele

Bebês às vezes nascem com hidrocele. Trata-se de um acúmulo de líquido dentro do escroto, o saco que envolve os testículos.

Possíveis sintomas

★ Inchaço no escroto que parece um balão cheio de líquido

★ Geralmente sem dor

QUAL A CAUSA?
Enquanto os meninos se desenvolvem no útero, os testículos se formam dentro do abdômen e depois passam por um duto para o escroto, antes do nascimento. Normalmente, esse duto se fecha depois da passagem dos testículos, mas, se ficar aberto, líquido pode acumular-se ali e causar uma hidrocele, que geralmente afeta apenas um lado do escroto. O problema pode estar associado a uma hérnia inguinal.

DEVO PROCURAR UM MÉDICO?
Muitas hidroceles melhoram com o tempo e com frequência não precisam de tratamento. Se a hidrocele de seu filho não desaparecer aos 12 meses ou ficar muito grande e causar desconforto, pode ser removida cirurgicamente. Hidroceles não têm impactos de longa duração e não afetam a fertilidade.

Problemas vulvovaginais

A inflamação das genitálias externas (vulva) e da vagina é um problema comum em meninas novas. É também conhecida como vulvovaginite.

Possíveis sintomas

★ Dor ou coceira das genitálias
★ Urinar "queima" ou "pica"
★ Corrimento vaginal

O que posso fazer?

Vista sua filha com roupas folgadas e não a deixe usar *collants*, calças ou roupas muito justas por longos períodos.

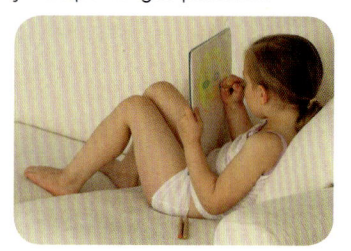

Deixe o ar entrar Faça sua filha usar bermudas folgadas de algodão. À noite, ela deve evitar usar calcinhas.

QUAL A CAUSA?
A inflamação da vulva e da vagina é muitas vezes causada por infecção bacteriana. Meninas pequenas frequentemente não se limpam bem depois de ir ao banheiro, passando o papel higiênico de trás para a frente. Como elas têm o ânus muito próximo à vulva e à vagina, bactérias de fezes em torno do ânus são facilmente levadas para a área vaginal. Antes da puberdade, as meninas têm menos estrógeno e não têm muita gordura nos lábios vaginais ou pelo púbico para proteger vulva e vagina. Assim, ficam mais propensas a uma infecção. Ocasionalmente, meninas também inserem algo na vagina, causando infecção.

A vulvovaginite pode ser desencadeada também por outros fatores, como sabonetes ou banhos de espuma ou infecção por oxiúros.

QUAL O TRATAMENTO?
A inflamação melhora se sua filha se lavar com água ou um substituto de sabonete, evitar banhos de espumas e usar roupa folgada (ver à esquerda). Contudo, se os sintomas persistirem ou forem graves, leve-a ao médico, que pode receitar uma pomada antibiótica. Usar o papel higiênico corretamente depois de ir ao banheiro ajudará a prevenir recorrências.

DICA

Para prevenir a irritação e possível infecção de vulva e vagina, lave bem a área vaginal com água corrente ou uma ducha de mão no fim do banho.

Doenças do sistema nervoso e hormonais

O sistema nervoso consiste em cérebro, medula espinhal e todos os nervos que passam pelo corpo. Doenças que afetam este sistema podem ser sérias, e os textos desta seção do livro enfatizam a importância de reconhecer os sintomas que exigem atenção médica. Por exemplo, fases de dor de cabeça são normalmente breves e muitas vezes resultam de uma tensão muscular, mas, em alguns casos, podem indicar uma doença subjacente séria, como uma inflamação dos tecidos em torno do cérebro.

Hormônios são substâncias químicas que controlam um grande número de funções corporais. Se a produção de um determinado hormônio for baixa ou alta demais ou se células não conseguirem reagir a um hormônio, os efeitos no corpo podem ser muito amplos. Por exemplo, na diabetes, ou existe um problema na produção do hormônio insulina, produzido pelo pâncreas, ou o corpo está resistente aos seus efeitos, o que significa que as células não absorvem a glicose de que precisam para a energia.

★ Dor de cabeça 184
★ Enxaqueca 185
★ Ferimento de cabeça 186
★ Convulsão febril 187
★ Diabetes 188
★ Baixa estatura 190
★ Puberdade precoce 190

★ DOENÇAS DO SISTEMA NERVOSO E HORMONAIS

Dor de cabeça

Crianças muitas vezes apresentam dor de cabeça, mas, na maioria dos casos, isso não é motivo para se preocupar. Contudo, você precisa saber quando uma dor de cabeça pode ser o sintoma de algo mais sério.

QUAIS AS CAUSAS?
Dor de cabeça pode acompanhar uma doença infecciosa, como resfriado ou sinusite, e passa quando a doença melhora. Se seu filho tiver dores de cabeça recorrentes não relacionadas a uma infecção, pode ser enxaqueca (ver página seguinte) ou dor de cabeça de tensão (cefaleia tensional), mas a dor de cabeça raramente é sintoma de um problema sério.

Dor de cabeça de tensão pode ter várias causas, inclusive estresse ou ansiedade, postura errada que causa aperto no pescoço e nos músculos da cabeça, ruído, cansaço/sono, cafeína (muitas vezes de chocolate quente ou refrigerante de cola), certos alimentos, fome e desidratação. Problemas de visão, como miopia, também podem provocar dor de cabeça, causada pelo aperto nos músculos do rosto e do couro cabeludo por sempre franzir a testa ou fazer força no rosto para enxergar.

DEVO PROCURAR UM MÉDICO?
Se seu filho tiver sintomas que indiquem uma doença séria (ver à direita), procure assistência médica imediatamente. Se ele tiver regularmente dor de cabeça, procure um médico para ter certeza de que não há uma causa subjacente e procure um oculista para um exame de vista.

QUAL A PREVISÃO?
Com tratamento, a dor de cabeça de tensão pode ser mantida a um mínimo. A dor de cabeça por problemas de visão deve desaparecer assim que eles forem tratados.

Possíveis sintomas

Dor de cabeça de tensão:

★ Sensação de pressão ou aperto, geralmente em ambos os lados da cabeça

★ Sem náusea e vômito, e a dor não piora com atividades físicas – diferentemente da enxaqueca

Os sintomas a seguir podem indicar dor de cabeça em consequência de uma doença subjacente séria:

★ Dor de cabeça que acorda a criança ou está pior de manhã cedo

★ Dor de cabeça que fica pior ao estar deitado, fazer força (por exemplo, para defecar), tossir ou espirrar

★ Febre, pescoço duro e erupção cutânea (dermatite)

★ Visão dupla

★ Mudança na personalidade ou confusão

★ Dificuldade de acordar a criança

★ Vômito persistente

O que posso fazer para ajudar?

Medicamento contra a dor alivia a maioria das dores de cabeça, mas converse antes com o pediatra. Se seu filho tiver dor de cabeça regularmente, você pode manter um diário de comidas, atividades e sintomas para ajudar a identificar o que a desencadeia e, assim, evitá-la.

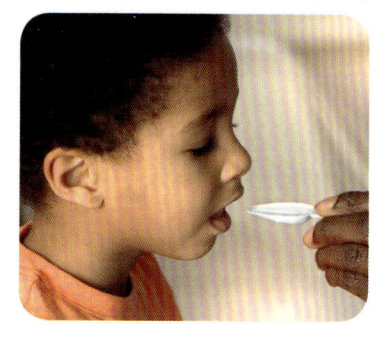

Alivie a dor Com orientação do pediatra, paracetamol ou ibuprofeno podem minimizar a dor de cabeça.

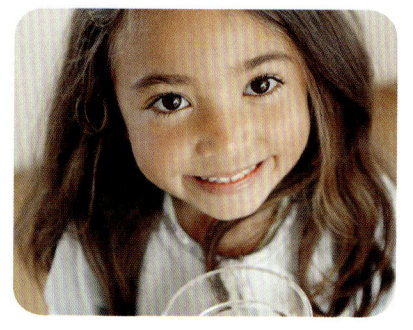

Dê muito líquido Tomar líquido suficiente e comer regularmente pode ajudar a prevenir dor de cabeça de tensão.

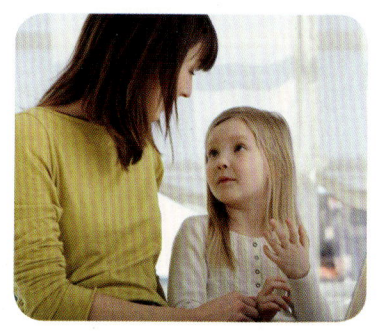

Converse sobre preocupações Incentive seu filho a lhe contar as preocupações ou os estresses que ele tiver.

Enxaqueca

Uma em cada dez crianças sofre de enxaquecas, que são um tipo de dor de cabeça recorrente. Elas podem ter um forte impacto na vida de uma criança, como causar faltas frequentes na escola.

A sua causa é desconhecida, mas entre os fatores desencadeantes estão alimentos como chocolate ou queijo, aditivos alimentares, exercícios, estresse, fortes cheiros e cansaço/sono. Os ataques de enxaqueca podem durar de 30 minutos a 48 horas. Um remédio comum para dor pode ajudar (fale com o pediatra antes); caso contrário, pode se receitar outra medicação, além de remédios para náusea ou vômito durante uma enxaqueca. Se seu filho tiver enxaquecas regulares ou severas que o impeçam de praticar suas atividades (escola, passatempos, etc.), um médico pode receitar uma medicação para prevenir ataques. Cerca de metade das crianças com enxaquecas curam-se com o início da puberdade.

Possíveis sintomas

★ Sinais de alerta (aura) antes da crise, por exemplo, ver linhas em zigue-zague ou sentir pontadas

★ Dor de cabeça latejante em um ou ambos os lados da cabeça

★ Dor aguda que pode ser intensa o suficiente para fazer a criança parar suas atividades normais

★ Náusea e/ou vômito

★ Aversão à luz e/ou a ruído

O que posso fazer para ajudar?

Você pode prevenir ataques ao evitar desencadeantes. Se houver sinais de um ataque iminente, faça seu filho se deitar e descansar para evitar o desenvolvimento da enxaqueca.

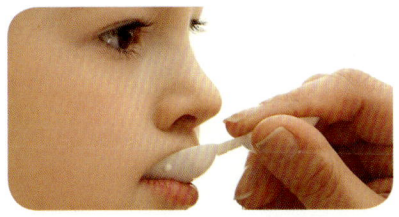

Alivie a dor Paracetamol ou ibuprofeno aliviam a dor e o desconforto de um ataque de enxaqueca. Consulte um pediatra antes de dar os medicamentos a seu filho.

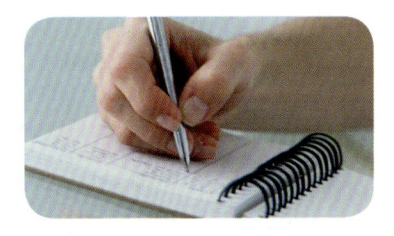

Mantenha um diário Faça um diário de comidas, atividades e sintomas para identificar desencadeantes das enxaquecas de seu filho.

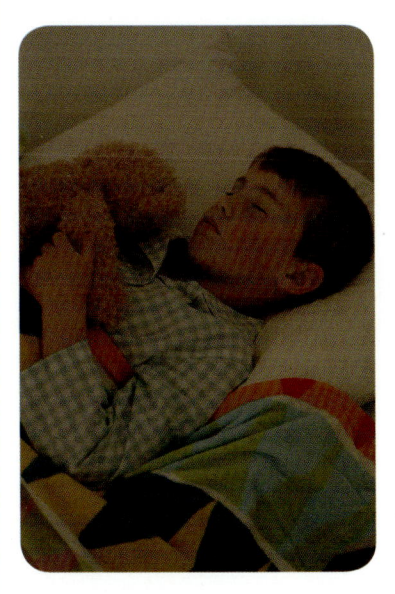

Escureça o recinto Durante uma enxaqueca, seu filho pode querer deitar em um local escuro e calmo. Dormir pode ajudar.

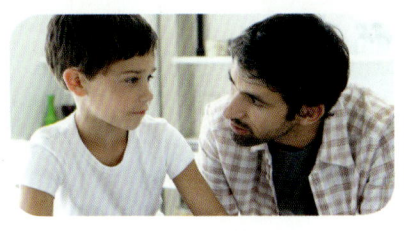

Converse sobre preocupações Conversar com seu filho e/ou com seus professores alivia o estresse e evita enxaquecas.

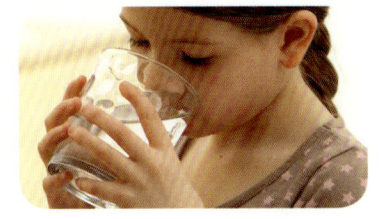

Dê muito líquido Tomar líquido suficiente e comer de forma regular e saudável são hábitos que ajudam a prevenir enxaquecas.

DOENÇAS DO SISTEMA NERVOSO E HORMONAIS

Ferimento de cabeça

Levar batidas e pancadas na cabeça é extremamente comum em crianças, que são muito ativas e podem ter pouco medo ou pouca noção do perigo. Embora a maioria dos ferimentos de cabeça seja amena, esteja ciente dos sinais que indicam algo mais sério.

QUAIS AS CAUSAS?
Há muitas situações em que crianças podem levar um ferimento na cabeça: ao cair do berço ou da cama, ao tropeçar em uma escada ou até mesmo brincando em um parquinho.

DEVO PROCURAR UM MÉDICO?
Felizmente, o cérebro está muito bem protegido dentro dos ossos do crânio. Assim, a maioria dos ferimentos de cabeça é amena e não precisa de tratamento, mas, se estiver preocupado, procure orientação médica. Um ferimento mais severo pode causar hemorragia dentro do crânio, gerando danos cerebrais. Chame uma ambulância ou leve seu filho ao pronto-socorro mais próximo se houver qualquer sinal de perigo que indique um ferimento de cabeça potencialmente grave (ver à direita). Se ele for ao hospital, poderá ser feito um exame de imagem, e o tratamento dependerá do tipo de ferimento encontrado.

Possíveis sintomas

Ferimentos de cabeça menores:
★ Equimose na cabeça
★ Inchaço ou caroço na cabeça, que pode estar macio
★ Náusea
★ Dor de cabeça, geralmente amena
★ Tontura, geralmente amena

Sinais de perigo de um ferimento de cabeça potencialmente grave:
★ Vômito por duas ou mais vezes
★ Dor de cabeça forte ou que dura mais de seis horas depois de se machucar
★ Perda de consciência, por um período curto ou mais longo (uma criança que chora imediatamente depois de bater a cabeça não perdeu a consciência)
★ Sonolência anormal ou que persiste horas depois de se machucar
★ Forte tontura
★ Pupilas de tamanho desigual
★ Líquido cor de sangue ou amarelado/cor de palha vindo de nariz ou ouvidos
★ Confusão ou dificuldades de memória
★ Visão borrada ou dupla
★ Fala arrastada
★ Mudanças na audição
★ Convulsão

O que posso fazer para ajudar?

Chame uma ambulância se suspeitar de que se trata de um caso grave (ver à direita). Se for um ferimento pequeno, deixe seu filho descansar, mas o monitore nas 48 horas seguintes.

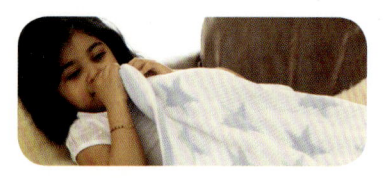

Incentive o descanso Seu filho pode estar cansado do choro ou do estresse.

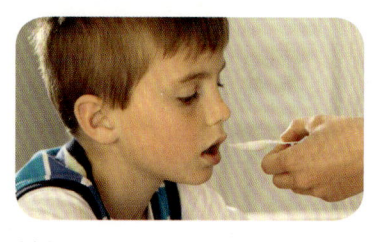

Alivie a dor Com orientação médica, paracetamol ou ibuprofeno trazem alívio.

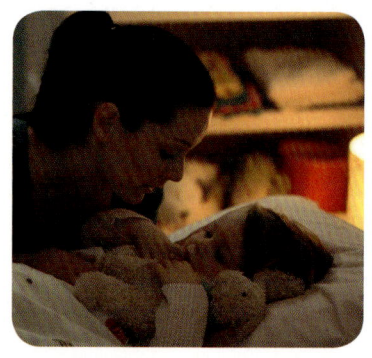

Fique vigiando Acorde seu filho aproximadamente uma hora depois que adormeceu e a intervalos durante a noite. Se ele ficar crescentemente apático e mais difícil de ser acordado ou se desenvolver algum dos sinais de perigo (ver à direita), leve-o ao hospital ou chame uma ambulância.

HÁ ALGUMA PREVENÇÃO?
Muitos ferimentos de cabeça ocorrem como acidentes ao brincar normalmente, mas você pode ajudar a preveni-los ao seguir importantes precauções de segurança. Seu filho deve usar um capacete bem ajustado sempre que andar de bicicleta. Você deve também tornar sua casa segura para crianças, por exemplo, ao instalar portões no alto e no pé de escadas e redes de proteção nas janelas. Permita a seu filho somente o uso de balanços, escorregadores e outros brinquedos apropriados para a faixa etária dele.

Convulsão febril

Convulsões febris são acessos que às vezes ocorrem em crianças que têm febre alta decorrente de uma infecção. Na maioria dos casos, afetam crianças entre 6 meses e 6 anos e ocorrem com frequência durante o primeiro dia da doença.

QUAIS AS CAUSAS?
A causa de convulsões febris não é clara. Embora ocorram durante uma febre alta, podem não ser causadas pela febre, já que manter a temperatura da criança baixa não as previne. Podem ter histórico familiar, portanto, se pai ou mãe tiveram convulsões febris quando pequenos, é provável que o filho também as tenha. Convulsão febril não é o mesmo que epilepsia, na qual crises/acessos recorrentes ocorrem sem febre, e ter convulsões febris tampouco significa que seu filho desenvolverá epilepsia.

Na maioria dos casos, convulsões febris duram menos de quinze minutos e não se repetem durante a infecção da criança. Se uma crise durar mais de quinze minutos e se voltar várias vezes durante uma infecção, isso pode indicar uma doença mais séria.

DEVO PROCURAR UM MÉDICO?
Se a crise durar menos de cinco minutos e seu filho se recuperar plenamente em alguns minutos, não há necessidade de tratamento para a convulsão. Contudo, é necessário tratar a infecção que está causando a febre, por isso procure orientação médica.

Chame uma ambulância ou leve seu filho ao pronto-socorro mais próximo se for a primeira vez que ele tiver esse tipo de crise, se ela durar mais de cinco minutos ou se você estiver preocupado que seu filho não esteja se recuperando normalmente depois do acesso.

No hospital, se seu filho ainda estiver com a crise, um medicamento poderá ser dado para interrompê-la. Crianças com uma primeira convulsão febril são muitas vezes examinadas por um pediatra que pode explicar aos pais detalhes do problema e o que fazer quando ele ocorrer. Às vezes, os pais podem levar um medicamento contra crises/acessos para usá-lo em casa se seu filho tiver uma crise que dure mais de cinco minutos. Nos casos em que crises duram mais de cinco minutos, a causa da doença da criança será examinada. A investigação pode incluir exames de sangue e de urina para procurar a fonte da infecção e um eletroencefalograma (EEG) que verifica as atividades cerebrais. O tratamento dependerá do resultado.

QUAL A PREVISÃO?
Das crianças que já tiveram convulsão febril, cerca de um terço terá outra decorrente de alguma doença que cause febre no futuro.

Possíveis sintomas:
★ Enrijecimento do corpo
★ Perda de consciência
★ Espasmos em braços e pernas
★ Urinar e/ou defecar
★ Espuma na boca
★ Morder a língua
★ Depois da crise, sonolência; a criança pode dormir por cerca de uma hora

A recorrência é mais provável se a primeira convulsão febril ocorrer com menos de 18 meses, for prolongada ou se houver histórico familiar de convulsões febris ou de epilepsia. Somente uma em cada dez crianças que teve uma convulsão febril terá três ou mais no futuro. Convulsões febris não causam nenhum dano sério à criança, e o risco de complicações de longa duração é muito baixo. Uma minoria desenvolve epilepsia.

O que posso fazer para ajudar?
Enquanto seu filho estiver com uma crise, não tente segurá-lo ou parar os movimentos e não tente colocar algo em sua boca. Você pode tomar medidas para abaixar a febre, mas não é comprovado que isso previna convulsões febris.

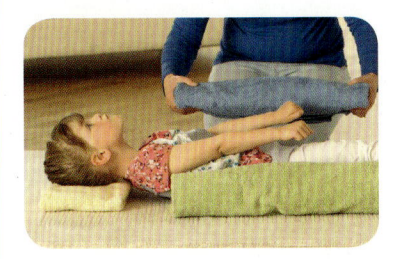

1 Fique com seu filho. Tire da área objetos que poderiam machucá-lo. O mais seguro pode ser deitá-lo no chão com almofadas nos dois lados.

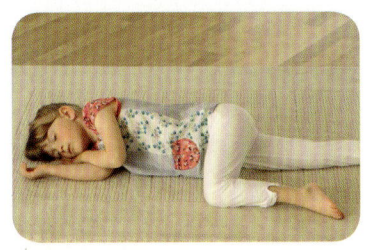

2 Após a crise, coloque seu filho na posição de recuperação (ver p. 212) para prevenir asfixia enquanto ele estiver inconsciente.

★ DOENÇAS DO SISTEMA NERVOSO E HORMONAIS

Diabetes

Na diabetes tipo 1, a taxa de açúcar (glicose) no sangue é muito alta por um problema de autoimunidade, no qual o corpo ataca seus próprios tecidos. Crianças geralmente têm diabetes tipo 1, mas o tipo 2, relacionado à obesidade, está aumentando.

Possíveis sintomas

★ Sede constante
★ Urinar muito frequentemente
★ Cansaço/sono
★ Perda de peso (embora o apetite possa aumentar)

QUAIS AS CAUSAS?
Quando comemos, a glicose é liberada na corrente sanguínea e usada pelas células do corpo para produzir energia. Na diabetes, as células no pâncreas são destruídas e param de produzir o hormônio insulina, necessário para que as células do corpo usem e armazenem glicose. Na diabetes tipo 2, o pâncreas ainda produz insulina, mas ou não consegue produzir o suficiente ou a insulina produzida não funciona bem. A consequência de ambos os tipos de diabetes é a mesma: já que as células não podem absorver glicose, não podem produzir energia e há um acúmulo de glicose no sangue. Este é excretado em volumes frequentes e grandes de urina, deixando seu filho com muita sede. A causa da diabetes tipo 1 ainda não é conhecida, embora haja provavelmente um fator genético, entre outros, por exemplo, infecções virais. A diabetes tipo 2 está relacionada a estilos de vida, como uma dieta inadequada e falta de exercícios, o que leva à obesidade.

DEVO PROCURAR UM MÉDICO?
Se você estiver preocupado que seu filho tenha diabetes, procure a orientação de um médico, que pode testar os níveis de glicose no sangue. Se seu filho for diagnosticado com diabetes, ele poderá ser internado em um hospital por alguns dias, para que o problema e seu tratamento possam ser explicados. Um hospital tem geralmente sua própria equipe para tratar diabetes pediátrica, que consiste em um pediatra que pode ter um conhecimento particular em diabetes, uma enfermeira especializada, um nutricionista e muitas vezes um psicólogo infantil. O diagnóstico de diabetes terá um impacto significativo sobre a vida de seu filho e também sobre toda a família.

QUAL O TRATAMENTO?
A diabetes tipo 1 é tratada com injeções de insulina, com o objetivo de manter os níveis de açúcar no sangue o mais normal possível. Há diferentes tipos de insulinas: insulinas de efeito breve precisam ser dadas frequentemente durante o dia (por exemplo, três ou quatro vezes ao dia), enquanto insulinas de ação prolongada podem ser necessárias somente uma vez por dia. A quantidade de insulina necessária mudará de acordo com vários fatores: o que seu filho come, se ele está bem ou não (por exemplo, com resfriado) e quanto exercício ele está fazendo. Se o nível de açúcar no sangue aumentar demais, seu filho pode passar mal. Se o açúcar no sangue ficar baixo demais, pode causar sintomas como tremedeira, suor e tontura, que, se não forem tratados, podem colocar a vida em risco. Níveis altos de açúcar no sangue são tratados com insulina; níveis baixos são tratados com glicose, ao comer algo com açúcar ou tomar um medicamento.

A diabetes tipo 2 é controlada com uma dieta saudável, exercícios regulares e eventualmente com medicação oral.

QUAL A PREVISÃO?
A diabetes tipo 1 é uma doença para toda a vida que é controlada com insulina. A diabetes tipo 2 pode melhorar com a redução do peso. Manter os níveis de glicose no sangue o mais normal possível previne complicações de longa duração que podem afetar órgãos, como os rins ou os olhos, ou o sistema nervoso.

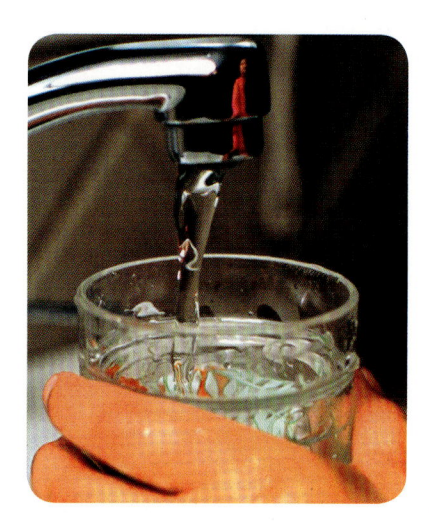

Sentir sede Um sintoma comum de diabetes é a sede aumentada, que faz com que seu filho queira beber água constantemente.

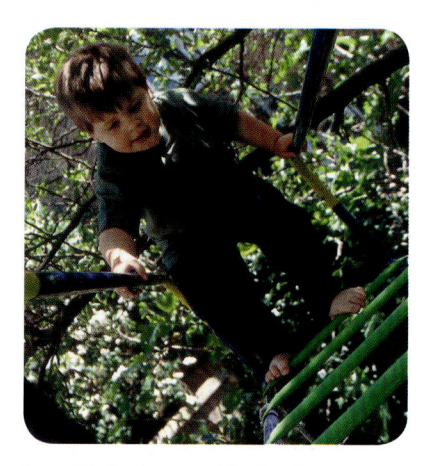

Importância dos exercícios Seguir uma dieta saudável e praticar exercícios são hábitos saudáveis que reduzem o risco da diabetes tipo 2.

O que posso fazer para ajudar?

Se seu filho for diagnosticado com diabetes, você – ou ele (de acordo com a idade) – precisará tirar uma amostra de sangue dele, o que pode ser feito com um medidor automático, testando os níveis de açúcar em intervalos variados durante o dia. Informe a escola ou a creche de seu filho, já que ele poderá tomar injeções enquanto estiver no local e precisará de permissão para fazer lanches ou refeições durante as aulas. Qualquer pessoa que cuidar de seu filho – avós, babás, pais de amigos – deve ser informada.

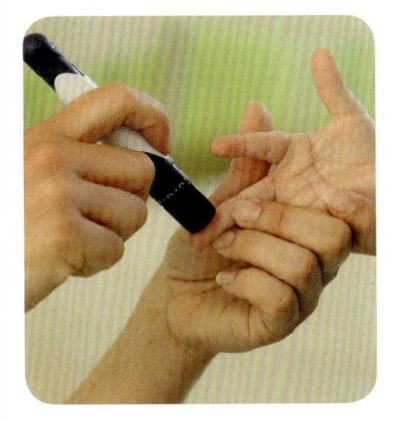

1 Para tirar uma amostra de sangue, pique o lado de um dedo de seu filho e aperte o dedo gentilmente até aparecer uma gota de sangue.

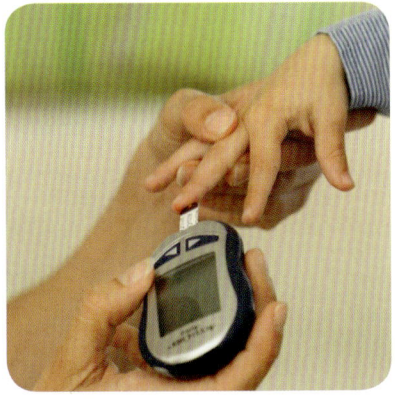

2 Insira um papel de teste no medidor e segure o dedo de seu filho para que o sangue seja coletado. O nível de açúcar no sangue aparece na tela.

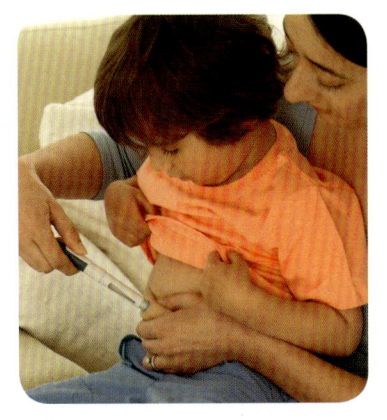

3 Injete a insulina usando uma seringa de insulina – você será orientado sobre a quantidade, de acordo com o resultado do teste.

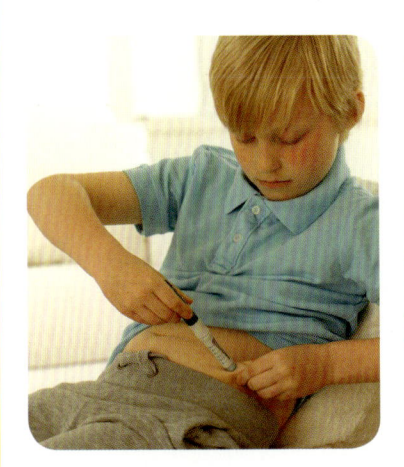

Aplicar a injeção sozinha Uma criança mais velha pode fazer seu teste sozinha e depois aplicar a injeção, embora ainda precise ser supervisionada.

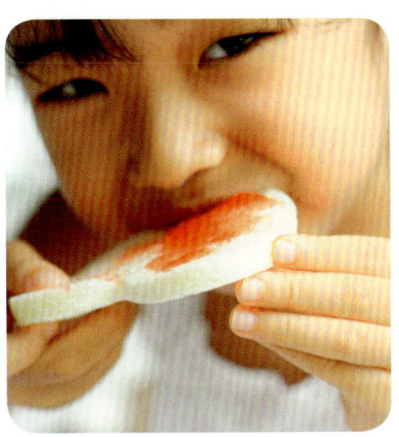

Aumentar os níveis de glicose Se seu filho tiver sintomas de açúcar baixo no sangue (suor, tremedeira ou tontura), ele deve comer imediatamente algo doce.

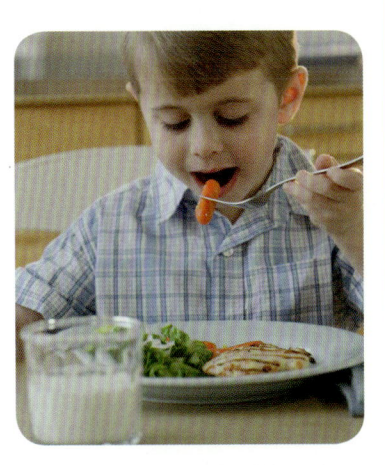

Forneça uma dieta saudável Uma criança com diabetes precisa de uma dieta saudável de carboidratos, gorduras e proteínas, com muitas frutas, verduras e líquidos.

★ DOENÇAS DO SISTEMA NERVOSO E HORMONAIS

Baixa estatura

A expressão "baixa estatura" descreve uma criança que é menor do que a média, levando em conta idade, gênero e etnia. Não é uma doença e pode nem mesmo ser o sintoma de uma doença.

DICA
Pode-se obter uma estimativa da altura de seu filho somando os tamanhos de pai e mãe, adicionando 13 cm para meninos e subtraindo 13 cm para meninas. Depois, divida o resultado por 2.

QUAIS AS CAUSAS?
No mundo em desenvolvimento, a causa mais comum de baixa estatura é a subnutrição. Em países desenvolvidos, a baixa estatura frequentemente tem histórico familiar: pai e mãe baixos provavelmente terão filhos mais baixos do que a média. Essas crianças estão crescendo em um ritmo apropriado e entrarão na puberdade na idade certa. A baixa estatura pode também ser causada por uma doença de longa duração, por exemplo, doença inflamatória do intestino; doenças hormonais, como deficiência de hormônios de crescimento, mas é raro; ou problemas genéticos, por exemplo, a síndrome de Down. Algumas crianças têm a princípio baixa estatura, mas crescem rapidamente durante a puberdade (crescimento retardado constitucional).

DEVO PROCURAR UM MÉDICO?
Se você estiver preocupado com o tamanho de seu filho, consulte um médico. Seu tamanho e peso podem ser medidos ao longo de certo tempo. Exames de sangue e raio X podem ser realizados para avaliar sua idade óssea e tentar encontrar uma causa para a baixa estatura. Existe tratamento se alguma causa for encontrada.

O QUE POSSO FAZER?
A baixa estatura pode causar problemas de autoconfiança e levar ao *bullying*. Por isso, encoraje seu filho a conversar sobre qualquer problema que possa estar acontecendo.

Puberdade precoce

Durante a puberdade, várias mudanças físicas e emocionais ocorrem enquanto o corpo se torna capaz de reprodução. Na puberdade precoce, essas mudanças ocorrem anormalmente cedo.

Possíveis sintomas

★ Desenvolvimento de pelo púbico
★ Desenvolvimento de pelo nas axilas
★ Pico de crescimento
★ Odor corporal ou acne
★ Aumento dos testículos e do pênis em meninos
★ Desenvolvimento de mamas em meninas

QUAIS AS CAUSAS?
Hormônios no cérebro estimulam os ovários de meninas e os testículos de meninos a produzirem estrógeno e testosterona. Esses hormônios causam as mudanças físicas que ocorrem na puberdade, como o crescimento de pelos púbicos e nas axilas. A idade média para o início da puberdade de uma menina é em torno de 10 a 11 anos, e os primeiros sinais são geralmente mudanças nas mamas. A média para o início da puberdade de um menino é de 12 a 13 anos, com os testículos crescendo em tamanho. Essas idades são aproximadas para etnias europeias, já que crianças de etnias diferentes podem iniciar sua puberdade em outras faixas etárias. Por exemplo, meninas afrodescendentes entram na puberdade mais cedo do que meninas caucasianas. Em muitos casos, a causa da puberdade precoce é desconhecida, mas pode decorrer de uma desordem que afeta a produção hormonal. Se seu filho for obeso, ele pode entrar na puberdade antes da idade média.

DEVO PROCURAR UM MÉDICO?
Se sua filha tiver menos de 8 anos ou seu filho menos de 9 anos e apresentar sinais de puberdade (ver "Possíveis sintomas", à direita), procure um médico. Em algumas crianças surgem pelo púbico e há meninas que desenvolvem mamas sem quaisquer outros sinais de puberdade precoce, não precisando de tratamento. Se for encontrada uma causa para a doença, ela pode ser tratada. Fora isso, um tratamento só é realizado geralmente quando se julga que a puberdade que começou cedo causará problemas mais tarde na vida – por exemplo, se for previsível que, por causa dela, a criança ficará baixa. O tratamento envolve medicação para bloquear os hormônios.

Problemas de desenvolvimento e comportamentais

As situações abordadas nesta seção incluem pequenos problemas comportamentais, por exemplo, dificuldades para adormecer; hábitos, como roer as unhas; e ansiedades e medos comuns, como ansiedade de separação. Estes muitas vezes reagem a medidas tomadas em casa, e muitas crianças deixam de ter essas questões ao crescer. Outro problema é não alcançar os estados esperados do desenvolvimento da fala, e nesse caso os pais precisam estar conscientes do momento em que pode ser aconselhável procurar orientação médica. Da mesma forma, a gagueira (disfemia) pode ser parte normal da conquista da fala, mas, se ela persistir, pode precisar de tratamento. Tiques nervosos são contrações musculares involuntárias que geralmente não precisam de tratamento em crianças pequenas, já que muitas vezes desaparecem com o tempo. Crianças com dispraxia (problemas de coordenar movimentos) e dislexia (dificuldades de ler e escrever) frequentemente são bastante beneficiadas com ajuda profissional. Os dois últimos problemas que serão discutidos aqui – TDAH e transtorno do espectro autista – afetam muitos aspectos de desenvolvimento e comportamento. Vários tipos de terapia e às vezes medicação podem ajudar.

★ Problemas de sono 192
★ Maus hábitos 194
★ Ansiedade e medos 195
★ Retardo da fala 196
★ Gagueira (disfemia) 197
★ Tiques nervosos 197
★ Dispraxia 198
★ Defecação imprópria 198
★ Dislexia 199
★ TDAH 200
★ Transtorno do espectro autista 202

★ PROBLEMAS DE DESENVOLVIMENTO E COMPORTAMENTAIS

Problemas de sono

Crianças de até 6 anos são mais propensas a terem problemas para dormir, embora crianças mais velhas possam tê-los também. Geralmente, esses problemas não são sérios, sendo a maioria temporária.

QUAIS OS TIPOS?
O problema de sono mais comum em crianças pequenas, e o que os pais mais precisam se esforçar para enfrentar, é não dormir. O problema pode ser não adormecer ou acordar durante a noite ou muito cedo. Em crianças mais velhas, os problemas principais são pesadelos, terror noturno e, menos comumente, sonambulismo.

★ **Não dormir** Os pais de bebês recém-nascidos sabem que eles acordam regularmente durante a noite, mas esperam que isso se resolva logo e que seu filho comece a dormir em um padrão mais regular – o que geralmente ocorre quando a criança tem 2 anos. Depois dessa idade, qualquer um dos seguintes sintomas pode ser considerado um problema de sono:

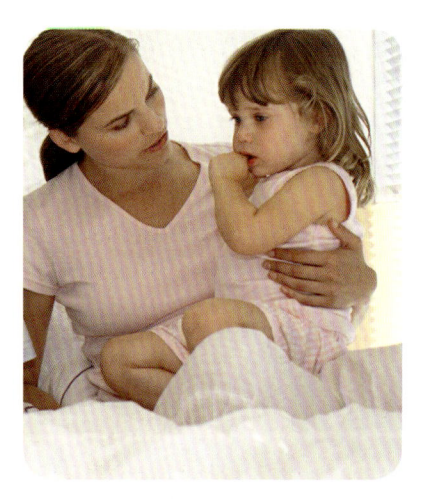

Sentir medo Seu filho pode acordar com medo se tiver tido um pesadelo. Deixe que ele lhe conte o que foi, se ele quiser, e tranquilize-o dizendo que não há nada de que ter medo.

★ Levar mais de trinta minutos para dormir
★ Não se deitar sem um dos pais ao lado ou dormir somente na cama dos pais
★ Acordar três ou quatro vezes por noite
★ Ficar acordado por mais de vinte minutos cada vez que desperta à noite
★ Crianças com dificuldade de adormecer ou de permanecer dormindo podem também ter acessos de fúria ao deitar-se

Se seu filho normalmente dorme bem durante a noite, mas não na fase de dentição ou quando não está se sentindo bem, isso não é um problema de sono.

Você pode ajudá-lo a desenvolver uma rotina melhor de sono de diferentes formas (ver quadro na página seguinte). Se os problemas continuarem, converse com um médico ou profissional de saúde, que poderá orientá-lo ou encaminhá-lo a um especialista ou a uma clínica de sono infantil.

★ **Pesadelos** A maioria das crianças (e adultos) tem ocasionalmente pesadelos – sonhos assustadoramente vívidos, dos quais podem acordar angustiados. Geralmente não há necessidade de tratamento, mas esses sonhos podem ser sinal de ansiedade ou estresse. Portanto, verifique se seu filho está preocupado com alguma coisa.

★ **Terror noturno** Uma criança com terror noturno grita como se estivesse aterrorizada, cerca de uma hora depois de ir dormir. Embora os olhos da criança possam estar abertos, ela não está acordada, mesmo se ficar sentada ou se levantar. A criança parece não reconhecer seus pais ou cuidadores e geralmente não pode ser consolada. Se for despertada, pode ficar confusa.

Ver essa situação pode ser aflitivo, mas pouco se pode fazer, a não ser ficar com seu filho. Não é preciso acordá-lo. Depois de

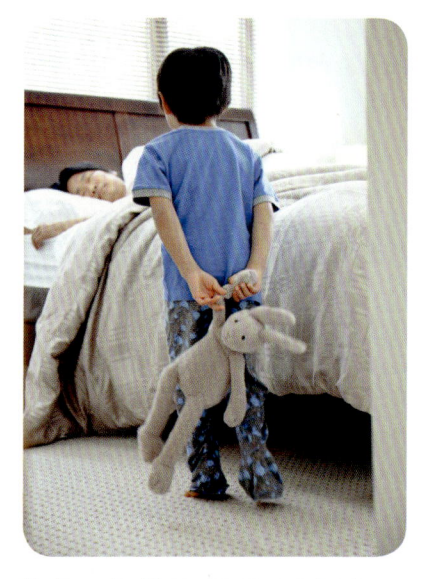

Madrugador Muitas crianças acordam bem cedo e não voltam a dormir, querendo, em vez disso, que você brinque com elas.

cerca de vinte minutos, o terror passará e ele voltará a dormir. De manhã, não lembrará nada. Terrores noturnos são mais comuns em crianças de 4 a 12 anos e tendem a desaparecer com o tempo.

★ **Sonambulismo** Uma criança sonâmbula sai da cama ainda dormindo profundamente e perambula ou faz mais que isso: veste-se e vai ao banheiro. Embora os olhos da criança estejam abertos, ela não está acordada. O sonambulismo pode ocorrer em qualquer idade e pode ser mais frequente se ela estiver cansada, estressada ou angustiada.

Com o tempo, a criança pode deixar de ter sonambulismo, mas, até que isso ocorra, cuide de sua segurança quando estiver sonâmbula. Isso inclui assegurar que portas e janelas estejam trancadas à noite e que haja um portão no topo de toda escada. Se você encontrar seu filho sonâmbulo, não o acorde, mas gentilmente leve-o de volta para a cama.

PROBLEMAS DE SONO ★

O que posso fazer para ajudar?

Estabeleça um horário regular para a rotina de ir para a cama. Você pode também experimentar técnicas comportamentais de treinamento para dormir que podem dar bons resultados. Peça o conselho de um médico ou de outro profissional de saúde sobre essas técnicas.

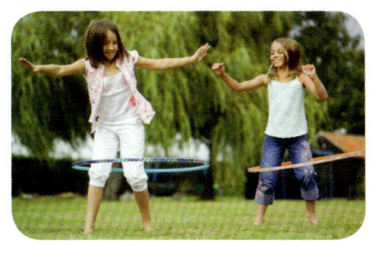

Estimule exercícios Faça seu filho praticar exercícios durante o dia – ao ar livre, se possível –, para que ele esteja fisicamente cansado à noite.

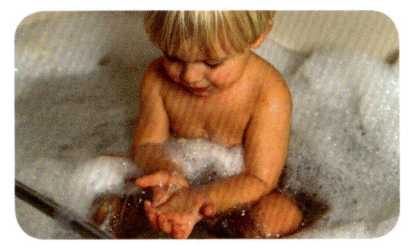

Dê um banho relaxante Um banho calmo e relaxante antes de dormir deverá ajudá-lo a ficar mais tranquilo e pegar no sono com maior facilidade.

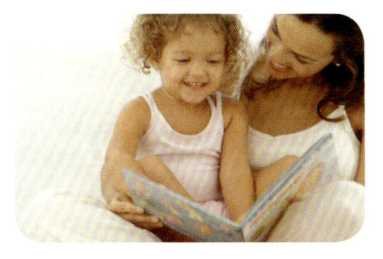

Leia uma história de ninar Esse hábito deixará seu filho consciente de que chegou a hora de ficar mais quieto. Evite brincadeiras e jogos agitados antes de dormir.

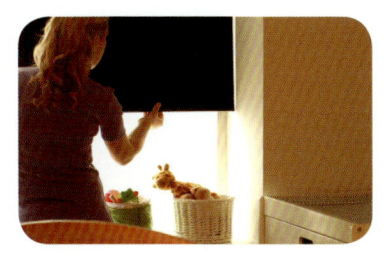

Escureça o ambiente Se seu filho for um madrugador, persianas ou cortinas *blackout* podem ajudar a prevenir que ele seja acordado pela luz do dia.

Converse sobre ansiedades A criança pode estar preocupada com algo. Converse com seu filho para ver se existe alguma coisa preocupando-o; você pode também falar com seus professores.

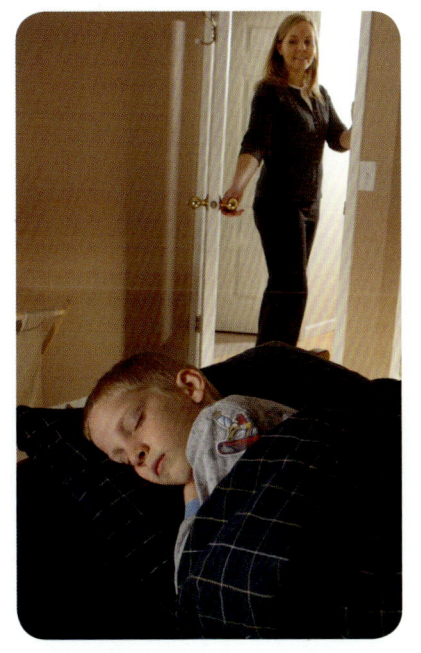

Saia gradualmente Essa técnica pode ser usada quando crianças querem dormir somente com os pais ao lado. Comece na sua posição normal no primeiro dia, depois, a cada noite, afaste-se gradualmente enquanto seu filho adormece.

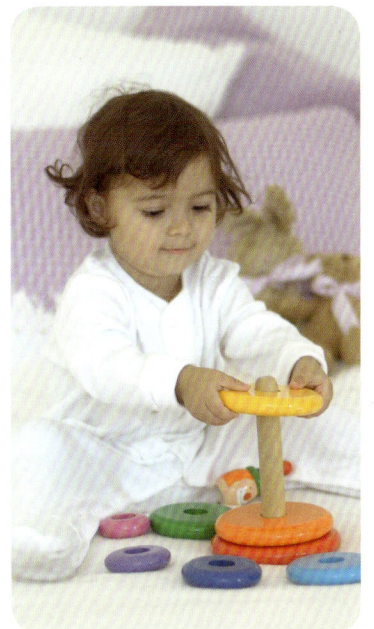

Deixe alguns brinquedos Se seu filho costuma acordar cedo, coloque alguns brinquedos em seu berço ou cama (verifique se são seguros) para ele brincar calmamente até chegar a hora de levantar.

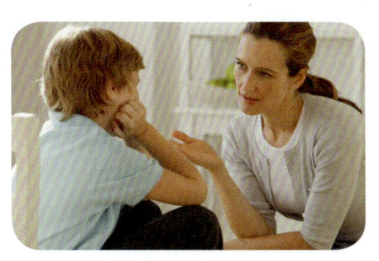

★ PROBLEMAS DE DESENVOLVIMENTO E COMPORTAMENTAIS

Maus hábitos

Hábitos repetitivos são comuns em crianças e podem ser uma maneira de aliviar ansiedade ou tédio, ou podem ocorrer se uma criança estiver irritada ou frustrada.

QUAIS OS TIPOS?
Comportamentos repetitivos podem assumir formas muito diferentes. A seguir, são abordados alguns dos maus hábitos mais comuns.

★ **Bater a cabeça** Isso é comum e geralmente ocorre entre 6 meses e 4 anos. A criança bate sua cabeça repetidamente contra o colchão ou o lado de seu berço ou cama. Uma em cada cinco crianças bate sua cabeça em algum momento. Embora ver isso possa ser uma grande aflição, bebês e crianças não causarão danos a si mesmas ao bater a cabeça – se sentirem dor, vão parar. Em vez disso, pensa-se que crianças batam a cabeça como uma maneira de relaxar ou se tranquilizar. Muitas vezes o fazem antes de dormir ou se estiverem com dor, por exemplo, na dentição. Bater a cabeça pode estar associado a outros problemas de desenvolvimento, mas não é preocupante se for o único sintoma e se, de resto, seu filho estiver feliz, parecer sadio e estiver se desenvolvendo apropriadamente. Uma rotina calma ao ir dormir pode ajudar. Fique tranquilo e saiba que ele perderá esse hábito com o tempo.

★ **Ataques de perda de fôlego**
Aproximadamente três em cada cem crianças passam por ataques de perder o fôlego, ou seja, depois de chorar, seguram a respiração. Uma criança afetada pode ficar vermelha ou azul e pode perder a consciência por um breve período. A causa desses ataques é desconhecida, mas eles podem ser provocados por ira ou dor, por exemplo, se uma criança cair e se machucar, ou podem ocorrer depois de um susto. A tendência de ter esses ataques vem do histórico familiar.

Se seu filho prender o fôlego, tente ficar calmo: lembre-se de que ele voltará a respirar de novo sozinho. Você pode conseguir identificar quando um ataque está prestes a ocorrer e tomar medidas para preveni-lo. Por exemplo, se ele tiver ataques quando está frustrado e se você puder antecipar isso e distraí-lo mudando de atividades, você poderá conseguir evitar um ataque.

Geralmente, esses ataques melhoram sozinhos; porém, se os de seu filho forem mais frequentes ou se houver espasmos durante um período de inconsciência, procure um médico.

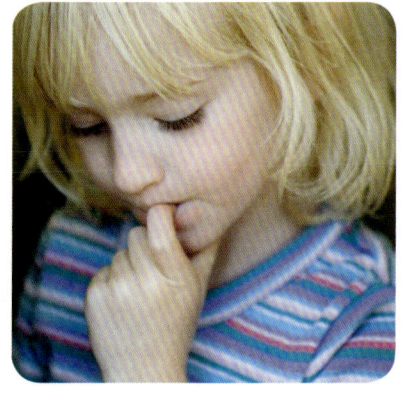

Roer as unhas Uma criança pode roer suas unhas como uma maneira de lidar com a ansiedade. Pode ser um hábito difícil de mudar.

★ **Arrancar cabelos** Crianças com esse hábito geralmente torcem e arrancam cabelos da cabeça, embora em casos mais graves possam arrancar também cílios e sobrancelhas. Se isso começar antes dos 5 anos, costuma ser ameno e melhora sozinho dentro de alguns meses. Pode levar a placas de calvície, mas elas desaparecerão quando o comportamento parar. Pensa-se que esse comportamento ocorre como uma maneira de relaxar ou se tranquilizar, podendo iniciar, por exemplo, com o estresse de começar em uma nova escola. Não recrimine seu filho por arrancar cabelos, simplesmente ignore o fato e tente mantê-lo calmo, introduzindo uma hora relaxante antes da rotina de dormir. Arrancar cabelos pode estar associado a chupar o dedo. Se for o caso, parar de chupar o dedo pode interromper também o processo de arrancar cabelos.

O que posso fazer?

Geralmente, uma criança que fica batendo sua cabeça não se machuca, mas, se você estiver preocupado, pode colocar almofadas em torno do berço ou da cama para protegê-la.

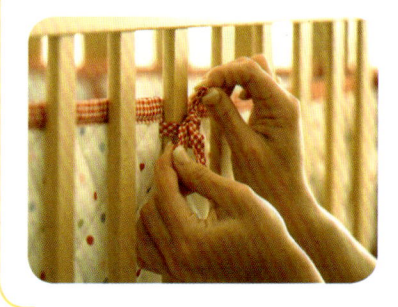

Acolchoamento macio Você pode forrar com um acolchoado o berço ou a cama se seu filho tiver o hábito de bater a cabeça, mas assegure que o forro esteja bem preso para que seu filho não fique preso nele.

Procure um médico se a situação estiver grave ou se não parar dentro de alguns meses.

★ **Roer as unhas** Crianças e também adultos geralmente roem as unhas para aliviar estresse ou tédio. Isso inclui tanto as unhas quanto as cutículas, e os dedos podem ficar machucados e propensos a alguma infecção. Tente interromper o hábito, mas não chame a atenção para ele, recriminando seu filho. Em vez disso, elogie-o quando não roer as unhas. Procure identificar qualquer fator desencadeante para o hábito – por exemplo, ele rói as unhas somente quando está ansioso? Se for assim, descobrir outras maneiras de aliviar a ansiedade pode ajudá-lo a parar de roer as unhas. Algumas crianças não estão realmente conscientes de que estão roendo as unhas; nesse caso, pode funcionar usar um esmalte com sabor amargo. Se você acha que seu filho está com os dedos infeccionados, procure um médico.

★ **Chupar o dedo** Muitos bebês e crianças pequenas chupam o dedo para se confortar. Isso não é prejudicial, desde que pare antes de perder os dentes de bebê. Se continuar, pode chegar a deformar a posição dos dentes na idade adulta. Se seu filho não tiver parado sozinho na idade de perder os dentes de leite, você pode experimentar um sistema de recompensa, como um quadro de incentivo. Algumas crianças podem chupar o dedo quase sem perceber, por isso colocar um curativo no dedo pode lembrá-las.

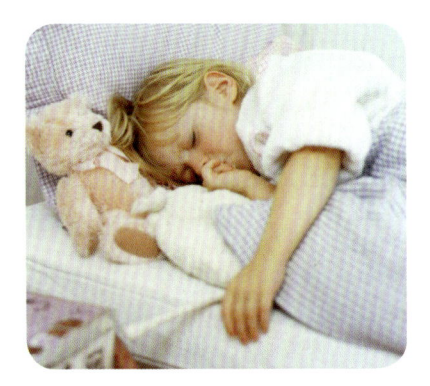

Chupar o dedo Frequentemente, crianças pequenas se sentem confortadas ao chupar o dedo quando estão adormecendo.

Ansiedade e medos

É normal que crianças tenham ansiedade e medos. Eles só se tornam um problema quando têm grande impacto na vida de seu filho, por exemplo, quando preocupações com a escola o levam a não querer ir.

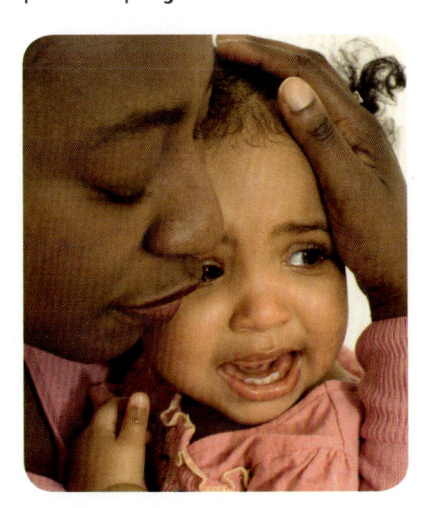

Criança assustada Conforte seu filho e fale com ele calmamente para tranquilizá-lo quando ele tiver medo de algo.

QUAIS AS CAUSAS?
Ansiedade de separação é comum em bebês e crianças pequenas que ficam estressadas quando seus pais ou cuidadores as deixam, porque têm medo de que não voltem. Entre outros medos comuns em crianças está ter medo do escuro, do trovão ou de alguma outra coisa ou situação específica. Na maioria das crianças, isso melhora com os anos.

O QUE POSSO FAZER?
Se você tiver de deixá-la (para ir trabalhar fora, por exemplo), fale que você voltará, depois diga tchau e vá. Lembre-se de que é improvável que ela chore por mais de poucos minutos. Seja coerente: se você disser quando estará de volta, esforce-se para estar realmente de volta assim como disse.

Jamais diminua ou desconsidere os medos de uma criança. Pelo contrário, leve-os a sério e procure ajudá-la a lidar com eles. O simples fato

Possíveis sintomas

★ Ficar carente de carinho e atenção
★ Dificuldades para adormecer
★ Dor de barriga
★ Enjoo
★ Ficar suado ou frio
★ Respiração ou ritmo do pulso rápido
★ Querer evitar a causa da ansiedade

de reconhecer o medo e conversar sobre ele já pode ajudar. Seu filho não deve necessariamente evitar os desencadeantes de certo medo, porque isso pode reforçá-lo. Por exemplo, se ele tiver medo de gatos, não evite todos os animais, mas o apoie em suas experiências com eles. Em alguns casos, ele pode ainda não estar preparado para lidar com a situação temida, portanto não o force.

QUAL A PREVISÃO?
Com o passar dos anos, a maioria das crianças perde suas ansiedades e medos. Contudo, se eles não desaparecerem, se afastarem seu filho de atividades normais ou se você ficar preocupado por causa disso, procure um médico.

★ PROBLEMAS DE DESENVOLVIMENTO E COMPORTAMENTAIS

Retardo da fala

O problema pode ocorrer porque uma criança é fisicamente incapaz de produzir palavras ou porque não pode entender ou processar a fala, não atendendo às habilidades esperadas para a sua idade.

QUAIS AS CAUSAS?
O retardo da fala pode ser causado por um problema físico que afeta a boca ou o palato, ou por audição reduzida (comumente devido à otite média secretora). Pode também ocorrer porque os pais da criança não falam suficientemente em torno dela ou eventualmente porque uma criança está sendo criada em uma situação bilíngue. Uma criança que não se comunica – nem de modo não verbal, como fazendo sinais ou levando você pela mão para mostrar o que quer – pode ter um transtorno do espectro autista.

DEVO PROCURAR UM MÉDICO?
Os sintomas elencados (ver à direita) são apenas algumas indicações de um possível retardo da fala. Se você tiver quaisquer preocupações acerca do desenvolvimento da fala de seu filho, procure um médico ou profissional de saúde. Ele será encaminhado a um teste de audição e a um terapeuta da fala (fonoaudiólogo) para avaliação. O terapeuta avaliará o que seu filho pode falar, bem como o que é capaz de entender, para depois poder tratar seu filho.

Possíveis sintomas

★ Com 1 ano: não se comunica com gestos físicos, por exemplo, abanar a cabeça; não entende instruções simples; não balbucia

★ Aos 2 anos: não imita atos ou palavras; não consegue apontar imagens em um livro quando solicitado; não consegue juntar duas palavras (por exemplo, "tudo bem"); tem um vocabulário com menos de 20 palavras

★ Aos 3 anos: não é entendido por outras pessoas em pelo menos 50% do tempo; não consegue dizer frases curtas; não pode seguir instruções

★ Aos 4 anos: ainda não é 100% compreensível

★ Aos 5 anos: gagueja frequentemente ao tentar produzir um som

O que posso fazer para ajudar?

Conversar com seu filho o máximo possível. Fale claramente, use gestos para reforçar significados e canções e rimas para tornar o aprendizado mais alegre. Ler regularmente para ele é também importante para ajudar o desenvolvimento da fala e do vocabulário.

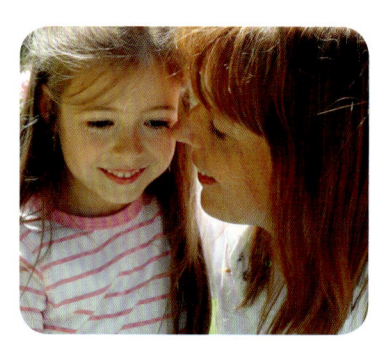

Pronuncie palavras Se seu filho falar, mas com erros, por exemplo, dizendo "auwa" em vez de "água", repita a palavra corretamente, dizendo "água". Depois responda: "Sim, a mamãe vai te dar água".

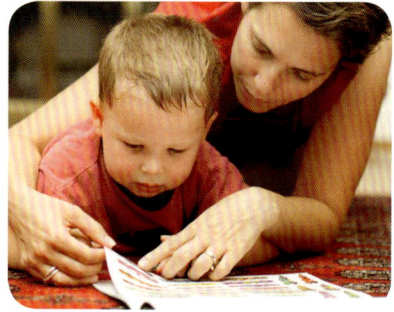

Use palavras e imagens Uma maneira de estimular seu filho a falar é apontar imagens em um livro e pedir para ele dizer o que está vendo. Ou você pode pedir para ele dizer o que está na página.

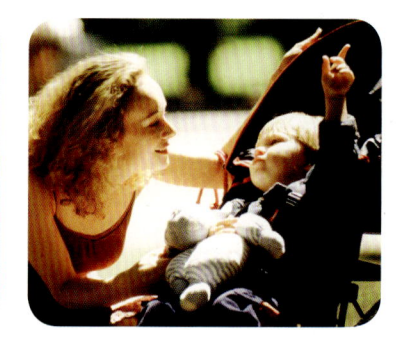

Nomeie objetos Ajude seu filho a reconhecer palavras, pedindo para ele dizer o que está vendo na rua durante um passeio. Você também pode apontar coisas e pedir para ele dizer o que é.

Gagueira (disfemia)

A interrupção no fluxo da fala é conhecida como gagueira ou disfemia. Muitas crianças pequenas gaguejam durante seu desenvolvimento normal da fala, mas, se a disfemia persistir após os 5 anos, uma terapia poderá ser necessária.

QUAL A CAUSA?
Muitas crianças entre 2 e 5 anos tropeçam em certas palavras enquanto adquirem a fala, pois ainda não são fisicamente capazes de formar um som. Isso para geralmente pelos 5 anos de idade. A causa da gagueira persistente não é conhecida, mas muitas vezes há histórico familiar. O grau de gravidade é variável.

DEVO PROCURAR UM MÉDICO?
Se seu filho não tiver parado de gaguejar aos 5 anos ou se a disfemia é acompanhada por tiques nervosos em uma idade anterior, procure um médico. Ele pode ser encaminhado a um fonoaudiólogo para avaliação e ajuda.

O QUE POSSO FAZER?
Caso seu filho tenha gagueira, desacelere sua própria fala ao conversar com ele e lhe dê tempo e espaço para falar. Evite interrompê-lo quando estiver gaguejando, dizendo para ser mais rápido ou antecipando o que ele está tentando dizer.

Mantenha contato visual com a criança quando vocês estão conversando. Até mesmo se você estiver irritado ou frustrado com a gagueira dele, procure não demonstrá-lo. Se ele se sentir angustiado ao falar, seus sintomas podem piorar. Não se esqueça de elogiá-lo quando falar fluentemente.

Possíveis sintomas

★ Repetição: pode ser de sons, consoantes, vogais, palavras ou frases. Por exemplo: "Eu-eu-eu-eu-eu-eu-eu não quero", "Eu n-n-n-n-n-não quero", "Eu não-não-não quero"

★ Bloqueios: são pausas na fala durante as quais a criança fica calada; pode ser possível observar como a criança luta para externar as palavras. Por exemplo: "Isso é m... eu!"

★ Prolongamento de palavras ou de partes de palavras, por exemplo: "Pooooooosso ir?"

Tiques nervosos

Trata-se de uma rápida contração muscular repetitiva e involuntária. Em crianças, são geralmente transitórios, durando apenas alguns meses.

QUAIS OS TIPOS?
Tiques nervosos podem ser tiques motores, nos quais as contrações produzem um movimento, ou tiques vocais, em que é produzido um som. Tiques motores comuns são piscar, repuxar a cabeça, encolher os ombros e espasmos dos músculos faciais. Tiques nervosos vocais incluem tossir, gemer, fungar e pigarrear.

Cerca de uma em cada dez crianças entre 6 e 9 anos é afetada em algum momento por tiques nervosos. Esses tiques nervosos ficam muitas vezes mais pronunciados quando uma criança está cansada ou sob estresse. Menos comuns são tiques crônicos que persistem por pelo menos um ano. Um transtorno ainda mais complicado é a síndrome de Tourette, na qual há muitos tiques vocais e motores e, em pouquíssimas crianças, crises de praguejar incontroláveis.

DEVO PROCURAR UM MÉDICO?
Se seu filho tiver um tique nervoso que ocorre muito regularmente, está se tornando mais severo ou mais frequente ou está mudando, procure um médico. Tiques nervosos são tratados com medicamentos se forem graves, embora a medicação possa ter efeitos colaterais.

O QUE POSSO FAZER?
Seu filho pode se sentir constrangido por causa disso, ter baixa autoestima ou sofrer *bullying* na escola. Por isso, incentive-o a conversar com você sobre seus sentimentos.

Não lhe diga para parar com o tique. É um ato involuntário, sobre o qual ele não tem controle. Se você chamar a atenção para um tique nervoso, ele pode ficar estressado, o que pode piorar a situação. Em vez disso, tranquilize-o dizendo que não é problema ter um tique nervoso e que ele provavelmente melhorará com o tempo.

QUAL A PREVISÃO?
A maioria dos tiques nervosos desaparece sozinha. Em aproximadamente metade das crianças com a síndrome de Tourette, os tiques melhoram muito durante a adolescência e nos primeiros anos da idade adulta, embora não desapareçam completamente.

★ PROBLEMAS DE DESENVOLVIMENTO E COMPORTAMENTAIS

Dispraxia

Na dispraxia, crianças têm dificuldades em coordenar seus movimentos, sendo muitas vezes descritas como desajeitadas.

A causa da dispraxia não é conhecida, mas se pensa que esteja relacionada aos nervos que conectam os músculos ao cérebro. Crianças com dispraxia são de inteligência normal. O problema afeta uma em cada trinta crianças, mais comumente meninos, com severidade diversificada. A dispraxia pode ocorrer junto à dislexia.

Se você estiver preocupado que seu filho possa ter dispraxia, procure um pediatra. Há várias maneiras de tratar a dispraxia, como terapia ocupacional para ajudar seu filho em atividades cotidianas como vestir-se e a fonoaudiologia para ajudar na fala e na comunicação.

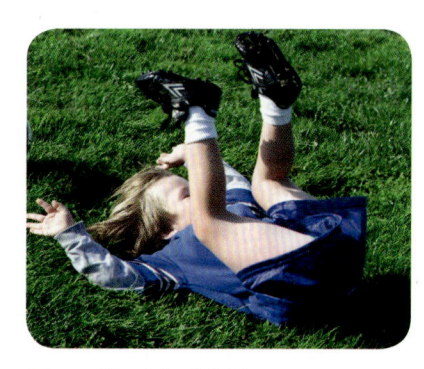

Criança "desajeitada" Crianças com dispraxia muitas vezes caem e esbarram em objetos; sendo vistas como "desajeitadas".

Possíveis sintomas

Crianças pequenas:

★ Andar, engatinhar ou falar mais tarde do que outras crianças da mesma idade

★ A fala pode ser difícil de entender

Crianças na idade escolar:

★ Dificuldades com movimentos e coordenação motora, por exemplo, dificuldades de chutar uma bola ou de pôr uma roupa

★ Problemas com o controle motor fino, por exemplo, amarrar cadarços ou desenhar

★ Dificuldade de se concentrar

★ Dificuldade de aprender novas habilidades

★ Remexer-se constantemente ou sempre balançar braços ou pernas

Defecação imprópria

Uma criança que não vai ao banheiro quando precisa defecar pode sujar sua roupa íntima. É um problema comum em crianças pequenas, mas, a partir dos 4 anos, espera-se que usem o vaso sanitário ou um penico.

QUAIS AS CAUSAS?
A defecação imprópria pode ser o resultado de uma constipação de longa duração, resultando em uma diarreia transbordante na qual fezes aguadas saem em torno de fezes duras. A defecação imprópria ocorre também quando a criança não vai regularmente ao banheiro ou segura as fezes, por exemplo, se não quer usar o banheiro na escola e depois não consegue mais esperar.

Se seu filho tinha controle sobre a situação antes, mas começa a defecar em momentos inapropriados, como durante alguma refeição, embora normalmente ele fosse ao banheiro nesses casos, ou se começar a espalhar suas fezes ao redor, pode haver problemas emocionais que precisam de atenção.

DEVO PROCURAR UM MÉDICO?
Se seu filho apresentar defecação imprópria depois dos 4 anos ou começar com isso depois de já ter controlado a evacuação, consulte o pediatra. Ele examinará seu filho e, se julgar que a causa é diarreia transbordante, a criança receberá o tratamento adequado. Você pode também ser orientado sobre como estimular hábitos intestinais melhores e maneiras de prevenir constipação.

O QUE POSSO FAZER?
★ Estimule seu filho a evacuar regularmente; ele deve ficar sentado no vaso sanitário por cinco minutos depois das refeições e antes de dormir. Elogie-o quando defeca no vaso sanitário (ou no penico).

★ Procure por quaisquer fontes possíveis de ansiedade, como problemas na escola, e as alivie na medida do possível. Simplesmente conversar sobre preocupações já pode ser útil.

★ Dê a seu filho uma dieta saudável, rica em fibras, com frutas e verduras frescas. Estimule-o a tomar muito líquido para manter seu intestino regulado e prevenir a constipação.

Dislexia

Nesta dificuldade específica de aprendizagem, as crianças experimentam problemas para ler e escrever, mas têm uma inteligência normal.

QUAL A CAUSA?
Ao ouvir uma palavra falada em voz alta, você ouve toda a palavra, não os componentes ou sons que a compõem. Para ler e escrever, porém, você precisa estabelecer como se escrevem os sons que compõem uma palavra, quais as letras necessárias e como é sua forma no papel. Pensa-se que crianças com dislexia tenham dificuldades com isso por causa das áreas cerebrais relativas à fala. A dislexia é o tipo mais comum de dificuldade de aprendizagem; afeta uma em cada doze crianças na escola. Tende a ter histórico familiar, é mais comum em meninos e pode ocorrer com a dispraxia (ver página anterior).

DEVO PROCURAR UM MÉDICO?
Se você estiver preocupado que seu filho possa ter dislexia, fale com seus professores e um médico, pois, quanto mais cedo a criança receber um tratamento, melhor. O médico precisará excluir primeiro outros problemas que podem dificultar a leitura e a escrita. Por exemplo, se seu filho tiver dificuldades de audição, ele poderá não ouvir os sons que compõem uma palavra. Ele pode ser encaminhado a um psicólogo para outras avaliações.

QUAL O TRATAMENTO?
O tratamento inclui ajuda e apoio adicional na escola durante as aulas. Há técnicas específicas que podem auxiliar seu filho a desenvolver as habilidades de ler e escrever.

QUAL A PREVISÃO?
Com tratamento, a maioria das crianças irá aperfeiçoar habilidades de leitura e escrita.

Possíveis sintomas

Bebês e crianças pequenas:

★ Começar a falar mais tarde do que o normal

★ Misturar ou confundir palavras em uma frase

★ Manifestar pouco interesse em brincadeiras que incluem ritmos ou bater palmas

Crianças em idade escolar:

★ Dificuldade de aprender os nomes e os sons das letras

★ Dificuldade de copiar palavras ou letras da lousa

★ Dificuldade de soletrar, muitas vezes soletrando palavras incorretamente

★ Dificuldade de compreender como palavras são construídas ou palavras que rimam

★ Leitura lenta

★ Baixa autoestima e problemas comportamentais

O que posso fazer para ajudar?

Leia com seu filho, estimulando-o a ler. É possível que você tenha que voltar para as mesmas palavras muitas vezes para ajudá-lo a aprender. Seu filho pode ficar constrangido por precisar de ajuda adicional ou frustrado consigo mesmo. Portanto, ofereça apoio emocional.

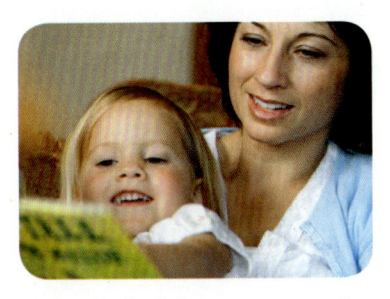

Ajude a ler Estabeleça um tempo regular para ler com seu filho e converse sobre isso depois.

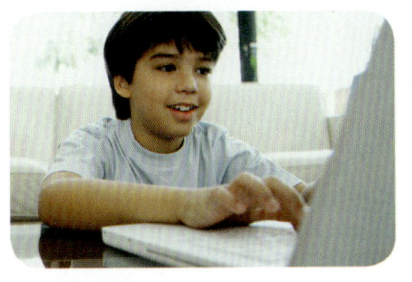

Use um computador Crianças mais velhas podem usar um computador ao fazer trabalhos escritos.

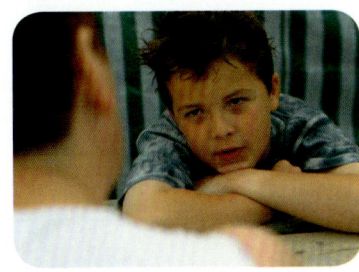

Converse com seu filho Ele pode achar a escola muito estressante; incentive-o a conversar com você sobre seus sentimentos.

★ PROBLEMAS DE DESENVOLVIMENTO E COMPORTAMENTAIS

TDAH

Crianças com transtorno do déficit de atenção e hiperatividade (TDAH) se distraem facilmente e podem ser hiperativas e impulsivas. O problema pode prejudicar seu desenvolvimento e seu desempenho escolar.

QUAIS AS CAUSAS?
A causa exata do TDAH é desconhecida, mas vários fatores tornam seu desenvolvimento mais provável, inclusive predisposição genética, exposição a cigarros ou álcool durante a gestação no útero e ferimentos cerebrais. O problema afeta de uma a duas em cada cem crianças e é cerca de quatro vezes mais comum em meninos do que em meninas.

DEVO PROCURAR UM MÉDICO?
Todas as crianças têm muita energia e em algum momento podem manifestar algum dos sintomas associados ao TDAH. Se seu filho apresentar todos os sintomas ou se seus sintomas afetarem seu desempenho escolar ou a vida social, procure um médico. Ele poderá encaminhá-lo a um psicólogo infantil. Se ele for diagnosticado com TDAH, várias opções de tratamento serão discutidas com você.

Não deixe de falar com professores e responsáveis na escola de seu filho.

QUAL O TRATAMENTO?
O tratamento do TDAH geralmente consiste em uma combinação de medicação e terapia.
★ Medicação – pode melhorar a concentração e reduzir a impulsividade por um breve período. Pode ser útil na escola, para que seu filho consiga estudar. O médico pode aconselhar alguns períodos sem medicação, por exemplo, durante as férias escolares, para ajudar a avaliar como os sintomas de seu filho estão mudando ao longo do tempo.
★ Terapia – há desde as tradicionais terapias de conversa até terapias comportamentais, nas quais você e seu filho aprenderão métodos

DICA
Criar uma criança com TDAH pode ser exaustivo. Se você se sentir sem forças, descanse ou procure apoio. Cuidando de si mesmo, você será uma mãe ou um pai melhor!

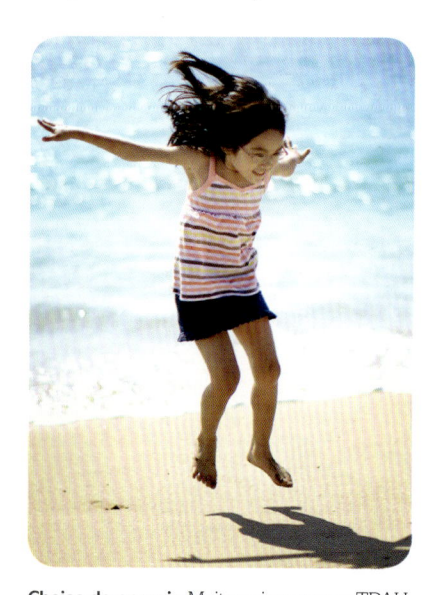

Cheias de energia Muitas crianças com TDAH são hiperativas: estão constantemente em movimento e fazendo alguma coisa, muito mais do que uma criança normalmente ativa.

Possíveis sintomas

Os sintomas podem ocorrer em qualquer idade, mas muitas vezes ficam evidentes em torno do início da escola. Há uma ampla gama de sintomas, mas eles se dividem em três grupos gerais:

Desatenção:
★ Não consegue ouvir instruções ou obedecer a elas
★ Fica facilmente distraído ou incapaz de se concentrar
★ Não termina tarefas ou muda constantemente de atividades
★ Perde coisas
★ Esquece coisas ou instruções
★ Comete erros por descuido em tarefas escolares, por exemplo

Hiperatividade:
★ Remexe-se constantemente
★ Fala muito; acha difícil desfrutar de atividades calmas
★ Mostra-se incapaz de sentar e se concentrar – fica correndo constantemente ou levantando mesmo quando deveria estar sentado, como ao comer à mesa

Impulsividade:
★ Mostra-se incapaz de esperar por sua vez
★ Interrompe os outros
★ Desrespeita regras
★ Age sem pensar nas consequências, portanto pode ter um senso limitado de perigo

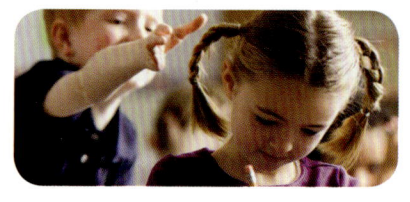

Agir por impulso Crianças com TDAH farão coisas sem pensar, às vezes chateando outras crianças.

para controlar o comportamento dele. Métodos simples, como recompensar uma boa conduta, podem ser efetivos.

★ Dieta – alguns pais perceberam que os sintomas de seu filho melhoraram ao mudar o que ele come. No entanto, não elimine alimentos sem falar primeiro com o pediatra ou um nutricionista infantil, já que é importante para as crianças ter uma dieta ampla e variada para satisfazer suas necessidades alimentares.

★ Suplementos – consulte o pediatra antes de dar a seu filho quaisquer suplementos. Alguns pais tiveram boas experiências com suplementos de ômega 3 ou minerais como zinco. Contudo, as evidências acerca dos efeitos são controversas.

QUAL A PREVISÃO?

Não há cura para o TDAH e o problema não pode ser prevenido, mas, com o tratamento, a maioria dos sintomas pode ser controlada. Embora até metade das crianças com TDAH continue a experimentar alguns problemas quando adultas, muitas se ajustam à condição e levam vidas produtivas.

O que posso fazer para ajudar?

Há várias técnicas para modificar o comportamento de seu filho, como terapia, sistemas de recompensa e exercícios. Alguns pais percebem que, quando a criança consome aditivos alimentares, corantes ou comida açucarada, os sintomas pioram. Assim, modificar a dieta pode ser útil.

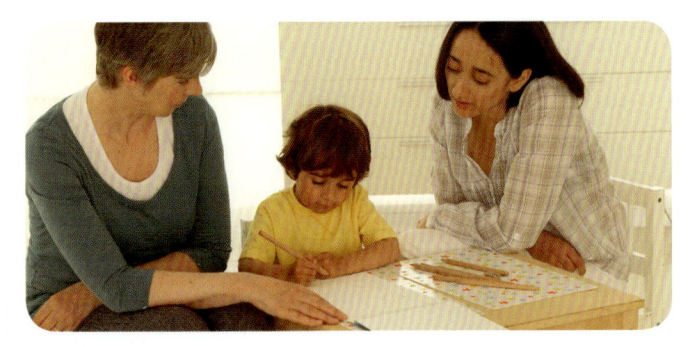

Apoie-o nas sessões de terapia Você pode ser convidado a participar das sessões de terapia, junto a seu filho, nas quais pode se pedir que ele faça um desenho e depois fale sobre ele ou realize uma tarefa, como montar um quebra-cabeça, o que ajudará na concentração e na atenção.

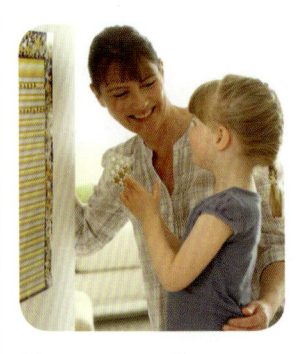

Dê recompensas Usar um sistema simples de recompensa, como um quadro de incentivo, pode estimular a boa conduta.

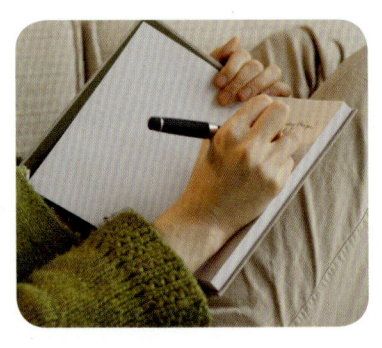

Mantenha um diário Você pode manter um diário de comidas e sintomas para tentar identificar desencadeantes para os sintomas de seu filho, de modo que possa ser evitado.

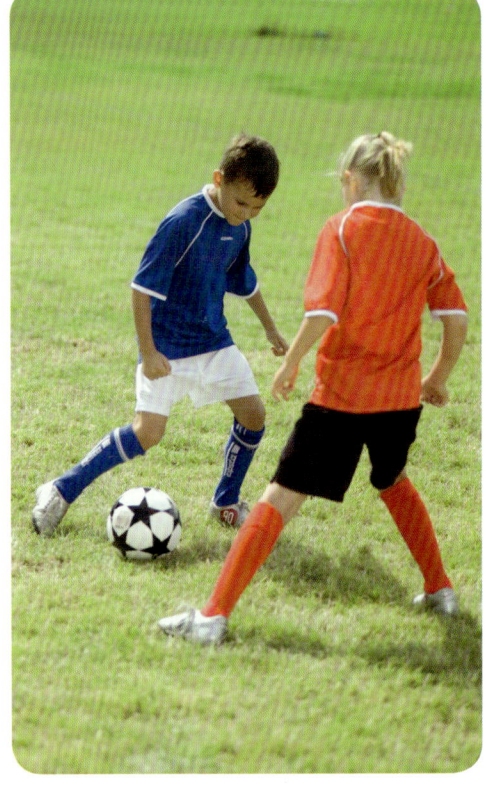

Planeje exercícios regulares Exercícios frequentes e estruturados ou algum esporte são uma excelente estratégia para as crianças lidarem com o TDAH, pois podem dar vazão ao seu excesso de energia.

★ PROBLEMAS DE DESENVOLVIMENTO E COMPORTAMENTAIS

Transtorno do espectro autista

Transtorno do espectro autista compreende uma gama de problemas que afetam a possibilidade de interação e comunicação de uma criança com outras pessoas. Usa-se o termo "espectro" porque a gravidade dos sintomas pode variar de pessoa para pessoa.

QUAIS OS TIPOS?
A síndrome de Asperger e o autismo fazem parte do transtorno do espectro autista. A síndrome de Asperger fica no extremo mais ameno do espectro, e crianças que a têm são de inteligência média ou acima da média, frequentemente com boa habilidade de fala, embora possam ter problemas com a interação social. Crianças com autismo apresentam grande dificuldade de se comunicar e de interagir com outras pessoas e podem ter dificuldade de aprendizagem.

QUAIS AS CAUSAS?
A causa de transtorno do espectro autista não é conhecida. As vacinas para sarampo, caxumba e rubéola não têm relação com o autismo. Cerca de uma em cada cem crianças tem algum transtorno do espectro autista, e geralmente meninos são mais afetados do que meninas.

DEVO PROCURAR UM MÉDICO?
Se você estiver preocupado que seu filho possa ter uma doença do espectro autista, leve-o ao médico, que realizará ou solicitará uma investigação mais acurada. Os tratamentos concentram-se em melhorar a comunicação, a interação social e outras habilidades, como a de brincar imaginativamente. Pai e mãe serão estreitamente envolvidos. Geralmente, a terapia inclui interação com outras crianças que não sofrem do transtorno. Pode também incluir a elaboração de uma rotina a ser seguida, mas seu filho sempre será exposto a novos ambientes, para que possa desenvolver novas habilidades. De acordo com a severidade da doença, ele poderá precisar de apoio adicional na escola ou frequentar uma escola para crianças com problemas semelhantes. Turmas de tamanho pequeno são benéficas. Medicamentos podem ser dados para sintomas específicos, como agressão ou agitação.

Há vários tratamentos complementares para transtorno do espectro autista, mas, antes de começar qualquer um deles, você deve verificar com um médico questões de segurança. Às vezes, dietas específicas são sugeridas, mas não mude a dieta de seu filho ou elimine qualquer grupo de alimentos sem falar primeiro com um médico.

QUAL A PREVISÃO?
Geralmente, pessoas com a síndrome de Asperger são capazes de levar vidas inteiramente independentes e produtivas. Crianças autistas melhoram com o tratamento; como adultos, muitas são capazes de levar uma vida produtiva, mas provavelmente precisarão de apoio contínuo.

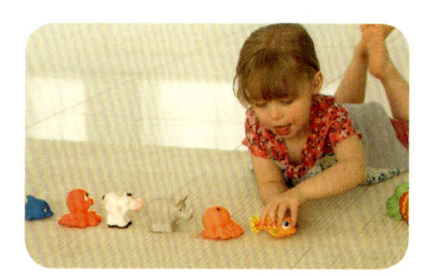

Brincar repetitivamente Muitas crianças gostam de enfileirar brinquedos ou outros objetos, mas fazê-lo excessivamente pode ser sinal de um problema.

Possíveis sintomas

★ Fala retardada ou sem desenvolvimento da fala

★ A fala pode soar estranha, monótona

★ Pouco contato visual

★ Gosta mais de brincar sozinho do que com outras crianças

★ Não quer ser abraçado ou confortado, mesmo quando algo dói

★ Dificuldade em compreender os sentimentos de outras pessoas

★ Dificuldade de lidar com as próprias emoções, por exemplo, pode ter ataques de fúria

★ Brinca de forma repetitiva com os mesmos brinquedos

★ Limitação em brincadeiras e jogos imaginativos

★ Movimentos repetitivos, como bater braços e pernas

★ Sensibilidade extrema a sons ou toques

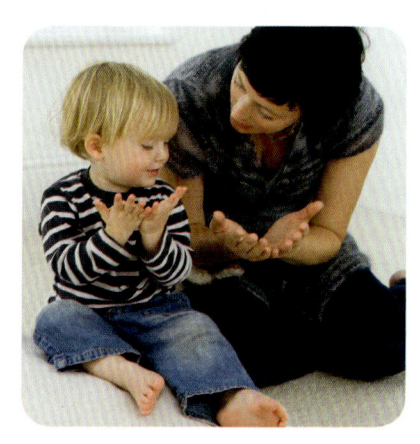

Ajude na comunicação Um terapeuta da fala pode incentivá-lo a usar linguagem de sinais.

Glossário de outros problemas de saúde

Este capítulo inclui doenças menos comuns e mais sérias que podem afetar crianças. Algumas estão presentes desde o nascimento, outras se desenvolvem mais tarde. A maioria precisa de tratamento médico.

Infecção óssea

Geralmente, o problema ocorre quando uma infecção se espalha a partir de outro local, como uma picada de inseto ou ferida infectada. É mais comum em crianças de 3 a 14 anos, embora possa afetar pessoas de qualquer idade. Costuma afetar os ossos longos, dos braços ou das pernas. A infecção óssea causa febre e dor nesses membros, que pode ser forte e às vezes piorar ao tocá-los. Seu filho pode ficar relutante em movimentar braços e pernas. A pele sobre o osso infectado pode ficar inchada e vermelha, além de quente ao toque.

Uma criança com infecção óssea precisa de tratamento hospitalar urgentemente. Ela receberá antibióticos e, ocasionalmente, uma cirurgia será necessária para remover a área infectada do osso. Se a criança não tiver movimentado o braço ou a perna por certo período por causa da infecção, irá precisar de fisioterapia para ajudar a voltar os movimentos certos de braços e pernas. Com tratamento imediato, crianças se recuperam bem.

Paralisia cerebral

A paralisia cerebral é um problema específico de controle muscular, causado por danos cerebrais que ocorreram durante a gravidez, o nascimento ou logo após o nascimento. Pode levar a anomalias que afetam movimento, postura, fala, audição e visão.

Os sintomas variam de acordo com a parte danificada do cérebro e podem aparecer somente depois de alguns meses. Comumente, incluem dificuldades de andar e problemas com a coordenação motora e o equilíbrio. Em alguns casos, a paralisia cerebral está associada a outros problemas, como epilepsia. Crianças com paralisia cerebral geralmente têm uma gama normal de inteligência. Não há cura, mas fisioterapia, terapia ocupacional e terapia da fala são usadas para tratar os sintomas.

Fissura labiopalatal

Este defeito de nascimento ocorre em cerca de um em cada seiscentos bebês. No caso do lábio fendido, há uma fissura no lábio superior que varia em gravidade, desde um pequeno entalhe até uma fenda ampla que vai do lábio até o nariz. No caso de um palato fendido, há uma divisão no céu da boca (palato). Fissuras do lábio e do palato podem ocorrer separadamente ou juntas ou em combinação com outros defeitos congênitos e podem afetar um lado da boca ou ambos.

A causa das fissuras é desconhecida, mas elas podem ter histórico familiar e são mais prováveis se a mãe fumar, tomar álcool ou não tomar ácido fólico durante a gravidez. Uma fissura pequena no lábio pode causar poucas dificuldades, mas defeitos mais severos podem causar dificuldades para falar e se alimentar, problemas dentários e suscetibilidade a infecções de orelha.

Recém-nascidos são avaliados durante os exames de rotina para detectar fissuras no lábio e no palato. O tratamento envolve cirurgia; o prognóstico depende da gravidade do problema, mas a maioria das crianças que nascem somente com o lábio fendido tem poucas cicatrizes e fica bem depois da cirurgia.

Pé torto congênito

Cerca de um em cada mil bebês nasce com um pé torto, ou seja, com uma deformação de pé e tornozelo. É mais comum em meninos do que em meninas e pode afetar um pé ou ambos. Há dois tipos. No primeiro, o tornozelo pode estar torcido, de modo que o pé fique para dentro e aponte para baixo. Se ambos os pés estiverem afetados, suas plantas se tocarão. No segundo tipo, o pé fica para fora e para cima. Recém-nascidos são avaliados acerca do problema durante os exames de rotina. O tratamento depende da gravidade. Em casos amenos, pode consistir simplesmente em fazer exercícios. Do contrário, o pé pode ser manipulado gradualmente para ficar na posição correta e fixado nela com gesso. Também pode ser feita uma cirurgia. Na maioria dos casos, a manipulação ou cirurgia corrige o pé torto com sucesso.

Doenças cardíacas congênitas

Qualquer defeito na estrutura do coração que estiver presente no nascimento entra na categoria de doenças cardíacas congênitas. Cerca de 1 em cada 140 crianças nasce com uma doença cardíaca congênita, e há muitos tipos diferentes. O mais comum é um buraco na parede (septo) entre as duas câmaras inferiores (ventrículos) do coração de seu bebê, conhecido como defeito do septo ventricular. Outro exemplo é quando o vaso sanguíneo chamado duto arterioso (que permite que a circulação sanguínea de seu bebê passe ao lado dos pulmões antes do nascimento) não se fecha após o nascimento da criança.

Os sintomas de doenças cardíacas congênitas variam em severidade e dependem do tipo específico do defeito cardíaco. Podem incluir lábios e língua azuis (cianose), sopros cardíacos e dificuldades com respiração e alimentação. O coração de seu filho será examinado antes

GLOSSÁRIO DE OUTROS PROBLEMAS DE SAÚDE

de você deixar o hospital após o parto. O tratamento e a previsão dependerão do tipo particular de defeito do coração. A maioria dos defeitos do septo ventricular sara sozinha, sem tratamento. Outros tipos de defeitos cardíacos podem exigir tratamento cirúrgico.

Fibrose cística

A fibrose cística é causada por um defeito em um gene que controla a quantidade de sal e água nas células. Se as células de seu bebê não puderem receber água suficiente, os líquidos corporais virarão um muco grosso que pode bloquear as vias respiratórias e outros dutos no corpo. O gene que causa a fibrose cística é recessivo, ou seja, para uma criança ter o problema, ambos os pais precisam ter esse gene. Os pais podem não saber que carregam o gene, pois é possível ser portador sem ter sintomas. A fibrose cística afeta vários órgãos, por exemplo, pulmões e pâncreas, causando problemas que podem incluir recorrentes infecções pulmonares, crescimento reduzido e problemas com a alimentação. Não há cura para a fibrose cística, mas tratamentos como antibióticos para infecções, fisioterapia respiratória e outras medicações podem ajudar nos sintomas. Uma dieta saudável e exercícios são também úteis. Pesquisas estão em andamento acerca do gene que causa essa condição. A detecção da fibrose cística pode ser feita precocemente pelo teste do pezinho.

Luxação congênita do quadril

Também conhecido como deslocamento congênito do quadril, é um problema na articulação do quadril que não se desenvolve bem, de modo que a cabeça do fêmur não se encaixa muito bem na pelve e a articulação fica instável. A luxação do quadril ocorre em cerca de um em cada mil bebês e é mais comum em primogênitos, meninas, bebês que estavam no útero em apresentação pélvica e que têm parentes afetados. Muito frequentemente, afeta o quadril esquerdo.

Geralmente, a luxação congênita do quadril está presente no nascimento e é verificada no exame do recém-nascido. Se não for diagnosticada no nascimento, pode-se não suspeitar dela até que seu filho manque quando começar a andar. O tratamento depende do momento em que o problema for diagnosticado. Bebês de até 6 meses geralmente usam um colete pélvico para segurar os quadris na posição correta por aproximadamente três meses. Se o colete não fizer efeito ou se seu filho tiver mais de 6 meses quando o problema for diagnosticado, pode-se propor uma cirurgia.

Síndrome de Down

Esta doença genética afeta tanto meninas como meninos. Pessoas afetadas pela síndrome de Down têm três unidades de um determinado cromossomo – o cromossomo 21 – em vez das duas usuais. A chance de ter um bebê com a síndrome de Down aumenta com o avanço da idade da mãe. Crianças com a síndrome de Down geralmente têm traços faciais característicos, com olhos puxados para cima, rosto e parte de trás da cabeça achatados, boca pequena com a língua saindo e ponte do nariz achatada. O desenvolvimento físico, mental e social de crianças com a síndrome de Down é mais lento do que o de outras crianças, embora possa variar o grau de severidade das dificuldades de aprendizado. Crianças com a síndrome de Down podem ter também problemas associados, por exemplo, defeitos cardíacos, problemas auditivos e visuais, níveis baixos do hormônio da tireoide e, além disso, correrão um risco maior de desenvolver doenças como leucemia e Alzheimer. Mulheres grávidas podem fazer exames de ultrassom para verificar a síndrome de Down, geralmente com doze semanas de gravidez, e um exame de sangue. De acordo com o resultado, pode ser oferecido um exame mais definitivo, chamado de biópsia de vilo corial, no qual os genes do feto são examinados. Não há tratamento específico para a síndrome de Down, mas as crianças podem receber a ajuda de vários terapeutas, como de especialistas em terapia da fala.

Encefalite

Nesta doença rara, o cérebro inflama, geralmente em resultado de uma infecção viral. Na maioria dos casos, o vírus responsável é o *Herpes simplex*, embora os vírus que causam sarampo, rubéola e catapora possam também causar encefalite. Em casos amenos, os sintomas incluem febre e dor de cabeça e se assemelham aos de uma gripe leve. Esses sintomas podem melhorar sozinhos sem qualquer tratamento, e você pode nem sequer percebê-los em seu filho. Em casos mais severos, os sintomas incluem pescoço duro, vômito, forte dor de cabeça, confusão, crises/acessos e sonolência ou coma.

Se for tratado sem demora em um hospital, com medicações antivirais, seu filho provavelmente se recuperará plenamente. Complicações incluem danos cerebrais que podem causar problemas, como dificuldades de aprendizagem, epilepsia ou mudança de personalidade. Vacinar seu filho com a SCR (sarampo, caxumba e rubéola, conhecida como vacina tríplice viral) e contra a varicela vai protegê-lo da encefalite causada pelo vírus do sarampo e por outros.

Epilepsia

Crianças com epilepsia sofrem episódios recorrentes de atividade elétrica cerebral anormal que causa convulsão ou uma mudança de consciência. Muitas vezes, a causa da epilepsia não é descoberta, embora possa ocorrer se houver também algum dano ao cérebro, por exemplo, depois de uma infecção ou um ferimento.

Há vários tipos de epilepsia. Em um tipo bem comum, os acessos são precedidos por um comportamento incomum ou irritável e depois a criança cai inconsciente. Durante a crise, há movimentos de contorção em seu corpo e ela pode ficar babando ou incontinente, o que é seguido por um período de confusão ou sonolência. Durante uma crise, não a segure e não tente colocar algo em sua boca. Em vez disso, cuide de sua segurança, afastando quaisquer objetos em torno dela e a movimente somente se correr perigo – por exemplo, no banho. Coloque-a na posição de recuperação (ver p. 212) até recobrar a consciência.

Em outro tipo de epilepsia ocorrem acessos de ausência, nas quais uma criança para o que está fazendo e olha fixamente para o espaço, inconsciente de tudo em torno dela, por dez ou quinze minutos.

A epilepsia é tratada com medicação e, de modo geral, pode ser controlada. A maioria das crianças afetadas não tem quaisquer outras deficiências, pode frequentar uma escola regular e participar da maioria das modalidades de esporte.

Síndrome do X frágil

Esta anomalia genética é a causa hereditária mais comum de dificuldades de aprendizado entre crianças. Um gene imperfeito no cromossomo X significa que uma proteína necessária para o desenvolvimento cerebral não é produzida ou é produzida em quantidades insuficientes. Geralmente, meninos são afetados mais severamente do que meninas, pois têm somente um cromossomo X, enquanto meninas têm dois, de modo que o cromossomo perfeito é usado para produzir a proteína. Sintomas incluem retardamento em alcançar etapas desenvolvimentais, dificuldades de aprendizagem e problemas comportamentais, como hiperatividade. Seu filho pode também ter traços faciais característicos, inclusive ouvidos compridos, mandíbula grande e testículos grandes na puberdade. Não há tratamento específico para a síndrome do X frágil, mas a criança pode receber ajuda em terapias, por exemplo, fonoaudiologia e terapia ocupacional. Na escola será necessário um apoio adicional. Algumas medicações podem ajudar no caso de problemas comportamentais.

Glomerulonefrite

Os rins contêm milhares de estruturas microscópicas chamadas de glomérulos que atuam como filtros, permitindo que limpem o sangue e controlem a quantidade de água no corpo. Na glomerulonefrite, os glomérulos inflamam e os rins não funcionam bem, o que causa um acúmulo de detritos, sal e água no corpo. Muitas vezes, a causa da glomerulonefrite não é descoberta, mas em crianças pode ocorrer poucas semanas após uma infecção de garganta ou de pele, causada por um tipo específico de bactérias, estreptococos. Hoje em dia, é uma causa menos comum do que antigamente, graças ao uso de antibióticos.

Os sintomas nem sempre estão presentes, mas podem incluir urina manchada de sangue, cansaço, vômito, soluços, inchaço (causado pelo acúmulo de líquidos nos tecidos), pressão alta ou convulsões. O tratamento depende da causa da glomerulonefrite, mas pode incluir a restrição de líquidos, medicação diurética (para ajudar a drenar o excesso de líquidos do corpo de seu filho), uma dieta de pouco sal e proteínas, esteroides e outras medicamentos. O problema pode ser reversível e breve, mas também pode se tornar uma falência renal crônica (de longa duração) que é tratada com diálise ou um transplante de rins.

Hemofilia

Esta deficiência genética é hereditária e afeta a coagulação do sangue. Há vários tipos de hemofilia, nos quais diferentes componentes necessários para que o sangue coagule (fatores de coagulação) faltam parcial ou completamente. Os sintomas e sua gravidade podem variar, de acordo com a severidade da deficiência, mas incluem a formação fácil de equimoses, sangramentos prolongados depois de pequenos ferimentos e hemorragia em articulações ou no cérebro. Não há cura, mas, se seu filho estiver afetado, ele receberá injeções com o fator de coagulação que estiver faltando. De acordo com o rigor do problema, as injeções são aplicadas somente depois de um ferimento ou com frequência, para prevenir hemorragias anormais.

Púrpura de Henoch-Schönlein

Na púrpura de Henoch-Schönlein, o sistema imunológico produz um anticorpo chamado IgA, que ataca vasos sanguíneos e os deixa inflamados. É mais comum em meninos e pode se desenvolver logo depois de uma infecção do sistema respiratório superior.

Os sintomas incluem uma dermatite de manchas roxas, tipicamente nas nádegas e na parte inferior das pernas, que não desaparecem sob pressão; inchaço e dor nas articulações; dor abdominal. Não há tratamento específico para a púrpura de Henoch-Schönlein; geralmente, ela melhora sozinha em cerca de seis semanas. Com orientação do pediatra, anti-inflamatórios para a dor, como ibuprofeno, podem ajudar contra as dores nas articulações. Se seu filho tiver contraído a púrpura de Henoch-Schönlein, ele será monitorado mesmo quando estiver melhor, para verificar o funcionamento de seus rins, porque o problema pode causar glomerulonefrite (ver anteriormente).

Hipospadia

Esta doença congênita afeta cerca de um em cada trezentos bebês do sexo masculino. Na hipospadia, a abertura da uretra, o duto pelo qual a urina sai do corpo, fica debaixo do pênis em vez de na ponta dele. Geralmente, posiciona-se na cabeça (glande) do pênis, embora possa ficar também mais para cima. O prepúcio se junta no fundo do pênis, o qual pode ficar curvado quando ereto. Meninos com hipospadia não devem ser circuncidados, porque o prepúcio pode ser usado para fazer a abertura da uretra na ponta do pênis e assim endireitá-lo. A cirurgia corretiva poderá ser realizada provavelmente quando seu filho tiver entre 6 meses e 1 ano de idade.

Hipotireoidismo

A glândula tireoide localiza-se no pescoço e produz hormônios que ajudam a controlar a taxa metabólica do corpo e desempenham vários outros papéis no desenvolvimento físico e mental de seu filho. No hipotireoidismo, a atividade da glândula tireoide é insuficiente, de modo que não produz suficiente hormônio tireoidiano. Pode estar presente desde o nascimento ou se desenvolver mais tarde na vida. Os sintomas incluem falta de energia, crescimento lento e dificuldades de aprendizagem. Se o hipotireoidismo for diagnosticado, seu filho receberá tiroxina, o principal hormônio produzido pela glândula tireoide. Geralmente, seu uso deve ser contínuo. A detecção do hipotireoidismo é feita precocemente pelo teste do pezinho.

Obstrução intestinal

Se os intestinos ficarem bloqueados (obstruídos), seu conteúdo – que pode ser comida digerida ou fezes – não conseguirá passar por eles. Entre as causas da obstrução intestinal em crianças estão defeitos congênitos que torcem o intestino, hérnias (fraqueza na parede abdominal) e a entrada dos intestinos dentro de si mesmos (intussuscepção). A obstrução intestinal causa inchaço do abdômen, constipação, dor e vômito. Tratamento hospitalar é preciso urgentemente. De acordo com a causa da obstrução, uma cirurgia pode ser necessária.

Anemia por deficiência de ferro

Este é o tipo mais comum de anemia em crianças. Anemia significa que há uma falta de hemoglobina, a parte das células sanguíneas vermelhas que transporta o oxigênio dos pulmões para outras células do corpo. O ferro é necessário para produzir hemoglobina, então, se estiver insuficiente, as células que normalmente recebem oxigênio das células sanguíneas vermelhas podem não o receber o bastante para funcionar. A anemia por deficiência de ferro pode ser causada por uma dieta inadequada em termos de ferro. É comum em bebês prematuros que não possuem estoque suficiente em si antes de nascer para poderem viver nos primeiros meses só com uma dieta de leite (leite não contém muito ferro). Também ocorre em crianças mais velhas, que podem não estar comendo suficientes alimentos com alto teor de ferro. Os sintomas da anemia variam

GLOSSÁRIO DE OUTROS PROBLEMAS DE SAÚDE

em severidade, mas incluem cansaço, pele pálida e respiração curta ao fazer exercícios. Se você estiver preocupado que seu filho possa ter anemia, leve-o ao médico. Exames de sangue podem determinar se há anemia e identificar a causa. Se for por deficiência de ferro, podem ser dados a seu filho suplementos de ferro. Eles são também dados a bebês prematuros para prevenir a anemia. Para aumentar o ferro na dieta de seu filho, ofereça muitas verduras de folhas verdes, proteína e cereais matinais reforçados. À medida que crescem, as crianças tendem a adotar uma dieta mais variada, satisfazendo suas necessidades de ferro.

Quadril irritável

Quadril irritável afeta principalmente crianças, geralmente na idade escolar, e é duas vezes mais comum em meninos. A membrana que envolve a articulação do quadril inflama, causando dor no quadril ou em virilha, joelho ou coxa. O movimento do quadril também fica restringido, o que causa dificuldades de ficar em pé ou de andar, ou faz mancar. O quadril irritável pode se desenvolver após uma infecção viral ou um ferimento, ocasionado por uma queda, mas muitas vezes a causa não é descoberta. Se seu filho tiver o quadril irritável, precisará descansar completamente, de modo que não o movimente. O descanso pode ser em casa ou em um hospital, onde a perna de seu filho pode ser colocada em uma tração para mantê-la parada. Os sintomas melhoram em uma ou duas semanas, e complicações são raras.

Infecção de articulações

Uma infecção de articulação (também chamada artrite séptica) pode ser causada por outra infecção que se espalhou pela circulação do sangue a partir de outro local, por exemplo, uma ferida infeccionada ou tecidos infectados na área, como um osso infectado próximo à articulação. Pode ocorrer em qualquer idade, mas a maioria das crianças afetadas tem menos de 3 anos. Em crianças, a articulação do quadril é o local de infecção mais comum.

Uma articulação infectada inflama e nela se acumulam líquidos. A articulação fica quente ao toque, inchada e dolorida, de modo que a criança pode querer evitar movimentos e desenvolver febre. Procure assistência médica imediatamente se você suspeita que seu filho tem uma infecção de articulação. Ele será tratado no hospital com antibióticos e os líquidos poderão ser drenados da articulação. Depois do tratamento, fisioterapia poderá ser necessária para manter a articulação flexível. Se tratada rapidamente, há uma boa recuperação.

Artrite idiopática juvenil

Na artrite, articulações inflamam e ficam doloridas. "Artrite idiopática juvenil" é um termo genérico para indicar vários tipos de artrite crônica (de longa duração) que ocorrem em crianças. Ela afeta de uma a duas em cada mil crianças. Na forma mais comum, conhecida como artrite oligoarticular, quatro ou menos articulações são afetadas. Em outros tipos, mais articulações são atingidas, e em alguns tipos há sintomas, como febre.

Os tratamentos para aliviar a dor e o inchaço incluem analgésicos, anti-inflamatórios e esteroides. Em alguns casos, são dados medicamentos que desaceleram a progressão da doença. Crianças afetadas podem também fazer fisioterapia e terapia ocupacional para manter as articulações móveis e fortes. Exercícios regulares, como natação ou corrida, podem ser úteis.

O prognóstico para crianças com artrite idiopática juvenil depende do tipo. Oito em cada dez crianças com artrite oligoarticular recuperam-se completamente depois dos 15 anos. Outros tipos podem durar a vida toda, mas, geralmente, o tratamento mantém os sintomas sob controle, e a maioria das crianças leva uma vida normal.

Síndrome de Kawasaki

Esta doença rara e de causa desconhecida geralmente atinge crianças de até 5 anos e é muito comum em bebês de 9 a 12 meses, sendo mais frequente no norte da Ásia. A síndrome causa temperaturas altas por mais de cinco dias, que não respondem à medicação, apresentando outros sintomas, como olhos vermelhos (conjuntivite), dermatite de manchas vermelhas no corpo, pele inchada ou descascando em mãos ou pés, glândulas linfáticas do pescoço inchadas e garganta ou língua vermelha com lábios secos.

Se seu filho for diagnosticado com a síndrome de Kawasaki, ele será tratado no hospital com aspirina e imunoglobulina intravenosa (anticorpos), prevenindo complicações que podem afetar os vasos sanguíneos e o coração. Com tratamento imediato (em até dez dias após o início dos sintomas), as crianças se recuperam.

Leucemia

A leucemia é um tipo de câncer no qual a medula óssea produz um grande número de células sanguíneas brancas (leucócitos) anormais, que não conseguem defender o corpo contra infecções. Além disso, prejudicam o equilíbrio de outros tipos de células, de modo que há menos células vermelhas e plaquetas (células que ajudam a coagulação do sangue).

O tipo mais comum de leucemia em crianças é a leucemia linfoblástica aguda. A causa exata é desconhecida, mas fatores genéticos e ambientais podem estar envolvidos. É muito comum em crianças entre 1 e 4 anos e afeta mais meninos do que meninas. Os sintomas incluem fadiga e respiração curta em consequência da anemia (falta de hemoglobina, a parte das células sanguíneas vermelhas que transporta oxigênio), fácil formação de equimoses, hemorragia e glândulas linfáticas inchadas. Inicialmente, esses sintomas podem sugerir infecção viral, mas eles não melhoram. O tratamento envolve quimioterapia, e oito em cada dez crianças ficam curadas.

Síndrome nefrótica

Os rins filtram detritos do sangue que devem ser eliminados como urina, enquanto preservam células sanguíneas e proteínas. Na síndrome nefrótica, os rins passam a não filtrar corretamente, e pelo menos 25 vezes mais proteínas do que o usual perdem-se do sangue. O nível baixo de proteína no sangue permite que água infiltre outros tecidos, causando inchaços (edemas).

Esta é uma doença incomum que afeta pessoas de qualquer idade; em crianças, ocorre geralmente entre 2 e 5 anos, principalmente em meninos. Os sintomas incluem inchaço, comumente em torno dos olhos, aumento de peso (pela acumulação excessiva de líquidos), fadiga e quantidade menor de urina, que pode estar espumosa. É diagnosticada ao medir a quantidade de proteína na amostra de urina coletada da criança ao longo de 24 horas. Se seu filho tiver a síndrome nefrótica, ele será tratado com esteroides. Líquidos podem ser restringidos e ele receberá diuréticos para ajudar seus rins a produzirem urina e eliminarem o excesso de líquidos de seu corpo. A síndrome em crianças não costuma gerar danos renais de longa duração.

GLOSSÁRIO DE OUTROS PROBLEMAS DE SAÚDE

Distrofia muscular

Fraqueza e desgaste progressivos dos músculos são as características principais da distrofia muscular. Há vários tipos diferentes, mas o mais comum e mais sério é a distrofia muscular de Duchenne, doença genética que afeta somente meninos. Nesse caso, os músculos das pernas são geralmente os primeiros a enfraquecerem. Isso pode causar um atraso em começar a andar ou dificuldades de deitar e levantar – as crianças podem usar suas mãos para levantar as pernas e ficar em pé. Não há cura, mas a fisioterapia pode ajudar seu filho a manter a mobilidade pelo máximo de tempo possível. A fraqueza muscular é progressiva e gradualmente afeta um número cada vez maior de músculos. Crianças afetadas geralmente precisam usar uma cadeira de rodas pelos 10 ou 11 anos de idade, e o problema torna-se capaz de colocar a vida em risco em uma idade média de 20 a 30 anos.

Doença de Perthes

Este problema afeta a cabeça do fêmur, no ponto em que entra na pélvis. O abastecimento com sangue nessa área se torna insuficiente e o osso fica macio. Quando o abastecimento com sangue se recupera, o osso melhora e endurece de novo, mas pode ficar deformado. A doença de Perthes é rara, tende a afetar crianças entre 4 e 8 anos e é mais comum em meninos. Os sintomas incluem mancar e sentir dor em quadril, virilha ou joelho. O tratamento depende da gravidade da situação e pode incluir ficar acamado, colocar a perna em uma proteção de gesso ou de talas, ou cirurgia.

Fenilcetonúria

A fenilalanina é um aminoácido encontrado em muitos alimentos que contêm proteína. Normalmente é metabolizada por uma enzima e usada pelo corpo. A fenilcetonúria é uma rara doença hereditária na qual os níveis dessa enzima estão baixos, de modo que a fenilalanina não pode ser processada, causando níveis anormalmente altos no corpo. Isso pode causar danos cerebrais irreversíveis, que levam a dificuldades de aprendizagem. A fenilcetonúria pode ser tratada se diagnosticada cedo (pelo teste do pezinho), antes que ocorram danos cerebrais significantes. O tratamento envolve a observação de uma dieta baixa em fenilalanina, prevenindo o aumento dos níveis no sangue. Por isso, não dê a seu filho alimentos ricos em proteína; uma dieta com proteínas artificiais pode ser recomendada.

Estenose pilórica

Na estenose pilórica, a passagem do estômago para os intestinos está estreitada, de modo que não entra comida suficiente nos intestinos e o que não passa é vomitado. O problema afeta cerca de um em cada quinhentos bebês, geralmente abaixo de 2 meses, e é mais comum em meninos. Os sintomas incluem vômitos fortíssimos nos quais o material é projetado para longe, fome constante e perda de peso. O vômito pode levar à desidratação. O estreitamento pode ser diagnosticado por ultrassom e tratado em uma cirurgia.

Anemia falciforme

Nesta forma de anemia hereditária, as células sanguíneas vermelhas assumem a forma de foices e são destruídas mais facilmente, baixando os níveis de hemoglobina transportadora de oxigênio no sangue. Além disso, as células falciformes podem bloquear vasos sanguíneos mais estreitos. A doença é causada por gene imperfeito; se a criança herdar duas unidades do gene imperfeito, terá anemia falciforme; se herdar somente uma, será portadora. Crianças portadoras geralmente não apresentam sintomas, mas podem passar o problema para seus filhos se seu parceiro for também portador do gene imperfeito. Crianças com anemia falciforme têm os sintomas comuns de outras anemias, como fadiga e respiração curta ao fazer esforço. Contudo, seu filho pode apresentar também episódios de icterícia (a pele e a parte branca dos olhos ficam amareladas) e crises de células falciformes, nas quais tais células bloqueiam vasos sanguíneos mais estreitos, causando dor, muitas vezes em ossos ou no abdômen. O tratamento inclui evitar desencadeantes da crise, como desidratação, dar suplementos de vitaminas e medicamentos contra a dor durante as crises, bem como usar regularmente antibióticos, prevenindo infecções. A anemia falciforme é detectada precocemente pelo teste do pezinho.

Torção testicular

Os testículos descem do escroto afixados por uma estrutura em forma de cordão chamada cordão espermático. Na torção testicular, esse cordão fica torcido. Em consequência, o abastecimento de sangue aos testículos é interrompido, causando dor. A torção testicular pode ocorrer em qualquer idade, mas é mais comum em meninos muito pequenos e em torno da puberdade, e pode ocorrer depois de um ferimento no escroto.

Os sintomas são um início repentino de forte dor nos testículos que pode ser mais forte do que o normal no escroto, o qual pode inchar. Outros sintomas incluem náusea e vômito. Se suspeitar que seu filho possa ter torção testicular, chame uma ambulância, já que o problema precisa ser tratado urgentemente (dentro de algumas horas) para tentar salvar o testículo. O tratamento envolve uma cirurgia para destorcer os testículos. Se for realizada sem demora, ele pode voltar a funcionar sem problema algum.

Síndrome de Turner

Afetando cerca de 1 em cada 2.500 meninas, é uma doença genética na qual falta um dos cromossomos X (meninas normalmente têm dois).

Meninas com a síndrome de Turner são baixas em estatura e seus ovários não se desenvolvem, de modo que podem não desenvolver mamas ou ter menstruação na puberdade, e podem ser inférteis. Em algumas meninas, a doença só é diagnosticada na puberdade, quando a menstruação não acontece. Outros sintomas incluem um pescoço forte ou largo e mamilos muito distantes. Pode haver também problemas com rins, ossos, coração, ouvidos e glândulas tireoides. Geralmente, a inteligência não sofre qualquer dano.

Não há tratamento específico para a síndrome de Turner, mas exames regulares devem ser feitos para verificar quaisquer complicações. A baixa estatura pode ser tratada com hormônios de crescimento, e substitutos de hormônios de estrógeno e progesterona podem ser dados para ajudar o desenvolvimento sexual, inclusive a menstruação.

Tumor de Wilms

Esta forma rara de câncer renal desenvolve-se geralmente em crianças com menos de 4 anos, afetando somente um dos rins. Os sintomas incluem inchaço do abdômen, que pode estar dolorido, e sangue na urina (pode ficar vermelha ou rosada). É diagnosticado com técnicas como ultrassom ou tomografia computadorizada. O tratamento pode incluir cirurgia, quimioterapia e radioterapia; na maioria das crianças, o problema tem cura.

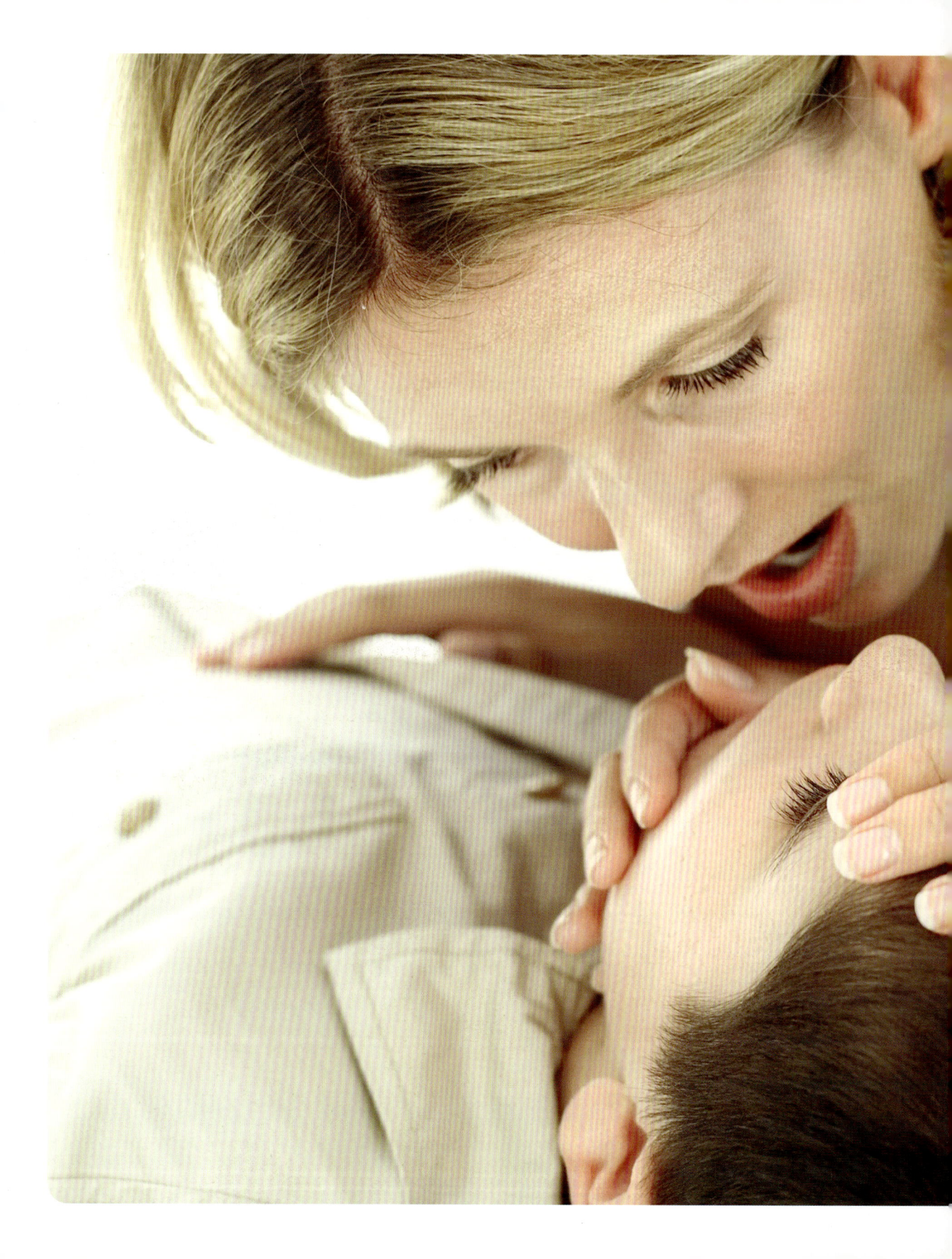

Primeiros socorros

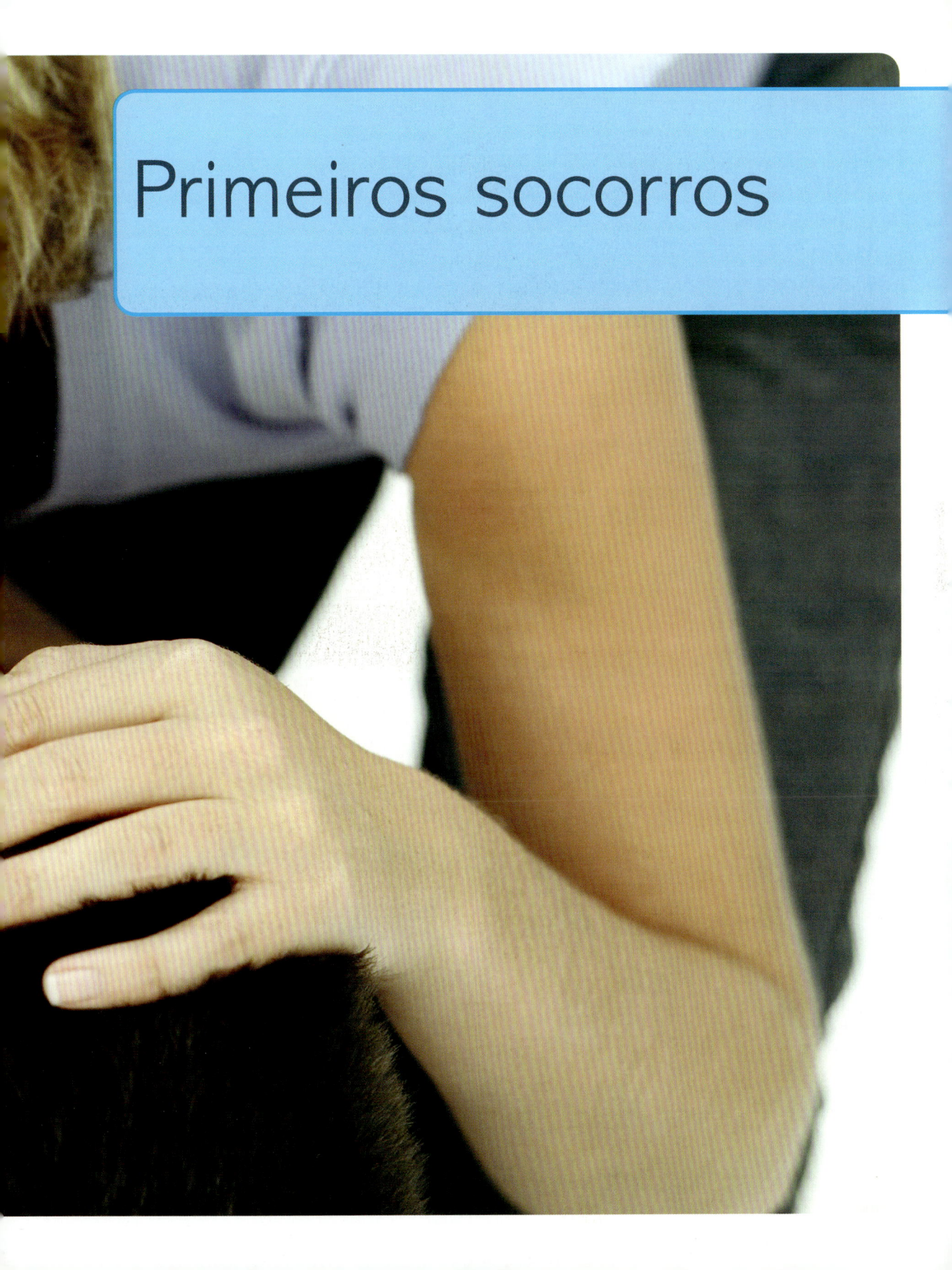

★ PRIMEIROS SOCORROS

Bebê inconsciente

Aja rapidamente se um bebê (de até 1 ano) estiver inconsciente, já que ele pode não estar respirando e seu coração pode parar. Abra sua via aérea, verifique sua respiração e, se for preciso, comece a ressuscitação cardiopulmonar (RCP).

Medida de emergência

★ **Verifique a reação** Toque seu pé e chame seu nome. Se não houver reação, ele está inconsciente.

★ **Chame ajuda** Peça a alguém para chamar uma ambulância. Se estiver sozinho, aplique RCP por um minuto e depois chame uma ambulância.

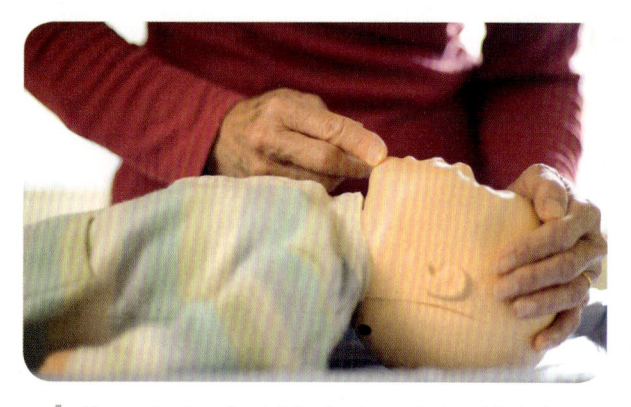

1 Abra a via aérea Se o bebê estiver inconsciente e deitado de costas, sua língua pode cair para trás e bloquear a passagem do ar até os pulmões. Primeiro, deite-o sobre uma superfície firme. Coloque uma mão na sua testa e incline sua cabeça levemente para trás. Ponha um dedo da outra mão no queixo e o levante.

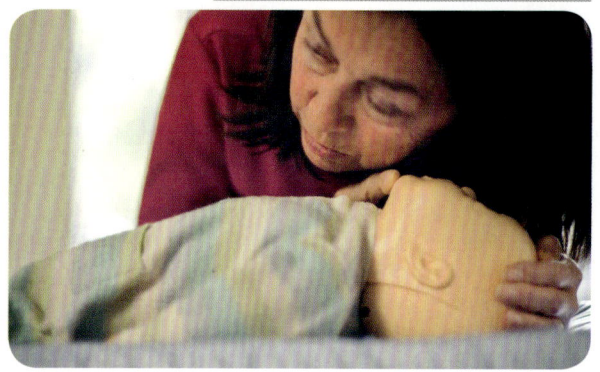

2 Verifique a respiração por dez segundos Incline-se sobre seu bebê, com o ouvido próximo à boca dele, e olhe para seu peito. Tente ouvir sons de respiração e sentir a respiração no seu rosto. Verifique sinais de movimento no peito. Se ele estiver respirando, veja o quadro abaixo. Se não estiver respirando, vá para o próximo passo.

Posição de recuperação para um bebê que está respirando

Se seu bebê estiver inconsciente, mas respirando, segure-o na posição de recuperação enquanto você espera pela ajuda. Pegue-o nos braços de tal modo que a cabeça fique mais baixo do que o corpo. Apoie a cabeça com a sua mão. Nessa posição, a língua não irá cair para trás e bloquear a passagem do ar e, se ele vomitar, não irá engasgar. Chame uma ambulância e monitore a respiração dele até ela chegar.

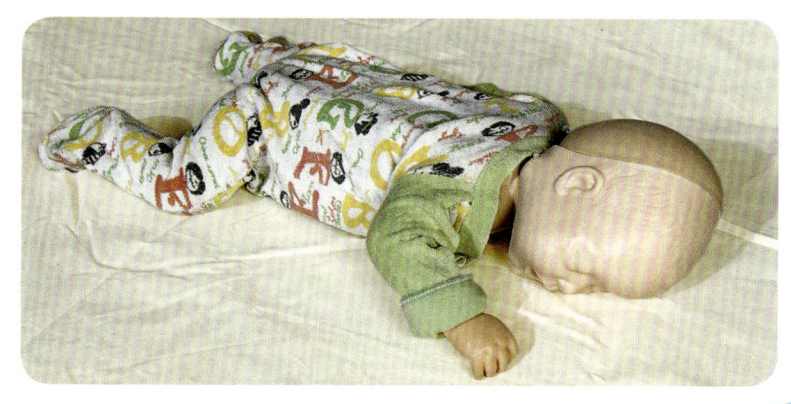

BEBÊ INCONSCIENTE ★

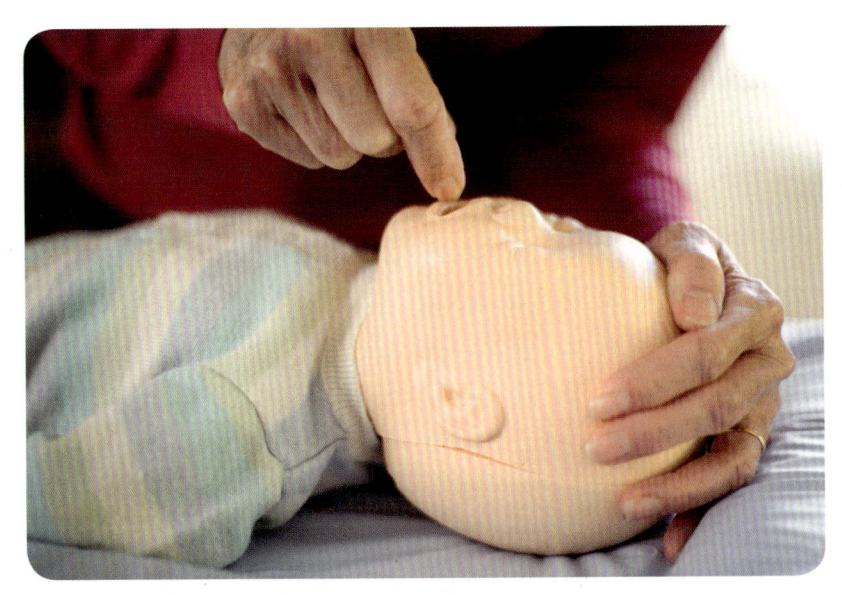

3 **Limpe a via aérea** Assegure que a via aérea esteja aberta. Verifique a boca de seu bebê para observar se há alguma obstrução evidente na boca ou no nariz. Se você vir alguma coisa, tire-a, mas não coloque seu dedo dentro da boca para procurar por obstruções.

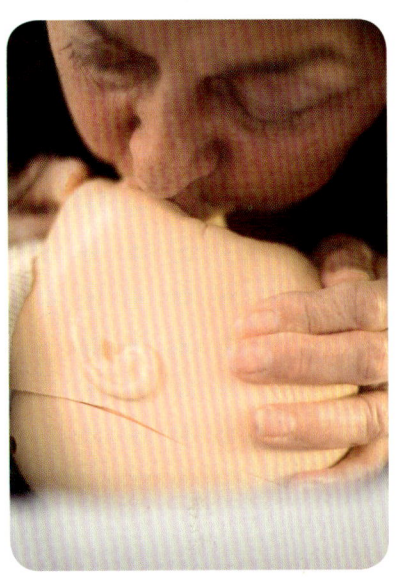

4 **Comece com cinco respirações de socorro** Inspire, coloque sua boca sobre a boca e o nariz do bebê e expire gentilmente por um segundo. Repita 5 vezes.

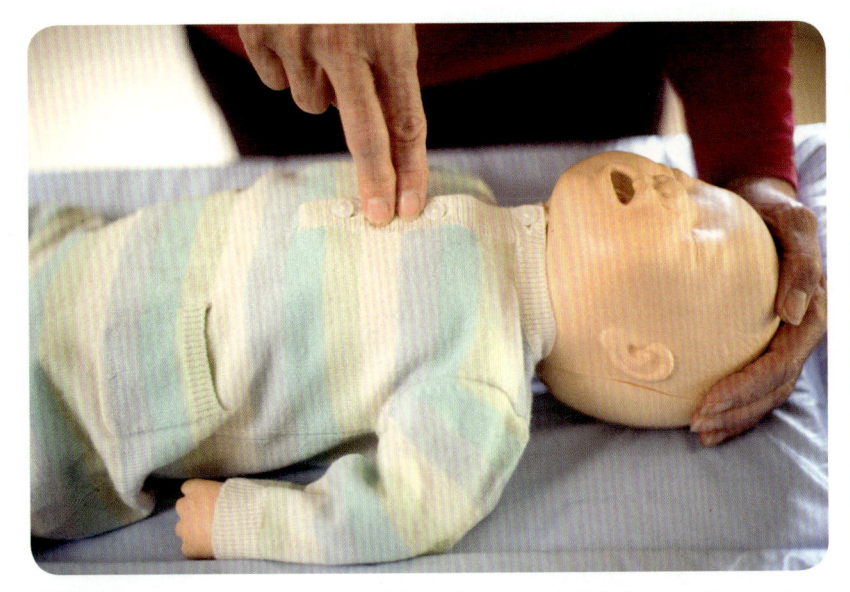

5 **Dê trinta compressões de peito** Coloque duas pontas de dedo de uma mão no centro do peito do bebê, dobrando seus outros dedos para trás. Pressione verticalmente até cerca de um terço da profundidade do peito, então solte a pressão, mas não retire os dedos. Deixe o peito voltar para cima até sua posição normal. Repita, aplicando trinta compressões.

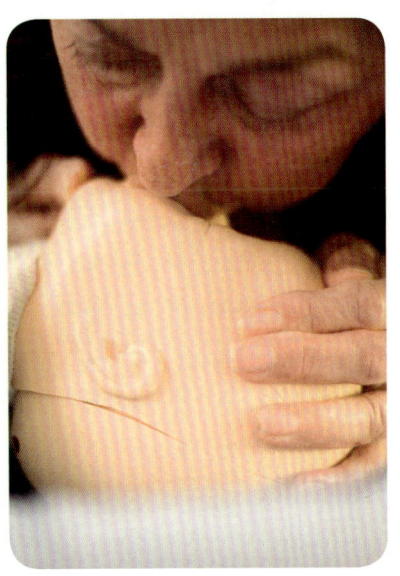

6 **Faça duas respirações de socorro e repita trinta compressões de peito** Continue a dar trinta compressões e duas respirações de socorro até chegar ajuda ou seu bebê voltar a respirar.

211

Criança inconsciente

Aja rapidamente se seu filho (acima de 1 ano) estiver inconsciente, já que sua língua pode cair para trás e bloquear a passagem do ar, impedindo a respiração. Se for preciso, inicie a ressuscitação cardiopulmonar (RCP).

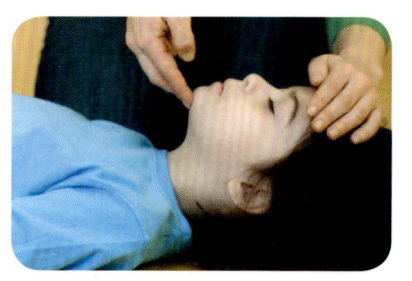

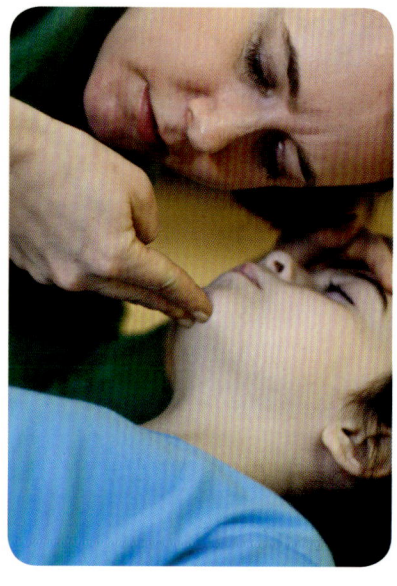

Medida de emergência

★ **Verifique a reação** Toque seu ombro, chamando seu nome. Jamais sacuda uma criança. Se não houver reação, a criança está inconsciente.

★ **Chame ajuda** Peça a alguém para chamar uma ambulância enquanto você cuida da criança.

★ **Se você estiver sozinho** Aplique a RCP por um minuto antes de chamar a ambulância.

1 Abra a via respiratória Coloque uma mão na testa de seu filho para inclinar sua cabeça levemente para trás. Ponha dois dedos da outra mão no queixo e o levante.

2 Verifique a respiração Coloque o ouvido próximo à boca de seu filho e observe seu peito. Verifique sons de respiração e sinais de respiração no rosto e no peito, por dez segundos.

Posição de recuperação para uma criança que está respirando

Se seu filho estiver respirando, deite-o de lado com a cabeça inclinada para trás e a perna inferior alinhada com a coluna. Dobre o braço inferior e a perna superior, de modo que fiquem em um ângulo reto em relação a seu corpo, para a criança não cair para a frente. Coloque a cabeça sobre a mão superior. Nessa posição, sua língua não irá cair para trás e bloquear a passagem do ar e, se ela vomitar, não irá engasgar. Chame uma ambulância.

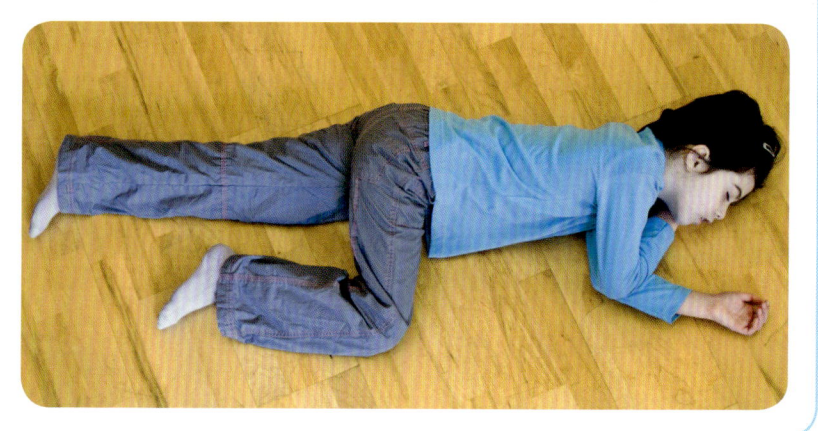

CRIANÇA INCONSCIENTE ★

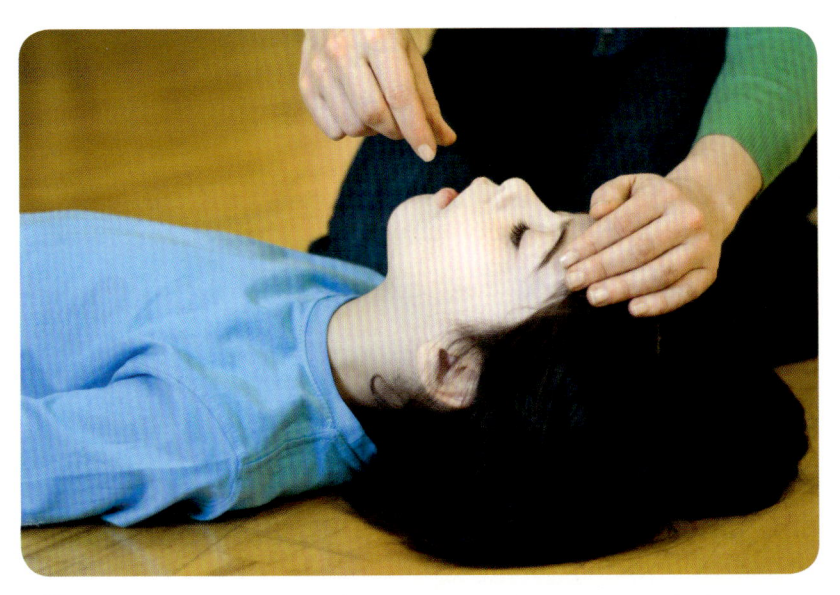

3 Limpe a via aérea Se a criança não estiver respirando, assegure que a via aérea esteja aberta, inclinando sua cabeça e levantando de novo seu queixo. Verifique a boca para observar se há alguma obstrução evidente na boca ou no nariz. Se vir alguma coisa, tire-a, mas não coloque o dedo dentro da boca para procurar por obstruções.

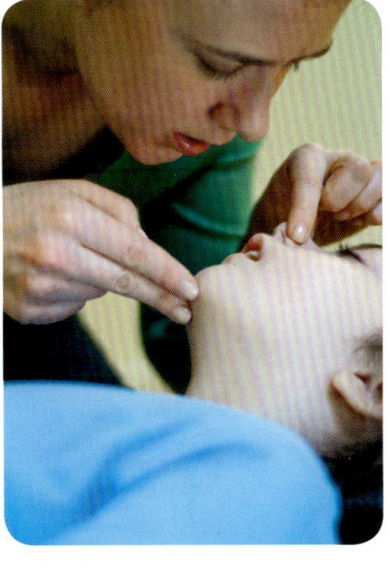

4 Comece com cinco respirações de socorro Inspire normalmente. Aperte o nariz da criança, coloque sua boca firmemente sobre a boca dela – olhe se o peito está se levantando. Retire sua boca e deixe o peito abaixar. Repita CINCO vezes. Se o peito não subir, ajuste a posição da cabeça e tente de novo.

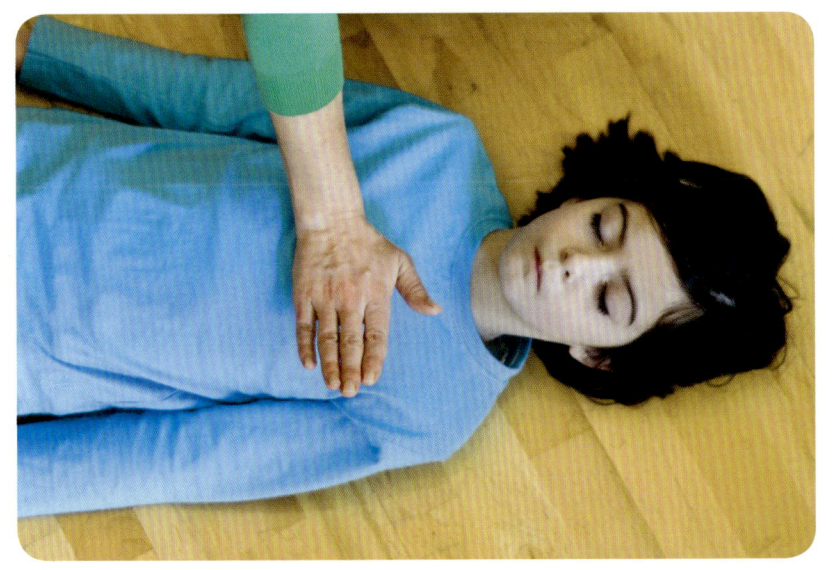

5 Dê trinta compressões de peito Coloque a palma de uma mão no centro do peito da criança. Mantenha seus dedos elevados para não correr o risco de pressionar com eles as costelas da criança. Pressione verticalmente até cerca de um terço da profundidade do peito, então solte a pressão, mas não retire os dedos. Deixe o peito voltar para cima até sua posição normal. Repita, aplicando trinta compressões.

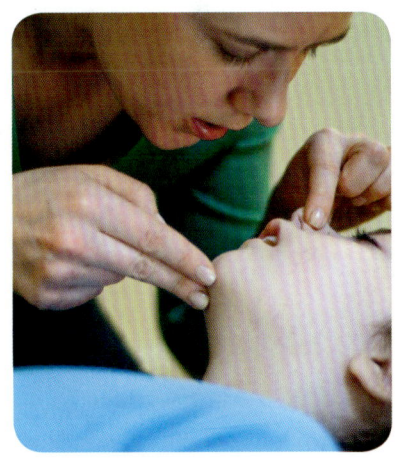

6 Faça duas respirações de socorro e repita trinta compressões de peito Continue a fazer trinta compressões e duas respirações de socorro até chegar ajuda ou seu filho voltar a respirar.

★ PRIMEIROS SOCORROS

Engasgo em bebês

Bebês podem se engasgar ao comer e, frequentemente, também colocam objetos na boca. Se seu bebê começar a engasgar, deixe-o tossir, mas aja como descrito a seguir se ele tiver dificuldades de respiração.

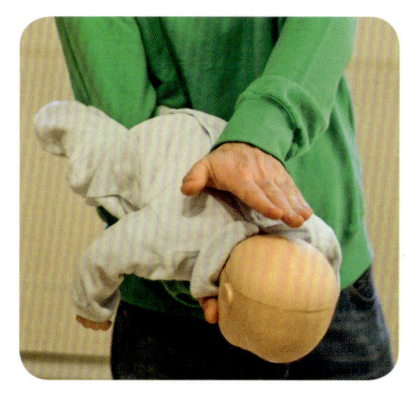

1 Dê cinco tapas nas costas Comece deixando seu bebê tossir para tentar limpar o bloqueio. Se ele não conseguir chorar, tossir ou respirar, deite-o com o rosto para baixo ao longo de seu braço, apoiando a cabeça com sua mão. Com a palma de sua outra mão, dê cinco tapas nas costas, entre as omoplatas. Vire o bebê, deixando-o com o rosto para cima ao longo de seu outro braço, e olhe para dentro da sua boca. Remova obstruções evidentes.

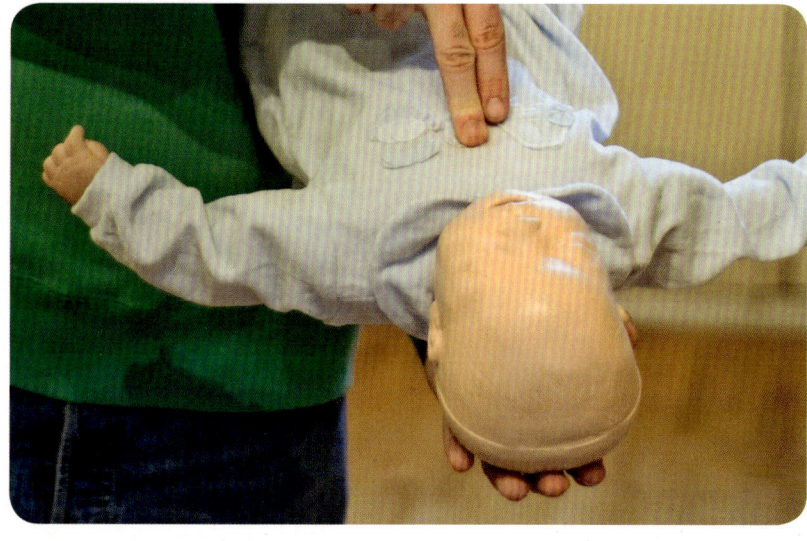

2 Dê cinco apertos no peito Se a via respiratória continuar bloqueada, tente batidinhas no peito. Ponha seu bebê com o rosto para cima ao longo de seu braço, com a cabeça mais baixa que o corpo, apoiando-a em sua mão. Coloque dois dedos no esterno do bebê, logo abaixo da linha entre seus mamilos. Aperte fortemente para dentro e para cima em direção à cabeça até cinco vezes. Verifique de novo sua boca.

3 Repita os tapas nas costas Se a obstrução ainda persistir, volte o bebê de novo para seu outro braço e repita os cinco tapas nas costas. Vire-o com o rosto para cima e verifique sua boca.

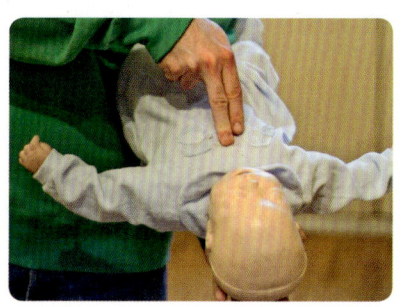

4 Repita os apertos no peito Se a via respiratória ainda não estiver limpa, aperte o peito. Repita os passos 1 e 2 três vezes. Se continuar engasgado, chame uma ambulância. Se inconsciente, ver pp. 210-211.

LEMBRE-SE
Assegure que objetos pequenos fiquem fora do alcance de seu bebê. Sempre use uma cadeira alta quando ele comer e nunca o deixe sozinho com comida.

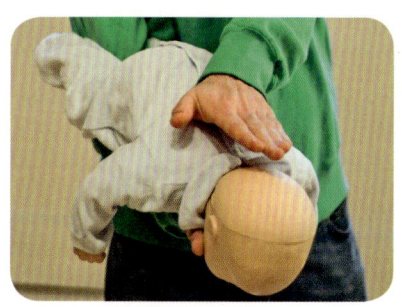

ENGASGO EM CRIANÇAS ★

Engasgo em crianças

Se seu filho estiver engasgado, mas tentando tossir, encoraje-o. Não interfira até ele ficar incapaz de tossir, já que sua intervenção poderia fazer o bloqueio descer mais, pela garganta até os pulmões.

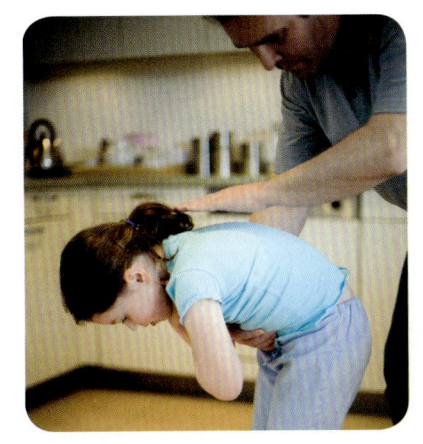

1 Dê cinco tapas nas costas Comece deixando seu filho tossir para tentar limpar o bloqueio. Se ele não conseguir falar, tossir ou respirar, incline-o para a frente, apoiando seu peito com uma mão. Com a palma de sua outra mão, dê cinco tapas bruscos nas costas, entre as omoplatas. Olhe para dentro de sua boca e remova qualquer obstrução evidente. Não coloque o dedo dentro de sua boca na procura de algum objeto.

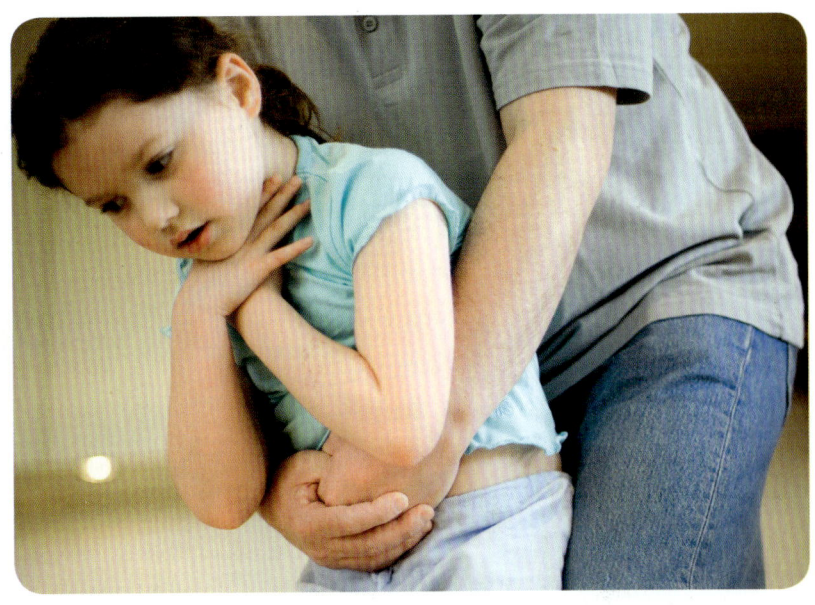

2 Dê cinco apertos abdominais Se a via respiratória continuar bloqueada, fique atrás de seu filho. Feche uma mão em punho, pressione o punho contra o centro do abdômen dele (no meio entre o umbigo e o fim do esterno) e coloque sua outra mão sobre o punho. Aperte fortemente para dentro e para cima até cinco vezes. Verifique de novo sua boca.

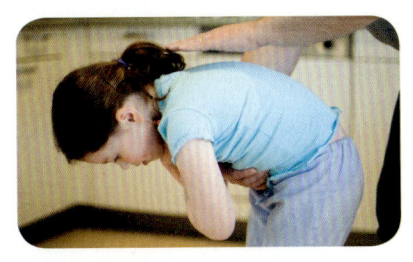

3 Repita os tapas nas costas Se a obstrução ainda persistir, incline seu filho de novo para a frente e repita os cinco tapas nas costas. Verifique de novo sua boca.

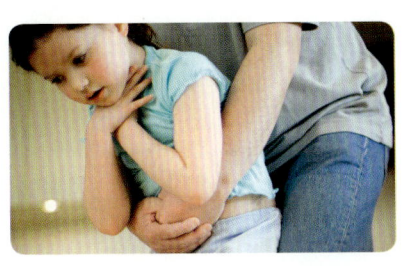

4 Repita os apertos abdominais Se a via respiratória ainda estiver bloqueada, repita os passos 2 e 3 até três vezes. Se permanecer engasgado, chame uma ambulância. Se perder a consciência, ver pp. 212-213.

LEMBRE-SE
Deixe seu filho sempre sentado quando estiver comendo ou bebendo algo. Não permita o uso de brinquedos não recomendados para a faixa etária dele.

Hemorragia séria

Controlar sangramentos fortes pode prevenir o desenvolvimento de um choque que coloca a vida em risco. Se a ferida for grande, pode haver a necessidade de pontos.

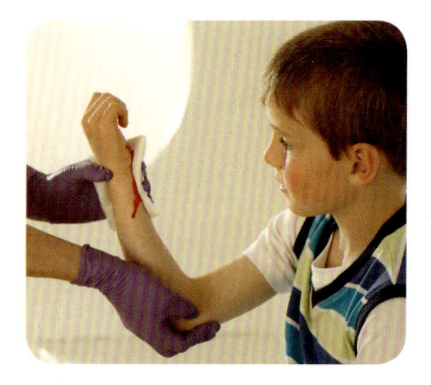

1 **Aplique pressão direta** Pressione contra a ferida uma compressa de gaze. Levante o ferimento acima do coração da criança para desacelerar o fluxo do sangue.

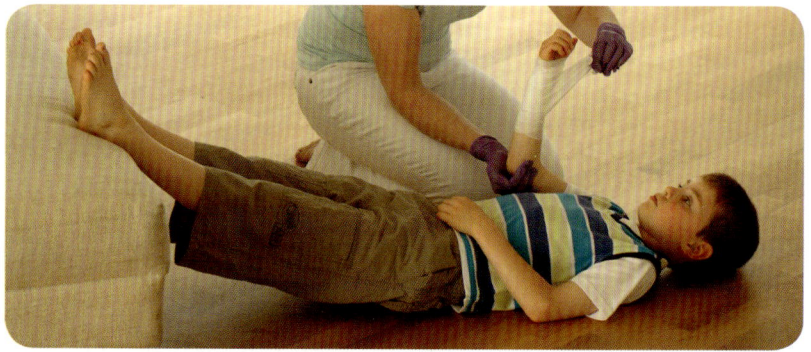

2 **Deite a criança** Tranquilize seu filho. Continue pressionando a ferida, segurando a gaze com uma bandagem, se você tiver, e mantendo a área ferida para o alto. Ajude-o a deitar e coloque suas pernas o mais alto possível, apoiando-as, por exemplo, em uma cadeira ou pilha de almofadas. Chame uma ambulância.

Queimaduras severas

Queimaduras geram perda de líquido e entrada de germes. Procure orientação médica para qualquer queimadura maior — se for profunda ou extensa, chame a ambulância. Jamais aplique cremes ou óleos.

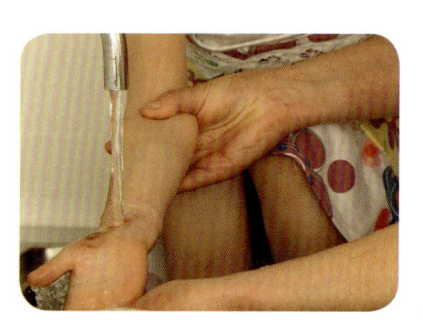

1 **Resfrie a queimadura** Segure a área queimada debaixo de água corrente fria por até dez minutos. Remova a roupa da área antes que a pele comece a inchar. Não coloque nada pegajoso sobre a queimadura.

2 **Cubra a queimadura** Ponha filme de PVC ou uma sacola plástica ou outro material sem fiapos sobre a ferida para prevenir que resseque. Vá ao médico.

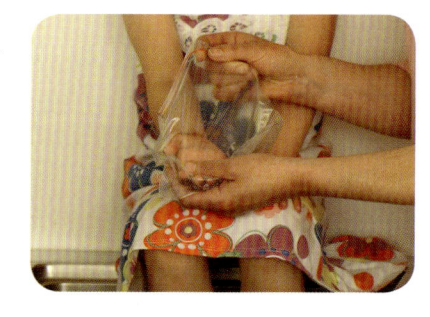

EXAUSTÃO DE CALOR ★

Envenenamento

O envenenamento pode ser provocado pela ingestão de itens diversos, por exemplo, frutinhas selvagens, folhas, produtos de limpeza e medicamentos. Procure indícios como uma embalagem vazia ou hálito com cheiro incomum.

Chame o serviço de emergência Descubra o que seu filho tomou e, se possível, a quantidade. Procure orientação médica ou chame uma ambulância, e forneça o máximo de informação possível. Fique com seu filho e continue a conversar com ele. De acordo com o que tomou, ele pode vomitar (mas não tente provocar o vômito). Não lhe dê nada de comer ou beber. Se ele perder a consciência, ver pp. 212-213.

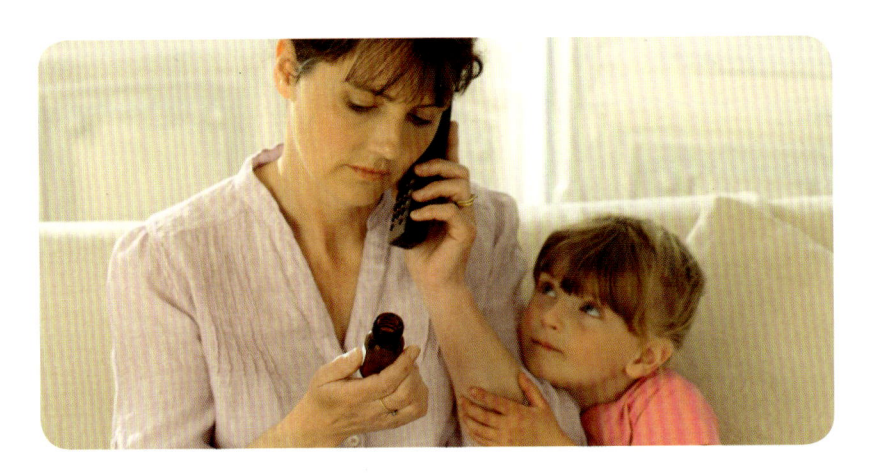

Exaustão de calor

É causada por desidratação. Seu filho irá suar muito e ficará com a pele pálida e pegajosa. Ele poderá ter dor de cabeça, sentir-se mal e com tonturas, bem como ter câimbras.

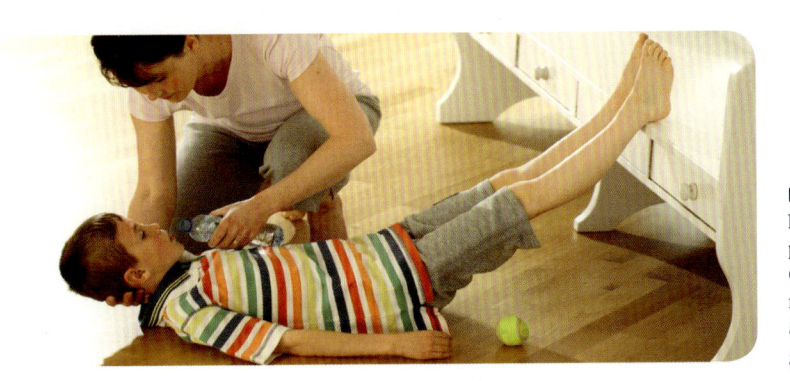

LEMBRE-SE
Chame uma ambulância se seu filho tiver uma repentina dor de cabeça e pele quente e seca – isso é insolação. Comece a resfriá-lo, embrulhando-o em um lençol frio e molhado.

Leve a criança para a sombra Leve-a para um local menos quente. Deite-a no chão e levante suas pernas para levar o fluxo de sangue para sua cabeça. Ofereça um pouco de água, deixando-a sorver o máximo que puder, mas não deixe que engula a água rapidamente. Monitore-a e deixe-a sentar, gradualmente. Chame ajuda se houver piora.

217

★ PRIMEIROS SOCORROS

Choque anafilático

Esta reação alérgica grave pode aparecer rapidamente. Chame uma ambulância para que seu filho possa receber pronto cuidado médico.

LEMBRE-SE
Se seu filho corre risco de ter choques anafiláticos, ele deverá levar sempre consigo seu medicamento. Mostre a professores e a pais de amigos como lidar com a situação.

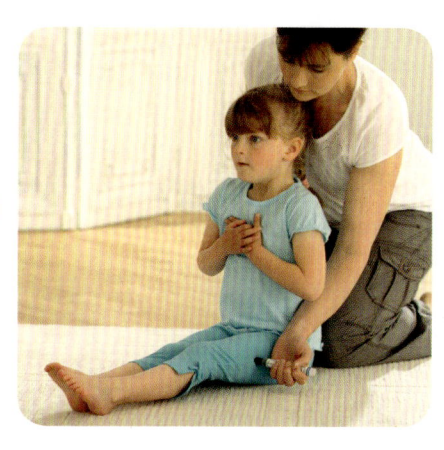

Sinais de emergência

Se seu filho tiver um dos seguintes sintomas, peça para alguém chamar uma ambulância enquanto você cuida dele:

★ **Dificuldade de respirar e pulso rápido.** A criança começa repentinamente a ofegar ou até mesmo lutar por ar.

★ **Pele manchada.** A pele fica vermelha e manchada, muitas vezes em todo o corpo.

★ **Inchaço e intumescimento.** Os olhos podem intumescer; rosto, pescoço e língua podem inchar.

Dê medicação receitada pelo médico
Coloque a criança sentada em uma posição confortável para respirar. Segure o injetor em seu punho, remova a tampa de segurança e aplique a medicação contra a coxa da criança (por cima da roupa, se for preciso). Pressione firmemente para soltar a medicação.

Luxações e entorses

Este tipo de ferimento pode ser dolorido, mas costuma sarar relativamente rápido. No início, seu filho deve ficar em repouso; depois, estimule movimentos suaves. Se você tiver qualquer dúvida acerca do ferimento, trate-o como um osso fraturado (ver página seguinte).

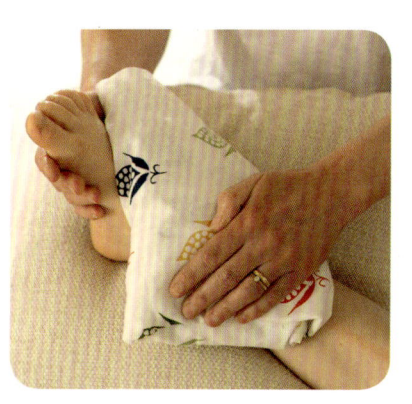

1 Evite movimentos Faça seu filho sentar e levantar a perna. Resfrie a área machucada por até vinte minutos, colocando uma compressa fria. O ideal é usar um saquinho com gelo embrulhado em uma toalha.

2 Enfaixe com uma bandagem Coloque algo para forrar, como uma camada de algodão, em torno da área machucada e depois a cubra com uma faixa elástica. Comece a enfaixar na articulação abaixo da área e siga até a articulação acima dela.

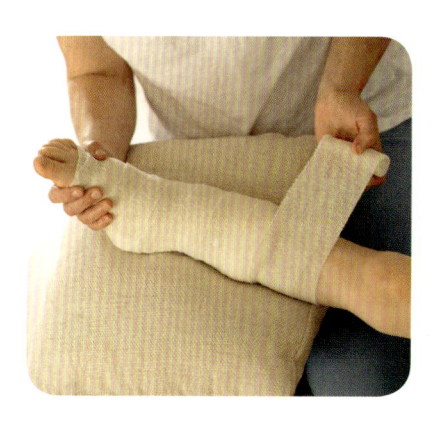

Fraturas ósseas

Se você suspeitar que seu filho possa ter fraturado um osso, ele precisará de um raio X. Imobilize o membro lesionado para evitar o movimento do osso fraturado, o que poderia danificar vasos sanguíneos, nervos ou músculos da área. Procure assistência médica.

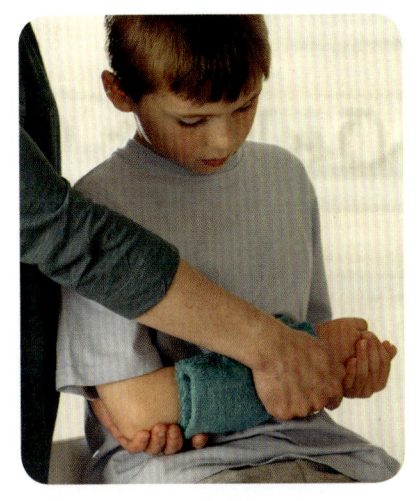

1 Apoie a área machucada com a mão Tranquilize seu filho. Use suas mãos para apoiar as articulações nos dois lados do braço fraturado. Ajude-o a sentar. Embrulhe a área machucada em uma pequena toalha.

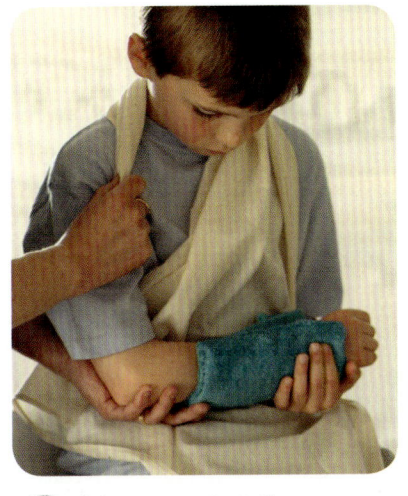

2 Coloque uma tipoia Passe uma tipoia triangular entre peito e braço. A parte comprida deve ficar do lado não machucado, depois passe a ponta atrás do pescoço.

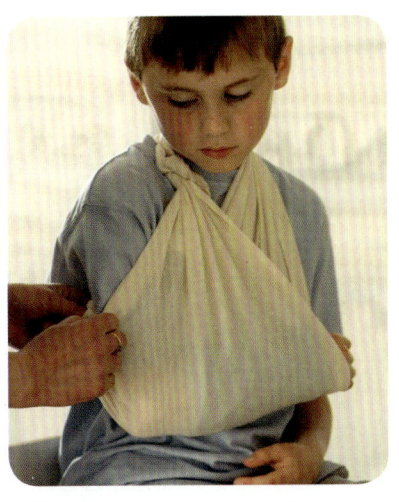

3 Prenda a tipoia Passe a frente da bandagem por cima do braço machucado e faça um nó sobre a clavícula. Dobre a ponta perto do cotovelo para dentro. Leve a criança ao pronto-socorro.

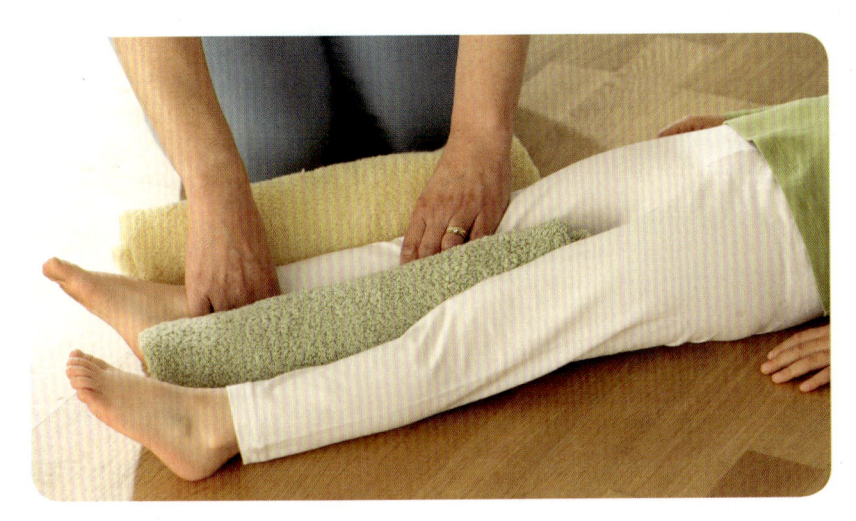

Perna machucada Apoie as articulações acima e abaixo da fratura com suas mãos. Peça a alguém para colocar toalhas enroladas nos dois lados da perna para apoio adicional. Chame uma ambulância se a criança precisar ser levada ao pronto-socorro em uma maca.

Índice remissivo

Números de páginas em **negrito** remetem ao texto principal sobre uma doença, um problema de saúde ou uma emergência.

Números de páginas em *itálico* remetem à seção "Listas de sintomas".

A

abscesso dentário *34*, **161**
acidentes *ver* primeiros socorros
acil-CoA desidrogenase de cadeia média 10
acne neonatal **89**
adenite mesentérica **172**
adenoides aumentadas *70*, *141*, **146**, 148
afta bucal *75*, **99**
alergia alimentar *36*, *37*, *39*, *80*, **164**
alergias
 alergia alimentar *36*, *37*, *39*, *80*, **164**
 asma *29*, *69*, *70*, *72*, *73*, **150-151**
 choque anafilático *49*, *126*, *164*, **218**
 conjuntivite alérgica **134-135**
 eczema *44*, *48*, *65*, *86*, **114-115**
 reações alérgicas *49*
 rinite alérgica *67*, *70*, *71*, **144-145**
 urticária *49*, *127*
amamentar 12, 13, *37*, *79*, *81*, *95*, *96*, *97*
ambliopia 132
amigdalite **147**
andar de bicicleta 16, 22, 186
anemia
 anemia falciforme 10, 207
 anemia por deficiência de ferro 205-206
angioedema 127
ansiedade de separação **195**
ansiedade e medos *57*, *78*, **195**
apendicite *42*, *76*, *77*, **172**
apneia obstrutiva do sono 148
arrancar cabelos **194-195**
arranhões e cortes **127**
artrite
 artrite idiopática juvenil 206
 artrite oligoarticular 206
 artrite séptica (infecção das articulações) 206
asma *29*, *69*, *70*, *72*, *73*, **150-151**
Asperger, síndrome de **202**
aspirina 29
assadura (dermatite de fralda) *45*, **93**
astigmatismo **133**
ataques de perda de fôlego **194**

B

baixa estatura **190**
balanite *55*, **179**
barotrauma *64*, *67*, **142**
bater a cabeça **194**
bem-estar emocional 11, 15, 17, 20, 133
bilirrubina 88-89
bolhas **129**
brincar e brinquedos 10, 11, 15, 17, 22
bronquiolite *32*, *40*, *41*, *68*, *72*, *73*, **158**
bronquite *35*, *68*, *72*, *73*, **156**
brotoeja *47*, **89**

C

calázio **135**
câncer
 leucemia 206
 tumor de Wilms 207
cárie dentária **160**
caroços e inchaços 54-55
carrapato, picadas de **111**
caspas 53
catapora *50*, **104-105**
caxumba *21*, *34*, *55*, *67*, *86*, **108**
celulite **117**
choque anafilático *49*, *126*, *164*, **218**
chupar o dedo **195**
chupetas 13, 95, 139
coceira *45*, *52-53*
 das orelhas *64-65*
 oxiuríase ou enterobíase *52*, *53*, **170-171**
 prevenir coçar *45*, *105*, *115*, *171*
cólicas **94-95**
comida e dieta 10, 12, 13, 14, 16, 18-19, 23, 175, 176
conjuntivite *92*, **134-135**
 infecciosa *92*, **134-135**
 irritativa **134-135**
 neonatal *92*, **134-135**
constipação *38*, *80*, **174-175**, 198
convulsões
 epilepsia 204
 febris *29*, *61*, **187**
coqueluche *21*, *40*, *41*, *43*, *68*, *69*, *70*, **112**
corpos estranhos *64*, *65*, **137**
cortes e arranhões **127**
crises/acessos 60-61
 convulsões febris *29*, *61*, **187**
 epilepsia 204
crosta láctea (dermatite seborreica infantil) *44*, **91**
crupe viral (laringotraqueobronquite) *35*, *72*, *73*, **155**

D

defecação imprópria **198**
defeito do septo ventricular 203
desenvolvimento atrasado **99**
 da mobilidade 12, 13, 14, 15, 16
 de habilidades 10, 12, 13
desidratação 37, *59*, *83*, 169, 217
desmaios *60-61*
desmame 13, 14, 19
diabetes tipo 1 e tipo 2 *18*, *59*, *61*, *83*, **188-189**
diarreia *36-39*
 de criança pequena **176**
 transbordante **198**
dieta 10, 12, 13, 14, 16, 18-19, 23, 175, 176
difteria 21, 146
dislexia **199**
dispraxia **198**
distrofia muscular 207
 de Duchenne 207
doença celíaca *36*, *39*, **166-167**
doença de Lyme **111**
doença de Perthes 207
doenças bucais
 afta bucal *75*, **99**
 fissura labiopalatal 203
 gengivite *74*, **161**
 herpes labial *75*, **119**
 impetigo *46*, *75*, **118**
 problemas bucais *74-75*
 úlceras bucais *74*, *75*, **162**
doenças cardíacas congênitas 203-204
doenças de dentes
 abscesso dentário *34*, **161**
 cárie dentária **160**
 dentição 13, 16, *74*, **98**
 gengivite *74*, **161**
 higiene dentária 160
doenças de nariz e garganta 131
 apneia obstrutiva do sono **148**
 corpos estranhos **137**
 epiglotite **155**
 hemorragia nasal **143**
 rinite alérgica *67*, *70*, *71*, **144-145**
doenças de olho e visão 131
 ambliopia 132
 astigmatismo **133**
 calázio **135**
 conjuntivite *92*, **134-135**
 corpos estranhos **137**
 erros refrativos **133**
 estrabismo *62*, *63*, **132**
 hipermetropia **133**
 miopia **133**
 olhos inflamados (conjuntivite neonatal) *86*, **92**
 terçol **136**
 visão perturbada ou debilitada *62-63*
doenças de orelha e audição 131
 acúmulo de cerume *60*, *67*, **140**
 barotrauma *64*, *67*, **142**
 corpos estranhos *64*, *65*, **137**
 dor na orelha *64-65*
 inflamação do canal auditivo *65*, **138**
 orelha dolorida ou irritada *64-65*
 otite interna *32*, *35*, *55*, *64*, *65*, *67*, **139**
 otite média secretora *66*, **140-141**
 problemas de audição *66-67*
 testes de audição 10, *67*
 tímpano perfurado 139, 142
 tubos 141
doenças de pele 113
 acne neonatal **89**
 bolhas **129**
 brotoeja *47*, **89**
 caspas 53
 celulite **117**
 cortes e arranhões **127**
 crosta láctea (dermatite seborreica infantil) *44*, **91**
 dermatite de fralda *45*, **93**
 dermatite perioral infantil 75
 dermatite seborreica infantil *44*, **91**
 eczema *44*, *48*, *65*, *86*, **114-115**
 equimoses **128**
 eritema neonatal **89**
 estilhaços **128**
 furúnculos e erupções *47*, *54*, *65*, **117**
 herpes labial *75*, **119**
 impetigo *46*, *75*, **118**
 manchas congênitas e sinais **90**
 manchas e dermatites *46-49*, **89**
 micose *48*, **121**
 mília **89**
 molusco contagioso *46*, **119**
 pé de atleta *52*, **122**
 pele sensível 53
 pequenos ferimentos de pele **127-129**
 picadas de inseto *48*, *54*, *111*, **126**
 piolho *53*, **124-125**
 pitiríase alba **123**
 pitiríase rósea **123**
 psoríase *48*, **116**
 queimadura de sol e proteção solar 23, **130**

ÍNDICE REMISSIVO ★

queimaduras amenas **129**
sarna 53, **124**
urticária 49, **127**
verruga 47, **120**
vitiligo 123
doenças do sistema nervoso 183
doenças do sistema respiratório 149
doenças genitais (meninas),
problemas vulvovaginais 53, **182**
doenças genitais (meninos)
balanite 55, **179**
fimose **181**
hidrocele 55, 182
hipospadia 205
inflamação testicular 108
parafimose **181**
prepúcio que não se retrai **181**
problemas de prepúcio **181**
testículos que não desceram **181**
torção testicular 76, 207
doenças hormonais 183
baixa estatura **190**
diabetes 18, 59, 61, 83, **188-189**
hipotireoidismo 10, 205
puberdade precoce **190**
doenças intestinais
constipação 38, 80, **174-175**, 198
defecação imprópria **198**
diarreia 36-39
diarreia de criança pequena **176**
diarreia transbordante **198**
fezes de aspecto anormal 79-81
doenças urinárias e renais 177
amostra de urina 178
glomerulonefrite 205
infecção do sistema urinário 33, 35, 41, 43, 78, 82, **178-179**
problemas de incontinência **180**
problemas urinários 82-83
refluxo vesicoureteral 179
síndrome nefrótica 206
tumor de Wilms 207
dor de cabeça **184**
enxaqueca 63, **185**
de tensão **184**
dores abdominais 76-78, **174**
dores abdominais recorrentes **174**

E

eczema 44, 48, 65, 86, **114-115**
dermatite perioral infantil 75
encefalite 204
engasgo 69, 72
enjoo de viagem 43, **167**
enterobíase 52, 53, **170-171**
entorses e luxações 55, **218**
envenenamento 58, 63, **217**
enxaqueca 63, **185**
abdominal **173**
epiglotite **146**
epilepsia 60, 61, 204

equimoses **128**
eritema infeccioso (quinta doença) 51, **110**
eritema neonatal 89
erros refrativos, olhos e visão **133**
erupções cutâneas (dermatites) ver manchas e dermatites
escarlatina 51, 71, **103**
escoriações (cortes e arranhões) **127**
estenose pilórica 207
estilhaços **128**
estrabismo 62, 63, **132**
etapas do desenvolvimento 12, 14, 16
exames de saúde em recém-nascidos 10, 12
exaustão de calor **217**
exercícios 10, 20, 148

F

fala
desenvolvimento e retardo da fala 14, **196**
disfemia **197**
tiques nervosos vocais **197**
faringite 147
febre 29, 32-35, 50-51, 58
febre do feno (rinite alérgica sazonal) 67, 70, 71, **144-145**
fenilcetonúria 10, 207
ferimento de cabeça 43, 54, 58, 63, **186**
fezes
de aspecto anormal 79-81
normais 81
fibrose cística 10, 36, 39, 80, 204
fimose **181**
fissura labiopalatal 203
flatulência 41, **97**
cólicas **94-95**
furúnculos e erupções 47, 54, 65, **117**

G

gagueira (disfemia) **197**
garganta inflamada 71
gases (flatulência) 41, **97**
gastroenterite 33, 35, 36, 37, 39, 40, 41, 59, 77, 80, 81, 83, **168-169**
gengivite 74, **161**
giardíase 36, 39, **170**
glândulas inchadas ou bloqueadas
adenite mesentérica **172**
calázio **135**
caxumba 21, 34, 55, 67, 86, **108**
glândulas abdominais 76, 78
glândulas linfáticas 54, 55, 172
terçol **136**
glomerulonefrite 82, 205
granuloma, coto do cordão umbilical **88**
gripe (*influenza*) 33, 35, 69, 78, **154**

H

hemangiomas **90**
hemangioma cavernoso **90**
hemangioma morango **90**
hemofilia 205
hemorragia **216**
hepatite 42, 81, 83, **168**
hérnia
inguinal 54, 55, 76, **100**
umbilical 54, **100**
herpes labial 75, **119**
Hib (*Haemophilus influenzae* tipo b), vacina 21, 146
hidrocele 55, **182**
higiene dentária **160**
hipermetropia **133**
hipospadia 205
hipotireoidismo 10, 205
hordéolo **136**
hospitais 27

I

ibuprofeno 29, 30
icterícia neonatal 81, 83, **88-89**
impetigo 46, 75, **118**
imunização 21, 23
inchaços e caroços 54-55
inconsciência **210-213**
incontinência
problemas de incontinência **180**
infecção generalizada (septicemia) 50, 102
infecção pneumocócica 21
infecções fúngicas
afta bucal 75, **99**
dermatite de fralda 45, **93**
micose 48, **121**
micose de unha **121**
pé de atleta 52, **122**
inflamação das paredes intestinais 190
inflamação do canal auditivo 65, **138**
influenza 33, 35, 69, 78, **154**
inseto, picadas de 48, 54, **111**, **126**
insulina 188, 189
intestino irritável, síndrome do **165**
intolerância à lactose **163**
intolerância alimentar 36, 37, 39, 78, 80, **163**
intussuscepção 77, 79, 205

L

lanches 16, 19, 23
lavar os cabelos 53, 91
leucemia 206
leucemia linfoblástica aguda 206
luxação congênita do quadril 204
luxações e entorses 55, **218**

M

mal-estar geral 56-57

manchas congênitas e sinais **90**
manchas e dermatites 46-49, **89**
manchas mongólicas **90**
manchas vinho do porto **90**
manobra de Valsalva 142
maus hábitos **194-195**
MCADD (acil-CoA desidrogenase de cadeia média) 10
medicamentos 30
como ministrar 29, 30, 134, 138, 145, 151
contra a dor 29, 30
reações indesejadas 36, 38, 47, 49, 51, 59, 63, 80, 83
meningite 29, 33, 34, 41, 43, 50, 59, 67, **102**
micose 48, **121**
micose de unha **121**
miopia **133**
mília 89
molhar 29
molusco contagioso 46, **119**

N

nevos melanocíticos congênitos **90**

O

obesidade 18, 148
obstrução intestinal 41, 42, 77, 79, 205
olhos inflamados (conjuntivite neonatal) 86, **92**
orelha dolorida ou irritada 64-65
ossos
crescimento de ossos 17
doença de Perthes 207
fraturas ósseas, primeiros socorros **219**
infecção óssea 203
otite externa 65, **138**
otite interna 32, 35, 55, 64, 65, 67, **139**
otite média secretora 66, **140-141**
oxiuríase 52, 53, **170-171**

P

paracetamol 29, 30
parafimose **181**
paralisia cerebral 203
parasitas
enterobíase 52, 53, **170-171**
giardíase 36, 39, **170**
oxiuríase 52, 53, **170-171**
piolho 53, **124-125**
sarna 53, **124**
pé de atleta 52, **122**
pé torto 203
pés chatos 15
pele sensível 53
pequenos ferimentos 27
peritonite 172
pernas arqueadas 15

221

ÍNDICE REMISSIVO

pesadelos e terror noturno **192-193**
picadas 48, 54, **111**, **126**
piolho 53, **124-125**
pitiríase alba **123**
pitiríase rósea **123**
placas de Hutchinson **90**
placas de psoríase 48, **116**
pneumonia 32, 35, 68, 72, 73, **157**
posições de recuperação 210, 212
posto de saúde 26, 27
prepúcio que não se retrai **181**
primeiros socorros
  ambulâncias, quando chamar 27
  bolhas **129**
  choque anafilático **218**
  convulsões febris 187
  corpos estranhos 64, 65, **137**
  cortes e arranhões **127**
  engasgo **214-215**
  envenenamento **217**
  equimoses **128**
  estilhaços **128**
  exaustão de calor **217**
  ferimento de cabeça 186
  fraturas ósseas **219**
  hemorragia **216**
  hemorragia nasal **143**
  inconsciência **210-213**
  kit de primeiros socorros 30
  luxações e entorses **218**
  posições de recuperação 210, 212
  queimaduras amenas **129**
  queimaduras severas **216**
  RCP (ressuscitação cardiopulmonar) **210-213**
problemas de cordão umbilical **88**
problemas de incontinência **180**
problemas de prepúcio **181**
problemas de quadril
  luxação congênita do quadril 204
  quadril irritável 206
problemas de testículos *ver* doenças genitais (meninos)

problemas do coto do cordão umbilical **88**
problemas respiratórios 72-73
problemas vulvovaginais 53, **182**
psoríase 48, **116**
  gutata **116**
puberdade 17, **190**
  precoce **190**
púrpura de Henoch-Schönlein 205

Q
quadril irritável 206
queimaduras
  amenas **129**
  queimadura de sol e proteção contra o sol 23, **130**
  severas **216**
quinta doença (eritema infeccioso) 51, **110**

R
RCP (ressuscitação cardiopulmonar) **210-213**
refluxo 41, **96**
regurgitação 41, 96
resfriado 33, 35, 67, 68, 69, 70, 71, 78, **152-153**
respiração asmática causada por vírus 152
ressuscitação cardiopulmonar (RCP) **210-213**
rinite alérgica 67, 70, 71, **144-145**
ritmo respiratório 70
roséola 41, 51, **110**
rubéola 21, 51, **107**

S
sarampo 21, 33, 51, 67, 69, 101, **106**
sarna 53, **124**
segurança 22-23, 186
sentir mal-estar geral 56-57

sinais, nevo melanocítico congênito **90**
síndrome da morte súbita infantil (SMSI) 13
síndrome de Kawasaki 51, 206
síndrome de Tourette 197
síndrome de Turner 207
síndrome do intestino irritável (SII) **165**
síndrome do X frágil 204-205
síndrome hemolítico-urêmica (SHU) 169
síndrome mão-pé-boca 75, **109**
síndrome nefrótica 206
sono 11, 13, 15
  apneia obstrutiva do sono 148
  problemas de sono **192-193**
  sonambulismo **192**
sonolência anormal ou confusão 58-59
soro 30, 37, 169

T
TDAH (transtorno do déficit de atenção e hiperatividade) **200-201**
tecido cicatricial, coto do cordão umbilical **88**
temperatura
  bebês dormindo 13
  bebês superaquecidos 33
  febre 28, 29
  medir a temperatura 28
terapias complementares 94, 105, 115, 128, 151, 153, 165
terçol (hordéolo) **136**
termômetros 28
terror noturno e pesadelos **192-193**
teste do copo, septicemia 102
tétano 21, **103**
tímpano perfurado 139, 142
tiques nervosos **197**
transtorno do espectro autista **202**

tomar líquidos 11, 14, 18, 19, 23
  crianças doentes 26, 29, 37, 83
  soro 30, 37, 169
  suco de frutas 37, 176
tontura, desmaio e crises/acessos 60-61
torção testicular 76, 207
tosse 68-70
tosse convulsiva 40, 41, 43, 68, 69, 70, **112**
transtorno do déficit de atenção e hiperatividade (TDAH) **200-201**
treinamento para usar o vaso sanitário 14, 16, 175, 179
tubos 141
tumor de Wilms 207

U
unhas
  micose de **121**
  roer as unhas **194-195**
urticária 49, **127**
úlceras bucais 74, 75, **162**

V
vacinas 21, 23
  de *Haemophilus influenzae* tipo b (Hib) 21, 146
  de infecção pneumocócica 21
  SCR 21, 106, 107, 108, 202, 204
verruga 47, **120**
vertigem 60
viajar
  barotrauma 64, 67, **142**
  enjoo de viagem 43, **167**
vitiligo 123
vômito 10, 13
vulvovaginite (problemas vulvovaginais) **182**

X
xixi na cama **180**

Agradecimentos

AGRADECIMENTOS DA AUTORA
Um agradecimento muito especial a Karen Sullivan, minha editora, pela ajuda, e a cada colaborador na DK que tornou este livro possível, especialmente Mandy Lebentz, Andrea Bagg, Sara Kimmins, Louise Dick, Penny Warren, Glenda Fisher e Peggy Vance.

AGRADECIMENTOS DA EDITORA BRITÂNICA
DK agradece a Jemima Dunne, Angela Baynham e Viv Armstrong, pela assistência editorial; Becky Alexander, pela revisão; Susan Bosanko, pela elaboração do índice; Jo Godfrey-Wood, pela assistência fotográfica; Victoria Barnes e Roisin Donaghy, por penteados e maquiagem; Carly Churchill, assistente de fotógrafo, e aos nossos modelos: Sabrina Batten e Bailey Latimer; Ember Bush; Susan Contoe e Faith Adekunle; Roisin Donaghy e Tilly Young; Tessa Evans e Sassy Devonshire; Isobel Haslock; Julie, Kyle e Rebecca Johnson; Sid e China Li; Emma e Chloe McKenzie e Harry Smyth; Hema e Himini Patel; Neelima e Lucas Pearce; Misha Pellova, Daisy e Eloise Johnson-Ferguson; Emily Smith; Tanya e Charlotte Stevens; Jai e Tulsi Varsani; Nicola e Elliot Ward; Sharon, Mia e Jorja Walsh; Colin e Marcus Weekes; Oskar Graham-Taylor; Karlyn e Darcy Westwood; Natasha Garry e Solstice River Davies; Danielle Valliere e Dylan Baird; Hayley Sherwood; Shuna Frood e Joe Sutcliffe.

A editora agradece pela gentil permissão de reproduzir suas fotos a:

(Abreviaturas: a – acima; c – centro; d – direita; e – esquerda; p – pé da página; t – topo da página)

8-9 Alamy Images: MBI. **10 Mother & Baby Picture Library:** Ian Hooton (pc). **15 Alamy Images:** John Powell Photographer (te). **Getty Images:** Design Pics (td). **16 Corbis:** JLP/Jose L. Pelaez (cd). **Getty Images:** Emely (pd). **17 Getty Images:** Tatjana Alvegard (pe). **20 Getty Images:** Peter Cade (pe). **23 Corbis:** Hannah Mason (pc). **Getty Images:** Kikor (tc). **Mother & Baby Picture Library:** Paul Mitchell (pe). **24-25 Getty Images:** Jose Luis Pelaez, Inc. / Blend Images. **26 Corbis:** Mina Chapman (pd). **Mother & Baby Picture Library:** Paul Mitchell (cep). **27 Corbis:** (pc). **Science Photo Library:** Samuel Ashfield (cea). **28 Mother & Baby Picture Library:** Ian Hooton (c); Angela Spain (ca). **Photolibrary:** moodboard RF (cd). **29 Alamy Images:** Westend 61 GmbH (pe). **Corbis:** Frederic Cirou/PhotoAlto (c). **Science Photo Library:** Claire Deprez / Reporters (pc); Damien Lovegrove (ce). **30 Alamy Images:** Bubbles Photolibrary (c). **Corbis:** Bloomimage (cd). **Mother & Baby Picture Library:** Ruth Jenkinson (ce). **84-85 Getty Images:** Tetra Images. **86 Alamy Images:** Bubbles Photolibrary (pd). **Mother & Baby Picture Library:** Ian Hooton (pc). **Science Photo Library:** Paul Whitehill (pe). **102 Mediscan:** (pe). **103 Corbis:** Ariel Skelley/Blend Images (c). **104 Mediscan:** (pc). **Viewing Medicine:** (pe). **105 Alamy Images:** Celia Mannings (c); thislife pictures (pd). **Science Photo Library:** Paul Whitehill (ce). **106 Alamy Images:** Bubbles Photolibrary (pe). **Corbis:** Sandra Seckinger (pc). **Science Photo Library:** CNRI (ce). **107 Alamy Images:** Craig Holmes Premium (pc). **Corbis:** Sandra Seckinger (pd). **Viewing Medicine:** (pe). **108 Alamy Images:** Real World People (pd). **Science Photo Library:** Bluestone (pc); Dr. P. Marazzi (pe). **109 Getty Images:** Jupiterimages / FoodPix (c). **Science Photo Library:** Ian Boddy (pd) (pe); Dr. P. Marazzi (c). **110 Science Photo Library:** Dr. H. C. Robinson. **111 Alamy Images:** Scott Camazine (pd). **Corbis:** Brigitte Sporrer (pc). **Science Photo Library:** CDC (ce). **112 Alamy Images:** Angela Hampton Picture Library (c). **Corbis:** Hola Images (pd). **114 Alamy Images:** Bubbles Photolibrary (pe). **Science Photo Library:** John Radcliffe Hospital (pd); Dr. P. Marazzi (pe). **115 Getty Images:** (pd). **Science Photo Library:** Gustoimages (c). **116 Mother & Baby Picture Library:** Ian Hooton (pe). **Science Photo Library:** Dr. P. Marazzi (pc). **117 Science Photo Library:** Dr. P. Marazzi (pe). **118 Science Photo Library:** Dr. P. Marazzi (ce). **119 Science Photo Library:** Dr. P. Marazzi (pe). **120 Science Photo Library:** Dr. P. Marazzi (ce). **Viewing Medicine:** (cd). **121 Viewing Medicine:** (ce). **122 Science Photo Library:** Dr. P. Marazzi (cda). **123 Mediscan:** (pe). **Science Photo Library:** CNRI (c). **124 Mediscan:** (pe). **132 Corbis:** Beau Lark (cea). **133 Alamy Images:** MBI. **134 Alamy Images:** Trinity Mirror / Mirrorpix (pd). **Science Photo Library:** Dr. P. Marazzi (cea). **135 Science Photo Library:** Dr. P. Marazzi (pe). **136 Science Photo Library:** Western Ophthalmic Hospital (cd). **137 Masterfile:** (pd). **139 Getty Images:** Science Photo Library (pe). **140 Corbis:** Michele Constantini/PhotoAlto (cd). **141 Getty Images:** Monashee Frantz (pc); Jupiterimages (pe). **144 Alamy Images:** Tomasz Niewegłowski (pe). **Mediscan:** (cd). **145 Corbis:** Christine Schneider (cd); Terry Vine (c). **Mother & Baby Picture Library:** Ian Hooton (ce). **147 Alamy Images:** Real World People (c). **Science Photo Library:** Paul Whitehill (pe). **148 Corbis:** Ken Seet (pe). **Getty Images:** Jose Luis Pelaez Inc (pd). **150 Alamy Images:** Angela Hampton Picture Library (pe). **151 Corbis:** LWA-Stephen Welstead (pc). **Getty Images:** Blend Images / Andersen Ross (c). **Science Photo Library:** Adam Gault (ce). **152 Mother & Baby Picture Library:** Ian Hooton (pe). **153 Getty Images:** Comstock (pe); Nicole Hill (pd). **Science Photo Library:** AJ Photo (pc); Ian Boddy (c). **154 Alamy Images:** Celia Mannings (pd). **155 Getty Images:** Amana Images / Kazuo Kawai (pd). **Science Photo Library:** Tek Image (pc). **156 Alamy Images:** Ian Hooton / SPL / Science Photo Library (cp). **158 Corbis:** Don Hammond / Design Pics (pd). **160 Getty Images:** David Crausby. **161 Science Photo Library:** Dr. P. Marazzi. **162 Science Photo Library:** Dr. P. Marazzi (cea); Lea Paterson (cdp); Paul Whitehill (pd). **163 Getty Images:** Cecile Lavabre (pd). **Science Photo Library:** AJ Photo (c). **164 Corbis:** Tetra Images (pc). **Wellcome Images:** (c). **165 Mother & Baby Picture Library:** Ian Hooton (pe). **166 Getty Images:** Jose Luis Pelaez Inc (pe). **168 Getty Images:** Flickr / By Jekaterina Nikitina (pe). **169 Science Photo Library:** cortesia de Crown Copyright FERA (tc). **171 Corbis:** Image Source (pd). **172 Corbis:** Rick Gomez (pd). **173 Alamy Images:** Steven May (cep). **Getty Images:** AKIRA/A.collection (pd); Digital Vision / Siri Stafford (cp). **175 Corbis:** Roy McMahon (c); Alexander Scott (pe). **Getty Images:** Hola Images (pc). **Science Photo Library:** Paul Whitehill (ce). **176 Getty Images:** Image Source (cdp). **Mother & Baby Picture Library:** Ian Hooton (pe). **178 Science Photo Library:** Paul Whitehill (pd). **180 Getty Images:** Pascal Broze (pd); Ebby May (pe). **184 Getty Images:** Comstock Images / Jupiterimages (pd). **185 Corbis:** Heide Benser (pc). **188 Science Photo Library:** David R. Frazier (pe). **189 Getty Images:** Meg Takamura (pc); Tetra Images (pd). **192 Getty Images:** Image Source (pe); RK Studio / Dean Sanderson (td). **193 Corbis:** Ron Nickel/Design Pics (cp). **Getty Images:** Nancy Brown (td); Paul Debois (te). **194 Getty Images:** Lo Birgersson (td). **195 Corbis:** Ingrid von Hoff (td). **Mother & Baby Picture Library:** Ian Hooton (pe). **196 Alamy Images:** Catchlight Visual Services (pe). **Corbis:** Steve Prezant (pd). **Getty Images:** Beverly Logan (pc). **198 Getty Images:** Cheryl Maeder. **199 Alamy Images:** Catchlight Visual Services (pd). **Corbis:** Nossa Productions (pc). **Photolibrary:** Rubberball (pe). **200 Corbis:** Nicole Hill/Rubberball (pd). **Getty Images:** Joey Celis (pc). **201 Getty Images:** Riser / Meredith Heuer (pc). **208-209 Getty Images:** Stockbyte

Todas as outras imagens © Dorling Kindersley
Para mais informações, acesse www.dkimages.com

Dedicatória

A meus pais, que me amam e apoiam, sempre.

Dados Internacionais de Catalogação na Publicação (CIP)
(Jeane Passos de Souza – CRB 8ª/6189)

Kaye, Dra. Philippa
    Saúde da criança: guia para o cuidado infantil / Dra. Philippa Kaye; tradução de Monika Ottermann; revisão técnica da Dra. Nadia Maria Pinto Elias. -- São Paulo : Editora Senac São Paulo, 2016.

    Título original: Baby & child health: everything you need to know.
    ISBN 978-85-396-1039-6

    1. Bebê : Saúde e Higiene 2. Criança : Saúde e Higiene 3. Doenças infantis I. Ottermann, Monika. II. Elias, Nadia Maria Pinto. III. Título.

16-367s   CDD-613.0432
                                               BISAC HEA041000

Índice para catálogo sistemático:
    1. Bebê : Saúde e Higiene   613.0432
    2. Criança : Saúde e Higiene   613.0432

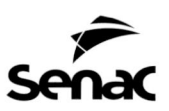

Administração Regional do Senac no Estado de São Paulo
Presidente do Conselho Regional: Abram Szajman
Diretor do Departamento Regional: Luiz Francisco de A. Salgado
Superintendente Universitário e de Desenvolvimento: Luiz Carlos Dourado

Editora Senac São Paulo
Conselho Editorial: Luiz Francisco de A. Salgado
                     Luiz Carlos Dourado
                     Darcio Sayad Maia
                     Lucila Mara Sbrana Sciotti
                     Jeane Passos de Souza

Gerente/Publisher: Jeane Passos de Souza (jpassos@sp.senac.br)
Coordenação Editorial: Márcia Cavalheiro Rodrigues de Almeida (mcavalhe@sp.senac.br)
Comercial: Marcelo Nogueira da Silva (marcelo.nsilva@sp.senac.br)
Administrativo: Luís Américo Tousi Botelho (luis.tbotelho@sp.senac.br)

Edição de Texto: Vanessa Rodrigues
Preparação de Texto: Janaina Lira
Revisão Técnica: Dra. Nadia Maria Pinto Elias (CRM RJ 38818-9)
Revisão de Texto: Bianca Rocha, Heloisa Hernandez (coord.)
Projeto Gráfico: Dorling Kindersley Limited
Fotografia: Ruth Jenkinson
Editoração Eletrônica: Marcio S. Barreto

Título original: *Baby & Child Health – Everything You Need to Know*
Copyright © Dorling Kindersley Limited, 2011
Publicado originalmente na Grã-Bretanha em 2011 pela Dorling Kindersley Limited, 80 Strand, London, WC2R 0RL
Parte da Penguin Random House

Todos os direitos reservados. Nenhuma parte deste livro pode ser reproduzida sob qualquer formato sem a permissão por escrito dos detentores dos direitos autorais da obra. Todas as imagens foram reproduzidas com o conhecimento e a autorização dos artistas relacionados, portanto o produtor, o editor e a gráfica estão isentos de qualquer responsabilidade quanto à infração de direitos autorais relacionados a esta publicação. Todo o esforço foi empreendido para assegurar que os devidos créditos estão de acordo com as informações fornecidas. Pedimos desculpas por qualquer erro que possa ter ocorrido e nos comprometemos a corrigir possíveis falhas ou inexatidão de informações na próxima edição do livro.

Proibida a reprodução sem autorização expressa.
Todos os direitos desta edição reservados à
Editora Senac São Paulo
Rua 24 de maio, 208 – 3º andar – Centro – CEP 01041-000
Caixa Postal 1120 – CEP 01032-970 – São Paulo – SP
Tel. (11) 2187-4450 – Fax (11) 2187-4486
E-mail: editora@sp.senac.br
Home page: http://www.editorasenacsp.com.br

Edição brasileira © 2016 Editora Senac São Paulo

UM MUNDO DE IDEIAS

www.dk.com